Initiative Notfallversorgung Mosel-Eifel-Hunsrück

Die Notfallkrise auf dem Land

Herausgeber:
Dr. Gabriele Klaus
Frank Klaus
Dr. Karl F. Masuhr

Unter Mitarbeit von:
Alexandra Reinhard
Jürgen Adler
Arne Houben

Geleitwort von
Hans Peter Döpgen

Produktion:
RHEIN-MOSEL-VERLAG
Bundesbahnhof 1, 56859 Bullay/Mosel
Deutschland
Tel.: 06542/5151
E-Mail: rhein-mosel-verlag@t-online.de
www.rhein-mosel-verlag.de
ISBN 978-3-89801-711-4
Ausstattung: Stefanie Thur
Titelfoto: KI generiert

Die Notfallkrise auf dem Land

Weite Wege, langes Warten – Widerspruch und Widerstand

Dokumentation der
Initiative Notfallversorgung Mosel-Eifel-Hunsrück

Hrsg. Gabriele Klaus, Frank Klaus, Karl F. Masuhr

Rhein-Mosel-Verlag

Inhalt

Geleitwort von Stadtbürgermeister Döpgen

Als Stadtbürgermeister von Zell (Mosel) erlebe ich täglich, wie sehr die Lebensqualität unserer Bürgerinnen und Bürger von einer verlässlichen öffentlichen Daseinsvorsorge abhängt. Eine der sensibelsten Säulen dieser Vorsorge ist die medizinische Notfallversorgung. Sie entscheidet im Ernstfall über Gesundheit, über Sicherheit – manchmal über Leben und Tod.

Das vorliegende Buch »Die Notfallkrise auf dem Land – weite Wege, langes Warten – Widerspruch und Widerstand« greift ein Thema auf, das viele Menschen im ländlichen Raum mit großer Sorge bewegt. Die Realität ist spürbar: Rettungswege werden länger, Wartezeiten nehmen zu, ärztliche Präsenz vor Ort schwindet. Was in Statistiken nüchtern erscheint, hat im Alltag konkrete Gesichter – die der älteren Mitbürgern, die auf Hilfe warten, des verunfallten Arbeiters, der auf den Rettungswagen hofft, der Familie, die sich fragt, ob im Notfall rechtzeitig Hilfe kommt.

Dieses Buch belässt es nicht bei der Problembeschreibung. Es legt den Finger in die Wunde, stellt unbequeme Fragen und macht deutlich, dass die aktuelle Entwicklung kein unabwendbares Schicksal ist. Es zeigt Widersprüche auf zwischen politischen Versprechen und gelebter Realität – und es dokumentiert den berechtigten Widerstand derjenigen, die sich mit dieser Entwicklung nicht abfinden wollen.

Gerade für Kommunen im ländlichen Raum ist diese Debatte von zentraler Bedeutung. Wir tragen Verantwortung dafür, dass unsere Regionen lebendig bleiben und dass Menschen hier nicht nur wohnen, sondern auch sicher leben können. Eine funktionierende Notfallversorgung ist dafür keine Zusatzleistung, sondern eine Grundvoraussetzung.

Ich wünsche mir, dass dieses Buch gelesen wird – von Bürgerinnen und Bürgern, von Verantwortlichen in Politik und Verwaltung, von allen, die Einfluss auf die Gestaltung unseres Gesundheits- und Rettungssystems haben. Möge es dazu beitragen, Bewusstsein zu schärfen, Dialog anzustoßen und den Mut zu stärken, neue Wege zu gehen.

Denn der ländliche Raum braucht keine Durchhalteparolen, sondern verlässliche Perspektiven. Dieses Buch ist ein wichtiger Beitrag auf diesem Weg.

Ihr

Stadtbürgermeister

Hans-Peter Döpgen

Karl F. Masuhr:

Vorwort

Die Notfallkrise auf dem Land beschreibt einen elementaren Wertewandel im Gesundheitswesen. Das Stadt-Land-Gefälle im Südwesten der Republik führt überall dort, wo die Transformation scheitert, zu Klinikschließungen und Lücken der ambulanten Krankenversorgung. Im Landkreis Cochem-Zell besteht bereits ein Vakuum der Notfallmedizin. Schwerverletzte und Akutkranke mit Schlaganfall oder Herzinfarkt müssen in Koblenz, Trier, Wittlich und Mainz, behandelt werden, d. h. in auswärtigen Kliniken, die ein zertifiziertes Traumazentrum, eine Stroke Unit und ein Herzkatheterlabor vorhalten. Über diese medizinischen Einrichtungen verfügte das Klinikum Mittelmosel in Zell, bis es am 30.06.2025 zugunsten eines Gesundheitszentrums geschlossen wurde. Das auf dem Klinikgelände eingerichtete Ambulatorium ist für die Versorgung dringender Notfälle nicht zugelassen, nur halbtags, aber weder an Wochenenden noch nachts geöffnet. Außer einem Hospiz gibt es in Zell keine stationäre Krankenversorgung mehr.

Aufgrund struktureller Versorgungsdefizite kann die Bevölkerung nicht mehr fach- und zeitgerecht behandelt werden. Charakteristisch sind große geografische Distanzen, lange Anfahrtszeiten des Rettungsdienstes und personelle Engpässe. Diese Faktoren führen dazu, dass sich der initiale medizinische Notfall verschärft und zugleich eine zunehmende psychische Belastung für Kranke, Angehörige und das medizinische Personal entsteht. Die Verzögerung der Notfallversorgung ist überall auf dem Land ein zentraler Risikofaktor, da sich die klinische Prognose verschlechtert, während das subjektive Erleben von Hilflosigkeit zunimmt. Die akute Notfallkrise ist somit nicht ausschließlich medizinisch definiert, sondern Ausdruck eines *systemischen Versagens* der Notfallversorgung. *Frank Klaus* von der Initiative Mosel-Eifel-Hunsrück diagnostiziert ein *Versorgungsversagen*.

In Baden-Württemberg, gilt eine Planungsfrist von zwölf Minuten für lebensbedrohliche Notfälle. Doch in 50 % der Rettungsfahrten ist diese Rettungsfrist nicht einzuhalten: ein Lebensrisiko im ländlichen Raum. Der Präsident des Landkreistags Baden-Württemberg, *Achim Brötel*, warnt vor Gefahren für viele alte und »nicht mehr mobile Menschen« auf dem Land: »Wenn die Strukturen hier wegbrechen, wird es ein sehr einsames Sterben werden.«

Die Initiative Notfallversorgung Mosel-Eifel-Hunsrück und die *Björn Steiger-Stiftung* in Baden-Württemberg legten Beschwerde beim Bundesverfassungsgericht in Karlsruhe ein, weil die Krankenversorgung, vor allem der Rettungsdienst im Südwesten, erhebliche Defizite aufweist. Baden-Württemberg und Rheinland -Pfalz verfügen über weit weniger Herzkatheter-Messplätze als die übrigen Bundesländer. Die Bettendichte für neurologisch Akutkranke ist in der Moselregion Trier, Cochem und im Hunsrück weit unterdurchschnittlich. Viele Krankenhäuser in RLP und BW stehen vor dem Aus. Seit der Schließung der Notaufnahmen in Zell und Bernkastel in der Jahresmitte 2025 wächst die Versorgungslücke in RLP.

Die Notlage auf dem Land lässt sich nicht aus der Vogelperspektive eines Ministeriums überblicken, sondern verlangt eine exakte Bedarfsanalyse der ambulanten und stationären Krankenversorgung vor Ort. Denn auch und gerade die lebensrettende Notfallhilfe ist »sofort vor Ort« zu leisten, am Wohnort des Erkrankten, am Unfallort und in der Notaufnahme einer Klinik.

Unabhängige Experten, darunter ehemalige Chefärzte und Notärzte, die genau die Standorte der Region kennen, unterstützen die Forderungen eines erfolgreichen Bürgerentscheids und werden von der *Initiative Notfallversorgung Mosel-Eifel-Hunsrück* bei der Dokumentation unterstützt.

Der frühere *Notarzt Jürgen Adler* erhebt am 13. Oktober 2025 gemeinsam mit der Notfallinitiative Verfassungsbeschwerde in Karlsruhe. 24 Stunden zuvor hat sich ein tragischer Notfall ereignet:

- *Am Sonntag, dem 12. Oktober 2025, klagt eine 73-jährige Frau aus Zell-Mosel über Leibschmerzen und Erbrechen. Nach stundenlangem Warten auf ein freies Klinikbett wird sie vom Notarzt mit dem Hubschrauber in ein auswärtiges Krankenhaus gebracht, wo sie trotz aller Intensivmaßnahmen an Ileus (Darmverschluss) stirbt.*
- *Zuvor gab es einen Bericht aus der Südeifel über einen Todesfall auf dem Campingplatz: Ein dreijähriges Kind erstickte. Rettungsdienst und Notarzt trafen nicht rechtzeitig ein, um das Kind zu reanimieren.*
- *Ein vergleichbarer Notfall führte am 3. Mai 1969 zu folgendem Ergebnis: Der achtjährige Björn Steiger aus Winnenden wird von einem PKW erfasst. Es dauert fast eine Stunde, bis ein Krankenwagen eintrifft. Der Junge stirbt an einem Schock. »Er hätte überleben können«, sagt sein Bruder und gründet die Björn Steiger-Stiftung, die sich seitdem deutschlandweit für Verbesserungen den Rettungsdienst engagiert.*

Pierre-Enric Steiger erklärte am 11.2. in Anspielung auf auf den Notruf: »Bei der 112 liegen wir weit zurück – und lassen Menschen sterben.« Koordinationsfehler kosten wertvolle Minuten: »Das System tötet leise. Wenn jemand stirbt, hören Angehörige oft: ›Es war sehr ernst. Man konnte nichts machen.‹ Was sie nicht erfahren: Das Hilfe vielleicht zu spät koordiniert wurde.

Dass Leitstellen nicht richtig vernetzt waren. Dass wertvolle Minuten verloren gingen systembedingt. Es gibt keine Bilder, keine Schlagzeilen, keine Proteste. Aber jeden Tag Einzelschicksale.«

In dieser Dokumentation werden die Hintergründe der Krise aufgehellt. Die Chronologie eröffnet überraschende Einblicke in das Zusammenspiel der Protagonisten auf verschiedenen gesundheitspolitischen Ebenen. Besonders aufschlussreich ist der Dialog der Kreisverwaltung Cochem mit der Landesregierung RLP, der unter Ausschluss der Bevölkerung, der Bürgermeister und der medizinischen Experten der Region stattfand.

Die Hauptpersonen des Dramas im Landkreis Cochem-Zell sind der Minister *Hoch*, die Landrätin *Beilstein*, der Hauptgeschäftsführer John und der Gutachter *Augurzky*.

Der Minister für Wissenschaft und Gesundheit, Clemens Hoch, ist Jurist. Er kennt sich nicht nur mit dem Krankenhausfinanzierungsgesetz, sondern auch mit dem Grundgesetz aus. Am 12.11.2025 – vier Wochen nach dem Tod der 73-jährigen Patientin – erklärt er im Mainzer Landtag:

»Die Menschen wissen sich bei uns in guten Händen, sie wissen, dass wir das ganze Land im Blick haben, Stadt und Land und überall wohnortnah eine zuverlässige Gesundheitsversorgung absichern werden.«

Im SWR-Fernsehen kommentiert der Minister einen Bericht über den Tod der 73-jährigen Patientin aus Zell damit, dass er den tragischen Fall »nicht medizinisch beurteilen« könne, um hinzuzufügen: »Ob das was mit der Klinikschließung zu tun hat, das müssen dann die Verantwortlichen vor Ort entscheiden.«

Den Beratern des Gesundheitsministers mangelt es an Expertise auf medizinischem Gebiet. So wird z. B. die Klage des ehemaligen Notarztes *Jürgen Adler* gegen das Ministerium am Verwaltungs-, Oberverwaltungs- und Bundesverfassungsgericht von keinem medizinischen Sachverständigen, sondern von der Datenschutzbeauftragten des Ministeriums bearbeitet. Frau *Sophie Fink* trägt vor, dass der Gesundheitsminister nicht für den Rettungsdienst zuständig sei.

Der Gesundheitsminister *Clemens Hoch* wies wiederholt auf die Verantwortung des Kreistages hin. Doch die Kreisverwaltung erklärte ebenso oft, sie könne die Krankenhausbetreiber, den *Alexianer-Konzern* und die *Dernbacher Schwestern*, weder an der Schließung des Klinikum Mittelmosel noch an der Installation eines Ambulatoriums für Alltagsnotfälle hindern.

Im gesundheitspolitischen Zusammenspiel von Landesregierung und Kreisverwaltung herrscht mehr Einigkeit als nach außen sichtbar. Die Krankenhausauflösung in Zell wird lange vertraulich gehalten, angeblich, um die

Bevölkerung nicht zu verängstigen, jedoch ohne die absehbaren Folgen für die Notfallversorgung zu bedenken. Mehr als 200 Mitarbeiter der Klinik verlieren den Arbeitsplatz, darunter Intensivschwestern, Chefärzte, der Krankenhausseelsorger und viele langjährig im 24/7-Dienst arbeitende Fachkräfte.

Die Landrätin Anke Beilstein leitet die Kreisverwaltung in Cochem. Sie hat sich früh für die Rettung des kleinen Marienkrankenhauses in Cochem und den Ersatz des Klinikum Mittelmosel in Zell durch das ambulante Gesundheitszentrum entschieden, das auf dem Krankenhausgelände errichtet werden soll. Das Grundstück ist allerdings von der Stadt Zell nicht für die ambulante Betreuung von nicht dringlichen Alltagsnotfällen, sondern für die stationäre Krankenversorgung zur Verfügung gestellt worden. Die *Alexianer* haben als Krankenhausträger geplant, dort das Ambulatorium mit Kurzzeitpflege und Hospiz zu betreiben. Die Kurzzeitpflege wird eröffnet und alsbald wieder geschlossen. Das Ambulatorium bleibt ein Provisorium. Die Transformation wird zur Farce.

Herr John, der Hauptgeschäftsführer der *Alexianerbrüder* beendet jedes Gespräch mit dem Satz: »Wir wollen und werden nichts an unserem komplexen Plan ändern.« *John* erinnert an eine bekannte Dramenfigur, von der es wiederholt heißt: »Er ist gewiss ein ehrenwerter Mann.« *John* tritt zurück.

Der bekannte Volkswirt Boris Augurzky liefert drei Monate nach der Klinikschließung ein Gutachten mit dem Fazit: »Wenn ein Krankenhaus schließt, sind alle Mitbewerber besser ausgelastet.« Doch wer trägt die Lasten? Das medizinische Personal ist überall überlastet.

Die Bevölkerung fragt sich, ob es legitim sei, Kliniken als Wirtschaftsunternehmen zu betrachten. Eine erste Antwort könnte lauten: Die Transformation des Gesundheitswesens ist nicht als marktpolitische Wende, sondern als grundlegende Umkehr zu verstehen, die den Wert des Menschen in den Mittelpunkt stellt.

Die Dokumentation beginnt mit dem Beitrag von *Gabriele und Frank Klaus*, einer aktualisierten Chronik unerwarteter Ereignisse, die aus der Sicht von Experten in eine existenzielle Notlage mündeten. Erstmals werden medizinische Gutachten und Auszüge von Gerichtsakten veröffentlicht, die den Blick auf die Gründe und Hintergründe der Notfallkrise gestatten. Die chronologische Ordnung soll nicht nur den Rückblick auf den Beginn und den schleichenden Verlauf der Krise, erleichtern, sondern auch zur kritischen Neubewertung wesentlicher Vorkommnisse beitragen, die nicht selten im öffentlichen Diskurs ohne Rücksicht auf die zeitliche Abfolge einer Aktion und Reaktion wahrgenommen werden, um beispielsweise einen kausalen Zusammenhang mit eigenen Thesen zu suggerieren und eine nützliche Gegenreaktion zu konstruieren.

Alexandra Reinhard stellt den ersten Bürgerentscheid in der Geschichte des Landkreises Cochem-Zell vor. Am Beispiel des Bürgerbegehrens, das zum Bürgerentscheid und zum Kreistagsbeschluss führte, lässt sich der Vorteil des chronologischen Ablaufs von Verwaltungsvorgängen, die sonst viele Rätsel aufgeben würden, leicht erkennen. Dasselbe gilt für die auf dem Weg durch drei Instanzen entstandenen Akten und Gutachten. Dagegen zeigt der Beitrag des früheren Notarztes *Jürgen Adler*, dass die Notfallversorgung seit der Anordnung der Klinikschließung nicht mehr zeitgerecht verlief. *Arne Houben*, der Verleger dieses Buchs, berichtet aus eigenem Erleben von seinem Glück im akuten Notfall. Er ist Zeitzeuge der früher unverzüglich und fachgerecht erfolgenden Akutversorgung durch den Notarzt und Mitarbeiter in der Notaufnahme der Zeller Klinik.

Den Abschluss bildet ein kleines Lexikon mit wichtigen Begriffen der Notfallmedizin und das Nachwort mit einem Plädoyer für die Werte in der Medizin, die nicht nur für die Krankenhausgeschäftsführung, sondern vor allem für die kranken Menschen einen Gewinn darstellen, einen Wert, der nichts anderes bedeutet als der Gewinn der verlorenen Gesundheit.

Gabriele Klaus und Frank Klaus

Chronik

Diese Chronik dokumentiert die Vorgeschichte, den Verlauf und die unmittelbaren Folgen der Schließung des Klinikums Mittelmosel in Zell am 30. Juni 2025 sowie damit verbundene politische, administrative, rechtliche und gesellschaftliche Prozesse im Landkreis Cochem-Zell und darüber hinaus.

Sie ist entstanden aus der Beobachtung, dass die Entscheidungen und Entwicklungen, die zur Schließung des Klinikums führten, nicht als singuläres Ereignis, sondern als Abfolge miteinander verknüpfter Schritte zu verstehen sind: Entscheidungen von Krankenhausträgern, politische Bewertungen und Beschlüsse, Verwaltungsakte, Gutachten, öffentliche Stellungnahmen, Aktivitäten/Einsätze von Mitgliedern der Bürgerinitiative (Mahnwachen, Gespräche mit Politikern, Protestformen, juristische Verfahren bis hin zur Verfassungsbeschwerde und mediale Berichterstattung) stehen in zeitlicher und sachlicher Beziehung zueinander.

Die Darstellung folgt der zeitlichen Reihenfolge der Ereignisse.

Ziel dieser Chronologie ist es, diese Abfolge möglichst transparent, nachvollziehbar und überprüfbar darzustellen.

Die zugrunde liegenden Informationen stammen zumeist aus öffentlich zugänglichen Quellen (z. B. amtliche Dokumente und Presseberichte), aus juristischen Unterlagen sowie aus Beiträgen und Materialien der beteiligten Initiativen und Akteure. Wo möglich, wurden Originalquellen herangezogen und verifiziert.

Die Dokumentation richtet sich an:

- Bürgerinnen und Bürger der Region und darüber hinaus,
- Entscheidungsträger in Politik und Verwaltung,
- Fachöffentlichkeit aus Gesundheitswesen, Recht und Verwaltung,
- sowie an alle, die den Prozess der Krankenhausschließung in seiner zeitlichen und strukturellen Komplexität nachvollziehen möchten.

Sie soll ermöglichen,

- Entwicklungen in ihrem Zusammenhang zu erkennen,
- Entscheidungswege sichtbar zu machen,
- und die Grundlage für eine sachliche, informierte Auseinandersetzung mit der Zukunft der Notfallversorgung im ländlichen Raum zu schaffen.

In diesem Sinne versteht sich die Chronik als Arbeitsgrundlage, als Referenzrahmen und als kollektives Gedächtnis eines regionalen Transformationsprozesses, dessen schwerwiegende Auswirkungen weit über den Standort Zell (Mosel) hinausreichen.

Wir Autoren haben uns bemüht, die wesentlichen Ereignisse und Schritte zu erfassen und darzustellen. Angesichts der Vielzahl und Dynamik der Aktivitäten, insbesondere auch auf Seiten der Bürgerschaft, kann jedoch nicht ausgeschlossen werden, dass einzelne Vorgänge nicht oder nicht vollständig dokumentiert werden konnten. Die Chronik erhebt daher keinen Anspruch auf Vollständigkeit.

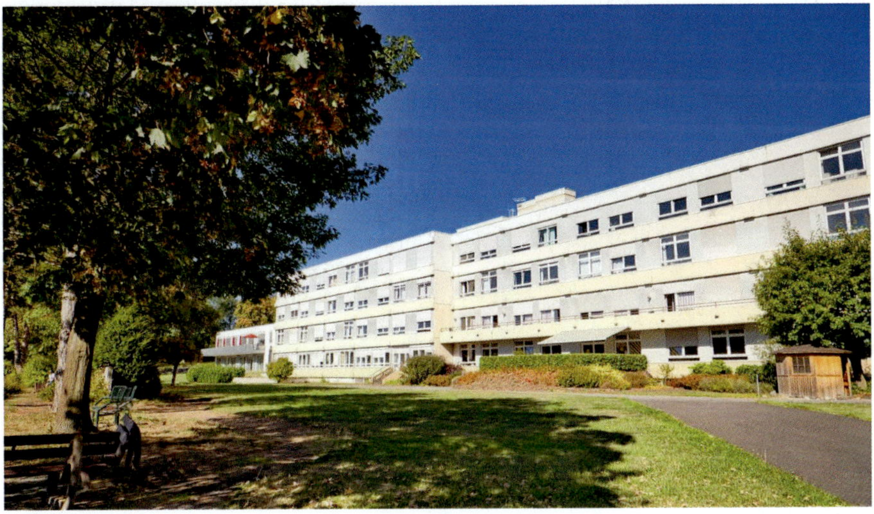

Foto: Inge Faust

30.01.19 · Klinikbetreiber geht in die Insolvenz *(Frankfurter Rundschau)*

Der Klinikträger Katharina Kasper ViaSalus GmbH beantragt ein Insolvenzverfahren in Eigenverwaltung. Betroffen sind mehrere Einrichtungen.

Das Amtsgericht Montabaur stimmt dem Verfahren zu. Der Betrieb läuft zunächst weiter, die Versorgung bleibt bestehen, die Gehälter sind bis Ende März abgesichert. Ziel des Verfahrens ist nach Angaben des Trägers die finanzielle Neuordnung und der Erhalt von Arbeitsplätzen und Einrichtungen.

Einordnung: Die Katharina Kasper ViaSalus GmbH ist auch Träger des Klinikums Mittelmosel in Zell.

19.02.19 · Ministerin: Zells Klinikum ist für uns unverzichtbar

(Rhein-Zeitung)

Im Rahmen einer öffentlichen Debatte in Dernbach fordert die rheinland-pfälzische Gesundheitsministerin Sabine Bätzing-Lichtenthäler (SPD) eine rasche Klärung über die Zukunft der Einrichtungen der betroffenen Krankenhausgruppe. Zu den wirtschaftlich defizitären Häusern zählt auch das Klinikum Mittelmosel in Zell. Nach internen Gesprächen mit Mitarbeitervertretungen am Standort Zell erklärt die Ministerin:

»Wir können auf den Standort Zell nicht verzichten.«

Zugleich deutet sie zuvor in Dernbach an, es sei denkbar, den Standort Zell im Zuge der Sanierung zu einem **Gesundheitszentrum** zu verkleinern, das **stationäre Leistungen nur noch im Rahmen einer Grundversorgung vorhält.** In diese Richtung scheinen auch die Sanierer zu denken.

März/April 2019 · Gericht eröffnet Insolvenz des Klinik-Betreibers Katharina Kaspar ViaSalus

Das Klinikum Mittelmosel in Zell ist als Krankenhausstandort von der Insolvenz betroffen.

»26 Kündigungen – und die Sorgen der verbleibenden Mitarbeiter bleiben: Das Krankenhaus Zell bleibt vorerst – allerdings mit weniger Personal und einem reduzierten Leistungsangebot. Die Auswahl eines möglichen Käufers hat begonnen.«

(Trierischer Volksfreund, 16.04.2019, 17:11 Uhr)

Auszug Protokoll, Beratungsergebnis der Kreistagssitzung in Cochem vom 25.03.2019:

Das KT-Mitglied Butzen spricht sich dafür aus, das Thema der medizinischen Versorgung bei der Pflegekonferenz anzusiedeln.

Um das Krankenhaus Zell zu sichern, muss das Krankenhaus seiner Ansicht nach in kommunale Trägerschaft übergeben werden.

Das KT-Mitglied Minnebeck ist ebenfalls der Meinung, dass man zu dem Ergebnis kommen kann, die medizinische Versorgung im Rahmen der öffentlichen Daseinsvorsorge mit einer kommunalen Lösung sicherzustellen.

Das KT-Mitglied Peifer weist darauf hin, dass eine schnelle Entscheidung zu diesem Thema geboten ist.

Der Vorsitzende (Landrat Schnur) betont, dass das Thema der medizinischen Versorgung kreisweit diskutiert werden muss.

Weiter zweifelt er an der Umsetzung der Alternative eines Kreiskrankenhauses.

»Eine staatliche medizinische Versorgung sollte nicht das Ziel sein.«

Mai 2019 · Krankenhausträger ViaSalus stellt sich mit Alexianern neu auf *(Pressemitteilung der Katharina Kasper ViaSalus GmbH)*

Die Alexianer Gruppe steigt als Gesellschafterin bei der ViaSalus GmbH ein. Die Alexianer übernehmen zunächst 10 % der Anteile. Sie stellen umfangreiche Finanzmittel bereit, um alle Insolvenzgläubiger vollständig zu befriedigen.

Dadurch muss ViaSalus keine Klinik verkaufen, außer dem St. Elisabethen-Krankenhaus in Frankfurt.

Der Standort Zell wurde durch den Einstieg der Alexianer aktiv gesichert.

Sanierungsexperte Dr. Wichels verhandelte mit Unterstützung des rheinland-pfälzischen Gesundheitsministeriums eine Lösung speziell für Zell.

Ergebnis:

→ »wirtschaftlich tragfähige Fortführung des Klinikums«

→ »Sicherung des Gesundheitsstandortes Zell«

Zentrales Zitat für Zell:

»Dadurch ist nun eine wirtschaftlich tragfähige Fortführung des Klinikums und damit die Sicherung des Gesundheitsstandortes Zell möglich.«

24.01.20 · Krankenhaus-Standort ist unverzichtbar
(Wochenspiegel Cochem-Zell)

Der Krankenhaus-Standort Zell ist für die Landesregierung unverzichtbar. Das sagt die rheinland-pfälzische Gesundheitsministerin Sabine Bätzing-Lichtenthäler (SPD) im Rahmen eines Pressegesprächs im Klinikum Mittelmosel.

Rund ein Jahr nach der Insolvenz des Klinikträgers ViaSalus GmbH, zu dem auch das Klinikum Mittelmosel gehört, berichtet die Geschäftsführung über eine positive Entwicklung der Fallzahlen und ein wachsendes Vertrauen der Patientinnen und Patienten. Der Standort Zell erhält jährlich 400.000 Euro

Sicherstellungszuschlag, da im Falle einer Schließung rund 15.000 Menschen länger als 30 Autominuten zur nächsten Notfall- oder Grundversorgungseinrichtung hätten.

Die rheinland-pfälzische Gesundheitsministerin Sabine Bätzing-Lichtenthäler bezeichnet den Zuschlag als Übergangslösung und verweist auf strukturelle Probleme des Fallpauschalensystems für kleine Krankenhäuser.

Zur Sicherung des Standorts werden Kooperationen mit umliegenden Kliniken und niedergelassenen Ärzten angekündigt.

Zudem soll die palliativmedizinische Versorgung ab Ende März wieder aufgenommen werden; im Pflegebereich werden neue Schichtmodelle sowie Fort- und Weiterbildungsmaßnahmen zur Sicherung der Versorgungsqualität eingeführt.

Geschäftsführer Manfred Sunderhaus: »Das Vertrauen der Patienten wächst wieder. Wir verzeichnen steigende Fallzahlen.«

Einordnung:

Zum Zeitpunkt des Zitats von Bätzing-Lichtenthäler befindet sich der Krankenhausträger (ViaSalus GmbH) in einem Insolvenzverfahren in Eigenverwaltung. Das Ministerium will mit dieser klaren Positionierung den Mitarbeitern und der Region Sicherheit geben und den Erhalt des Standortes im Landeskrankenhausplan bekräftigen.

Kern der Aussage: Die Ministerin betont, dass man eng mit den Krankenkassen zusammenarbeite, um Zell als »unverzichtbaren Standort« für die flächendeckende Versorgung zu sichern.

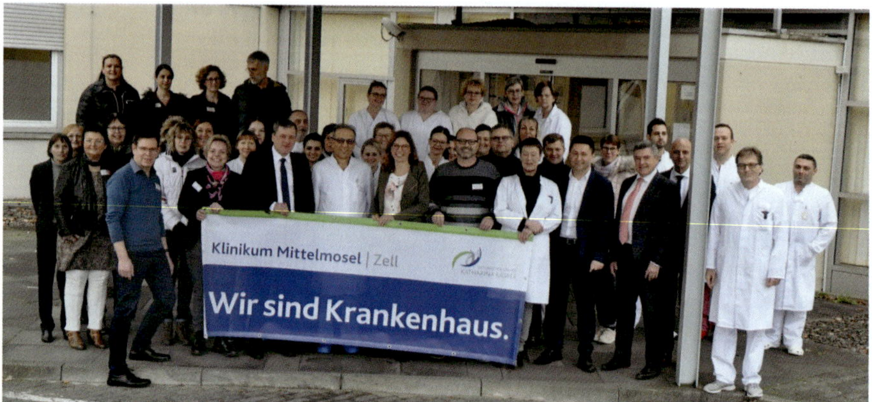

(Foto: Wochenspiegel, 24.01.2020)

Ergänzung:

Nicolai Förster, Unternehmensberater der WMC Healthcare, von der die Via-Salus GmbH als Klinikbetreiber der Mittelmosel Klinik beraten wird, bestätigt die gesetzliche Notwendigkeit des Standorts Zell:

»Die Notwendigkeit des Standortes als Krankenhaus ist nach § 9 Abs. 1a Nr. 6 Krankenhausentgeltgesetz ganz klar festgelegt worden. Daran hat sich bis heute nichts geändert.«

17.07.24 · Zeller Krankenhaus vor dem Aus?

(Wochenspiegel, Cochem-Zell)

Der WENDEPUNKT:

Das Klinikum Mittelmosel schreibt seit längerer Zeit Verluste. Landrätin Anke Beilstein sieht die Sicherstellung der medizinischen Versorgung im Landkreis Cochem-Zell gefährdet.

Erstmals wird die Möglichkeit einer Schließung des Standorts Zell öffentlich und eine Konzentration auf einen Krankenhausstandort im Kreis diskutiert.

Gespräche zwischen Krankenhausträgern, Landkreis und Land laufen, konkrete Entscheidungen liegen noch nicht vor.

Landrätin Anke Beilstein:

»Die Herausforderungen könnten kaum größer sein: Ein chronisch unterfinanziertes Gesundheitssystem, ein hoher Nachholbedarf bei Haus- und Fachärzten sowie Reformen, die offenbar nicht wirklich weiterkommen.«

Nach den Worten der Landrätin könne der Kreis nun sagen, dass er nicht zuständig sei. Daran könne man auf Kreisebene nichts ändern und nur abwarten, was die Bundes- oder Landespolitik mache.

»Dies kann aber meines Erachtens nicht unser Anspruch sein. Im Rahmen unserer Möglichkeiten sollten wir das tun, was wir können, um die Situation zu verbessern und die medizinische Versorgung auch zukünftig zu sichern, das sind wir unseren Bürgerinnen und Bürgern schuldig.«

GEHEIMVERHANDLUNGEN?

Wochenspiegel Chefredakteur Mario Zender: »**Was die Landrätin allerdings nicht erwähnte, ist die Tatsache, dass es seit einigen Wochen intensi-**

ve Bemühungen gibt, eines der beiden Krankenhäuser vor der Schließung zu bewahren.

Noch gibt es im Kreis Cochem-Zell zwei Krankenhäuser, nämlich in Cochem das Marienkrankenhaus und in Zell das Klinikum Mittelmosel. Doch dies könnte sich bald ändern.«

Nach Informationen der Zeitung gab es bereits Gespräche in Mainz und weitere Gespräche waren bei der Landrätin geplant.

Diese Gespräche betrafen offensichtlich die Zukunft der Krankenhausstandorte und fanden vor der Kreistagssitzung statt.

Über diese Gespräche wurde der Kreistag nicht informiert.

Damit existierte eine relevante Wissensasymmetrie zwischen Verwaltungsspitze und Kreistag.

Beginn einer doppelten Kommunikation:

Entkopplung von Gremieninformation und Entscheidungsprozess

Dem Klinikum Mittelmosel droht auf Grundlage gutachtenbasierter Bewertungen und laufender Gespräche auf Landesebene eine Schließung oder strukturelle Aufgabe.

Während in der Kreistagssitzung vor allem strukturelle Probleme des Gesundheitssystems dargestellt wurden, **blieben bereits geführte Gespräche in Mainz sowie weitere geplante Abstimmungen zur Zukunft der Krankenhausstandorte unerwähnt. Dadurch wurde dem Kreistag ein wesentlicher Teil des tatsächlichen Entscheidungsprozesses nicht offengelegt.**

Aus dem im Artikel dargestellten HCB-Gutachten ergibt sich bereits zu diesem Zeitpunkt, dass kleine, defizitäre Krankenhausstandorte in Rheinland-Pfalz als wirtschaftlich nicht zukunftsfähig gelten. Da das Klinikum Mittelmosel in Zell diesen Kriterien entspricht und zudem explizit zu den gefährdeten Standorten gezählt wird, lässt sich aus der Logik des Gutachtens ableiten, dass der Standort Zell im Zuge einer prognostizierten Reduzierung der Krankenhauslandschaft akut von Schließung bedroht ist.

Das Klinikum Mittelmosel verzeichnet seit längerer Zeit massive wirtschaftliche Verluste. Nach Angaben der Pressesprecherin der Katharina Kasper Gruppe, Melissa Lenz, werden derzeit Gespräche zwischen den beteiligten Krankenhausträgern, den zuständigen Kostenträgern, dem Landkreis Cochem-Zell sowie dem rheinland-pfälzischen Gesundheitsministerium über die zukünftige stationäre Versorgung im Landkreis geführt. Ziel sei die **Erarbeitung eines zukunftsfähigen Versorgungskonzepts**. Konkrete Ergebnisse lägen zum Zeitpunkt der Berichterstattung noch nicht vor. **Nach Informationen der Zeitung sei jedoch geplant, den Krankenhausstandort Zell zu schließen und dort lediglich eine Notfallambulanz weiter zu betreiben.**

Am Rande bemerkt

Für Erhalt kämpfen

»Das Zeller Krankenhaus steht offenbar vor der Schließung. Nur noch eine Ambulanz soll dort vorgehalten werden. Für die Zeller Region ist das ein Desaster. Nun müssen unsere Kommunalpolitiker zeigen, dass sie für den Erhalt kämpfen. Sie sollten nicht Entscheidungen abnicken, sondern Lösungen und/oder Alternativen erarbeiten. Die Bevölkerung erwartet Antworten! Etwa, warum bereitwillig Millionen für Leerfahrten von ÖPNV-Bussen gezahlt werden, während in Zell ein Krankenhaus offenbar wegen drei Millionen Defizit platt gemacht werden soll.«

Mario Zender

Einordnung der Autoren:

Die Gespräche, die nach Angaben der Zeitung seit mehreren Monaten geführt wurden, waren dem Kreistag zum damaligen Zeitpunkt noch nicht bekannt gemacht worden.

Die Frage der rechtzeitigen Einbindung des zuständigen politischen Gremiums stellt damit einen relevanten Aspekt des weiteren Prozesses dar.

Es gibt keine klare gesetzliche Pflicht, den Kreistag über jede laufende Sondierung sofort zu informieren.

Vertrauliche Gespräche über mehrere Monate sind formal zulässig.

Da Gespräche zur Zukunft des Klinikums Mittelmosel über einen längeren Zeitraum geführt wurden, stellte der Zeitpunkt der politischen Information einen relevanten Faktor dar. Eine frühere Einbindung des Kreistages hätte möglicherweise zusätzliche Handlungsoptionen eröffnet, etwa die Prüfung alternativer Trägerschaften oder Finanzierungsmodelle. Mit fortschreitender Dauer der Gespräche verengte sich dieser Handlungsspielraum zunehmend.

19.07.24 · Petition für den Erhalt des Zeller Krankenhauses

Eine breit getragene, öffentliche Petition auf change.org, initiiert von Klinikseelsorger Gregor Doege, richtet sich gegen die mögliche Schließung des Klinikums Mittelmosel. Sie fordert den Erhalt der stationären medizinischen Versorgung im ländlichen Raum, insbesondere zur Sicherstellung der Notfallversorgung. Begründet wird dies mit deutlich verlängerten Fahrzeiten zu benachbarten Kliniken sowie mit der Notwendigkeit, Krankenhäuser in der Fläche durch ausreichende Versorgungsaufträge abzusichern. Zudem wird Transparenz bei der Vergabe dieser Aufträge verlangt und eine Ausrichtung der Gesundheitsversorgung als Teil der öffentlichen Daseinsvorsorge betont.

Die Petition wird von allen im Verbandsgemeinderat und Stadtrat Zell vertretenen Parteien unterstützt und erreicht 7.005 Unterschriften.

06.08.24 · Fällt in Cochem-Zell ein Krankenhaus weg?

(Rhein-Zeitung, Cochem-Zell)

Die Rhein-Zeitung berichtet, dass Gespräche zwischen Krankenhausträgern, Landkreis, Kostenträgern und Landespolitik zur Zukunft der Krankenhausstandorte Zell und Cochem geführt werden. Während wirtschaftliche Defizite und Gutachten zur Reduzierung von Krankenhausstandorten thematisiert werden, bleiben konkrete Aussagen zu möglichen Schließungen weiterhin aus.

Der Verbandsgemeinderat Zell kündigt an, sich öffentlich und nichtöffentlich erneut mit dem Krankenhausstandort Zell zu befassen und eine Resolution zu beraten.

07.08.24 · Wie krank ist das Zeller Krankenhaus?

(Wochenspiegel, Cochem-Zell)

Im Mainzer Gesundheitsministerium ist ein weiteres Treffen maßgeblicher politischer und administrativer Verantwortlicher zur Zukunft der medizinischen Versorgung im Landkreis Cochem-Zell angekündigt. Grundlage der Gespräche ist ein bereits erarbeitetes Konzept mit dem Arbeitstitel *»Fortführung der medizinischen Versorgung im Landkreis Cochem-Zell«*. Dieses sieht nach Angaben der Zeitung den Erhalt der stationären Versorgung in Cochem sowie eine umfassende ambulante Versorgung in Zell vor.

Letzteres würde faktisch die Schließung des Klinikums Mittelmosel als stationäres Krankenhaus und den Weiterbetrieb lediglich einer Ambulanz bedeuten.

Die Planungen sollen weiter konkretisiert und die Beteiligten über den Verhandlungsstand informiert werden. Die öffentliche Vorstellung des Konzepts ist nach Informationen der Zeitung für den 10. September 2024 vorgesehen.

Parallel dazu werden anhaltende hohe wirtschaftliche Verluste des Klinikums Mittelmosel thematisiert. Die Betreiberin äußert sich nicht zu konkreten Zahlen. In der politischen Debatte werden sowohl die strukturelle Unterfinanzierung des Gesundheitssystems als auch Defizite in der Informationsweitergabe gegenüber politischen Gremien angesprochen. In der Bevölkerung führt die Berichterstattung zu intensiven Diskussionen.

Danach wollen sich die meisten Politiker der Region nicht konkret zu den Gesprächen und möglichen Schließungsplanungen des Zeller Krankenhauses äußern. Weder Anke Beilstein, noch der Zeller VG-Bürgermeister Jürgen Hoffmann oder der Cochemer VG-Bürgermeister Wolfgang Lambertz geben Details zu bestehenden Planungen preis.

Deutlich äußert sich hingegen der SPD-Landtagsabgeordnete Benedikt Oster. Er erklärt:

»Die aktuelle Situation rund um das Krankenhaus in Zell ist erschreckend und beängstigend für die gesamte Region.«

Zugleich stellt Oster grundsätzlich infrage, dass Krankenhäuser gewinnorientiert arbeiten müssten, und betont:

»Für mich gehört ein Krankenhaus zur Daseinsversorgung und sollte staatlich getragen sein.«

Im Zusammenhang mit der öffentlichen Diskussion übt Oster zudem Kritik an der Informationspraxis des Landkreises. Er erklärt:

»Was die aktuelle Informationspolitik seitens des Kreises angeht, kann man nur mit dem Kopf schütteln. Bis heute hat die Landrätin kein Kreisgremium über die problematische Situation informiert. Gespräche, die stattgefunden haben, und alle weiteren Informationen müssen wir Kreistagsmitglieder aus der Presse entnehmen.«

Weiter führt Oster aus, der Kreistag sei erst vor kurzem zusammengekommen; dabei habe die Möglichkeit bestanden, die Kreistagsmitglieder zu informieren.

»Dies wurde aber bewusst vermieden«, äußert er sich kritisch.

14.08.24 · Resolution zum Erhalt des Zeller Krankenhauses

Resolution zum Erhalt des Klinikums Mittelmosel

Der Verbandsgemeinderat und der Stadtrat Zell (Mosel) beschließen eine Resolution zum Erhalt des Klinikums Mittelmosel und fordern Land, Bund, Krankenhausträger und Kostenträger zu einem klaren Bekenntnis, zu finanzieller Absicherung und zur Sicherstellung der stationären und notfallmedizinischen Versorgung im ländlichen Raum auf.

Beschlussorgan

Verbandsgemeinderat der Verbandsgemeinde Zell (Mosel) und Stadtrat Zell (Mosel) als Standortgemeinde, getragen von allen angehörigen Ortsgemeinden.

Kernaussage: Die kommunalen Gremien reagieren mit großer Sorge auf Pressemeldungen über eine mögliche Schließung des Klinikums Mittelmosel im Zuge landesweiter Krankenhausstrukturveränderungen. Sie sehen dadurch die medizinische Versorgung der Bevölkerung sowie die Arbeitsplätze am Standort Zell gefährdet.

Zentrale Feststellungen

- Das Klinikum Mittelmosel wird als unverzichtbarer Bestandteil der öffentlichen Daseinsvorsorge und der Grund- und Regelversorgung in der Region eingestuft.

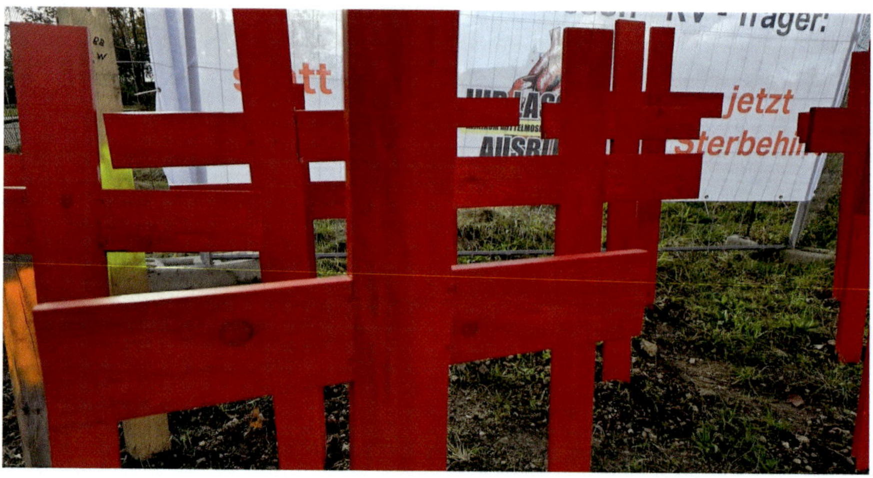

Foto: Inge Faust

- Eine Schließung würde insbesondere die notfallmedizinische Versorgung erheblich verschlechtern und zu deutlich verlängerten Fahrzeiten führen.
- Das Klinikum erfüllt hohe fachliche und technische Standards (u. a. Notaufnahme, Intensivstation, Traumazentrum, Herzkatheterlabor).
- Simulationen zeigen, dass bei einer Schließung mehr als 18.000 Einwohner eine Fahrzeit von über 30 Minuten bis zur nächsten Grundversorgung hätten.

Beschlossene Forderungen und Vorhaben

Die kommunalen Gremien beschließen und fordern insbesondere:

1. Klares politisches Bekenntnis von Land und Bund zum Erhalt des Klinikstandorts Zell (Mosel) und zur Planungssicherheit für den ländlichen Raum.
2. Erhalt des Klinikums Mittelmosel als Krankenhaus der Grundversorgung mit 24/7-Notaufnahme, Intensivstation sowie den bestehenden notfallmedizinischen Angeboten.
3. Sicherstellung einer auskömmlichen Finanzierung, insbesondere durch zeitnahe und ausreichende Sicherstellungszuschläge und deren Berücksichtigung in der künftigen Vorhaltevergütung.
4. Ausrichtung der Krankenhausplanung nicht ausschließlich an wirtschaftlichen Kriterien, sondern an Versorgungsnotwendigkeiten, auch mit Blick auf Pandemien und demografische Entwicklungen.
5. Aufforderung an die Krankenhausträger, Kooperationen (auch standort- und kreisübergreifend) zu prüfen, um Synergien zu nutzen und den Standort zu sichern.
6. Appell an Ärzteschaft und Kassenärztliche Vereinigung, das Klinikum aktiv in die regionale Versorgung einzubinden und neue Kooperationsmodelle zu unterstützen.
7. Solidarität mit den Beschäftigten und klare Forderung nach Erhalt aller Arbeitsplätze am Standort Zell.
8. Hinweis auf die erheblichen negativen Auswirkungen einer Schließung auf den Wirtschafts- und Lebensstandort Zell sowie die gesamte Mittelmosel-Region.

21.08.24 · Zur Protestdemonstration am Krankenhaus Zell

(Wochenspiegel, Cochem-Zell)

Chefredakteur Mario Zender: Am Rande bemerkt

Protest ist zu spät

»Am Samstag findet in Zell eine Demonstration für den Erhalt des Krankenhauses statt. Der Stadt- und VG-Rat haben eine Resolution verfasst. Das klingt zwar nach großem Engagement, wird aber vermutlich wenig bewirken. Der Krankenhausstandort ist nicht zu halten, wie die Vertreter des Trägers bei den Gesprächen in Mainz deutlich gemacht haben. Warum schenken die Beteiligten, das Krankenhaus, Landrätin Beilstein, Zells VG-Bürgermeister Hoffmann, den Menschen nicht endlich reinen Wein ein? Sie wissen doch genau, wie es um den Standort steht!«

Mario Zender

Teilnehmer vereinbaren Stillschweigen

ZELL/COCHEM/MAINZ. Zur Zukunft des Krankenhausstandortes in Zell gab es am 9. August in Mainz ein weiteres Arbeitsgespräch, wie Landrätin Beilstein auf Anfrage bestätigte. Dabei verständigten sich die beteiligten Akteure demnach einvernehmlich darauf, dass der **Prozess zur Erarbeitung eines zukunftsfähigen Versorgungskonzeptes für den Landkreis Cochem-Zell fortgesetzt werden sol**l. »Den laufenden Prozess nicht zu gefährden, wird eine Kommunikation der Prozessergebnisse zu gegebener Zeit erfolgen.« Bedeutet im Klartext: Stillschweigen.

24.08.24 · Großdemonstration am Klinikum Mittelmosel Zell

Am Klinikum Mittelmosel in Zell versammeln sich zahlreiche Bürgerinnen und Bürger zu einem Protest gegen eine mögliche Schließung des Krankenhauses. Während zunächst mit rund 200 Teilnehmenden gerechnet wird, beteiligen sich nach Angaben der Polizei etwa 1.000 Personen an der Demonstration. Die Teilnehmenden sprechen sich geschlossen für den Erhalt des Klinikums aus und betonen dessen Bedeutung für die medizinische Versorgung im ländlichen Raum.

Landrätin Anke Beilstein äußert sich im Zusammenhang mit dem Protest dahingehend, dass sie bedauere, dass bereits frühzeitig Informationen an

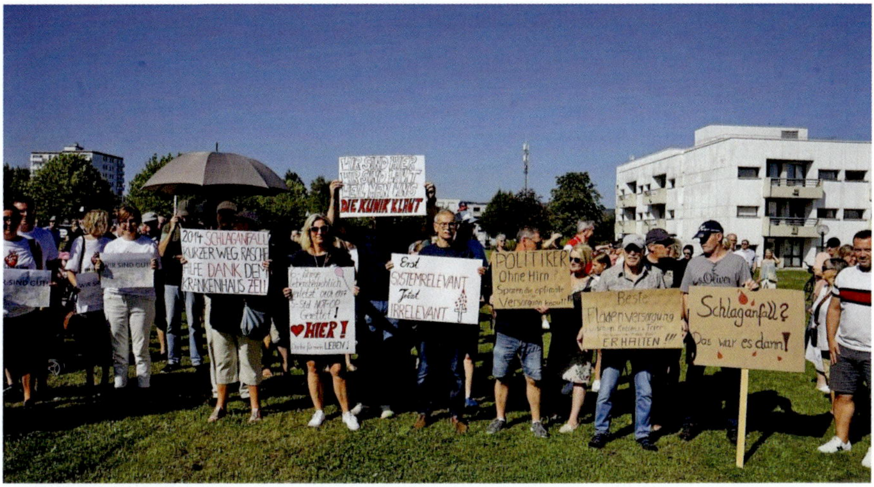
WIR SIND HIER
DIE KLINIK KLAUT
2014 SCHLAGANFALL KURZER WEG, RASCHE HILFE DANK DEM KRANKENHAUS ZELL
HIER!
Erst SYSTEMRELEVANT Jetzt IRRELEVANT
POLITIKER Ohne Hirn?
Beste Fläden versorgung
ERHALTEN!!!
Schlaganfall? Das war es dann!
Foto: Bürgerinitiative

die Öffentlichkeit gelangt seien, die die Gesamtsituation nicht vollständig abgebildet hätten und dadurch Unruhe in der Bevölkerung entstanden sei.

Auszug Landrätin Beilstein Redebeitrag:

»Dass wir heute, Stand 24. August 2024, noch immer zwei Krankenhäuser hier in unserem Landkreis haben, ist ein Erfolg dieser Gespräche. Ich habe das nicht gefeiert in der öffentlichen Kommunikation, weil es mir darum geht, im Sinne der Sache auch für die Zukunft noch weiteres zu bewirken.

Und warum sage ich das heute?

Weil ich zutiefst davon überzeugt bin, dass wir bei der Frage der medizinischen Versorgung hier vor Ort zusammenhalten müssen. Und weil ich hoffe, dass niemand denjenigen auf den Leim geht, die gerade gegen die Landrätin zündeln, um vom gesundheitspolitischen Großversagen abzulenken.

Und deswegen sage ich es hier und heute ganz deutlich. Wenn wir uns hier vor Ort parteipolitisch dividieren, parteipolitisches Gezänk an den Tag legen und denunzieren, dann haben wir von vornherein verloren. Vielen Dank.«

28.08.24 · Schluss mit Hinhaltetaktik
(Wochenspiegel, Cochem-Zell)

Mario Zender kritisiert im Wochenspiegel die verzögerte Informationspolitik zur Zukunft des Klinikums Mittelmosel und fordert eine frühzeitige, transparente Kommunikation gegenüber Bevölkerung, Beschäftigten und politischen Gremien.

Aus Sicht des Autors ist die Informationspolitik rund um die Zukunft des Klinikums Mittelmosel unzureichend und verzögert. Trotz zunehmender öffentlicher Hinweise auf eine mögliche Schließung hätten die politisch Verantwortlichen lange Zeit keine klaren Aussagen getroffen und Hoffnungen auf den Erhalt beider Krankenhausstandorte aufrechterhalten.

Der Autor stellt fest, dass die Bevölkerung sowie die Beschäftigten des Klinikums durch widersprüchliche Signale verunsichert worden seien. Insbesondere wird kritisiert, dass **wesentliche Entscheidungen und Planungen nicht frühzeitig offen kommuniziert worden seien, obwohl bereits absehbar gewesen sei, dass die stationäre Versorgung in Zell infrage stehe.**

Demonstrationen und öffentliche Reaktionen werden als Ausdruck eines Vertrauensverlustes beschrieben. Der Kommentar fordert eine frühzeitige, transparente und ehrliche Kommunikation gegenüber Bevölkerung, Beschäftigten und politischen Gremien. Verzögerungen und taktisches Abwarten würden demnach nicht zur Beruhigung der Situation beitragen, sondern Unsicherheit und Protest verstärken.

Abschließend wird betont, dass es weniger um Schuldzuweisungen gehe, sondern um die Verantwortung politischer Führung, Entscheidungen nachvollziehbar zu machen und die Betroffenen rechtzeitig einzubeziehen.

29.08.24 · Wann kommt das Krankenhaus Wittlich an seine Grenzen? ***(Trierischer Volksfreund)***

Am 29.08.2024 erscheint im *Trierischen Volksfreund* ein Artikel mit der Leitfrage »Wann kommt das Krankenhaus Wittlich an seine Grenzen?« Die Frage steht im unmittelbaren Zusammenhang mit den damals öffentlich diskutierten Schließungsszenarien für den Krankenhausstandort Zell, zu einem Zeitpunkt, an dem das Klinikum Mittelmosel in Zell noch in Betrieb ist.

Der Artikel macht deutlich:

- Das Krankenhaus Wittlich ist bereits zu diesem Zeitpunkt stark belastet und bereitet sich vorsorglich auf mögliche zusätzliche Patientenzuströme aus der Region vor.
- In Wittlich wird beschrieben, dass insbesondere die Zentrale Notaufnahme bereits stark frequentiert ist und steigende Fallzahlen verzeichnet.
- **Es wird thematisiert, dass weitere Patientenzugänge, etwa infolge einer Schließung umliegender Krankenhäuser, zu erheblichen Kapazitätsproblemen führen könnten.**
- Der Artikel stellt ausdrücklich die Frage, ob das Krankenhaus Wittlich zusätzliche Patientinnen und Patienten aus der Region überhaupt aufnehmen könnte, sollte es zu weiteren Standortschließungen kommen.

Einordnung: Der Beitrag verdeutlicht, dass bereits vor einer tatsächlichen Schließung des Krankenhausstandortes Zell erhebliche Belastungs- und Kapazitätsfragen am Standort Wittlich bestanden und öffentlich diskutiert wurden.

06.09.24 · Übernimmt der Kreis das Zeller Krankenhaus?

(Wochenspiegel)

Der *Wochenspiegel* berichtet über die wachsende öffentliche Diskussion, ob der Landkreis Cochem-Zell in die Pflicht geraten könnte, das Krankenhaus Zell in kommunale Trägerschaft zu übernehmen.

Der Artikel stellt dar:

- Das Klinikum Mittelmosel in Zell ist seit längerer Zeit wirtschaftlich defizitär; es werden Verluste von mehreren Millionen Euro pro Jahr genannt.
- Vor diesem Hintergrund führen die Krankenhausträger, Vertreter der Landespolitik, der Krankenkassen sowie die Kreisverwaltung seit November 2023 zahlreiche Gespräche über die Zukunft des Standorts.
- **Im Zeitraum November 2023 bis August 2024 finden laut Bericht neun Gespräche unter Beteiligung der Landrätin statt, ergänzt durch weitere Termine, u. a. Videokonferenzen.**
- Innerhalb der Öffentlichkeit, bei Beschäftigten und in Teilen des Kreistags entsteht die Frage, warum der Landkreis nicht früher und umfassender informiert habe und ob eine Übernahme durch den Kreis geprüft werde.

- **Der Artikel macht deutlich, dass in der Kreisverwaltung Überlegungen bestehen, ob der Landkreis das Krankenhaus möglicherweise selbst übernehmen könnte**, weist jedoch zugleich darauf hin, dass keine Entscheidung über eine Übernahme getroffen ist und eine solche Übernahme angesichts der defizitären wirtschaftlichen Lage mit erheblichen Risiken verbunden wäre.
- Offen bleibt laut Bericht, ob und unter welchen Voraussetzungen der Landkreis bereit oder in der Lage wäre, eine solche Trägerschaft zu übernehmen.
- Parallel wird beschrieben, dass Mitarbeitende und Unterstützer des Krankenhauses mobilisieren, u. a. durch geplante Demonstrationen und Aktionen, um politischen Druck aufzubauen.
- Der Artikel kündigt an, dass die aktuelle Situation und mögliche nächste Schritte Thema einer Sondersitzung des Kreistags sein sollen.

09.09.24 · Zeller Klinik ist unverzichtbar für Notdienst

(Rhein-Zeitung)

Am 09.09.2024 erscheint in der Rhein Zeitung ein Artikel, in dem die Allgemein- und Notfallmediziner Martina Hüttel und Gerrit Fischer aus Bremm zur Bedeutung des Klinikums Mittelmosel für die Notfallversorgung Stellung nehmen.

Die Ärzte führen aus:

- Das Klinikum Mittelmosel in Zell ist ein zentraler Bestandteil der regionalen Notfallversorgung und kann durch andere Standorte nicht gleichwertig ersetzt werden.
- Bei lebensbedrohlichen Notfällen (z. B. Herzinfarkt, Schlaganfall, schwere Verletzungen) sei die Zeit bis zur Behandlung entscheidend; längere Transportwege verschlechterten nachweislich die Überlebens- und Genesungschancen.
- Zell verfüge über entscheidende medizinische Strukturen für Notfälle, insbesondere: eine Zentrale Notaufnahme, eine Intensivstation, ein Herzkatheter-Labor, die Möglichkeit zur sofortigen Weiterbehandlung nach Reanimation.
- Eine Verlagerung der Notfallversorgung auf den Rettungsdienst oder weiter entfernte Kliniken könne die fehlende stationäre Struktur nicht kom-

pensieren; Rettungswagen oder Hubschrauber ersetzten kein aufnahmefähiges Krankenhaus.

- In der Praxis zeige sich bereits, dass Notaufnahmen anderer Kliniken stark ausgelastet seien und zusätzliche Patientinnen und Patienten kaum aufnehmen könnten.
- Die Ärzte betonen, dass die Zeller Klinik nicht nur für Zell, sondern für weite Teile des ländlichen Raums im Kreisgebiet eine erste und erreichbare Anlaufstelle darstellt.
- Auch die Palliativstation wird als unverzichtbar beschrieben, da sie schwerstkranken Menschen eine menschenwürdige Versorgung in Wohnortnähe ermögliche.
- **Eine Schließung des Standorts würde nach Einschätzung der Ärzte zu einer spürbaren Verschlechterung der Notfallversorgung, zu mehr Komplikationen, mehr bleibenden Schäden und zu einer Gefährdung von Menschenleben führen.**

Die Ärzte machen deutlich, dass das Klinikum Mittelmosel aus medizinischer Sicht kein verzichtbarer Standort, sondern ein **notwendiger Baustein der Daseinsvorsorge im ländlichen Raum** ist.

10.09.24 · Kreistagssitzung Zell begleitet von einer Demonstration vor der Stadthalle Zell

Öffentliche Kreistagssondersitzung zur stationären/ambulanten Versorgung; Vorstellung eines Konzeptentwurfs zur künftigen Krankenhausstruktur im Landkreis (Schwarze Katz Halle Zell)

Akteure (Auswahl): Landrätin Anke Beilstein (Vorsitz), Gesundheitsminister Clemens Hoch, Vertreter der Krankenhausträger (Klinikum Mittelmosel / Marienkrankenhaus Cochem), Kostenträger (LAG Krankenkassen), Kassenärztliche Vereinigung, Kreistagsmitglieder (u. a. Benedikt Oster, Jürgen Hoffmann)

In der Sondersitzung wird ein **Konzeptentwurf vorgestellt, der die stationäre Versorgung im Landkreis künftig am Standort Cochem bündelt und den Standort Zell in ein ambulantes Gesundheitszentrum/MVZ überführen soll.** Ziel sei es, eine kurzfristige Schließung beider Häuser (»kalte Strukturbereinigung«) zu verhindern und zumindest einen stationären Krankenhausstandort im Landkreis zu sichern. Für Zell werden **umfangreiche ambulante Ausbauschritte** benannt; zentrale Fragen zur Notfallversorgung (insbesondere nachts/24/7) bleiben Gegenstand weiterer Abstimmungen. Ein Beschluss wird nicht gefasst; der Bericht wird zur Kenntnis genommen und eine Fortsetzung der Beratungen angekündigt.

Schlüsselzitate (Originalwiedergabe aus dem Protokollauszug)

Landrätin Anke Beilstein zur Informationsreihenfolge und zum Anspruch des Kreistags:

»Meine Haltung war und ist, dass der KT als gewählte Vertretung der Bevölkerung das vollumfängliche Erstinformationsrecht hat.«

Zu öffentlichen Leaks und Folgen:

»Letztlich wurden dann aber doch … **halbgare Informationen an die Presse durchgestochen** und es ist genau das eingetreten, was vermieden werden sollte: Verunsicherung bei Mitarbeitern, Kündigungen oder Zurückziehen von Stellenzusagen …«

Zu Vorgaben des Landkreises/Standortpriorisierung:

»Wichtig ist es mir auch, zu betonen, dass es von Seiten des Landkreises keine Vorgaben gab, insbesondere nicht hinsichtlich einer Standortpriorisierung!«

Zur Grundentscheidung (2 Standorte stationär nicht dauerhaft möglich):

»Fakt war leider von Anfang an, dass zwei Krankenhäuser nicht überlebensfähig sind …«

Zur Notfallfrage als nächste Aufgabe:

»Ich spreche aber jetzt hier von akuten Notfällen … Und ich glaube, das müssen wir uns nochmal genauer ansehen … und ggfls. nachsteuern.«

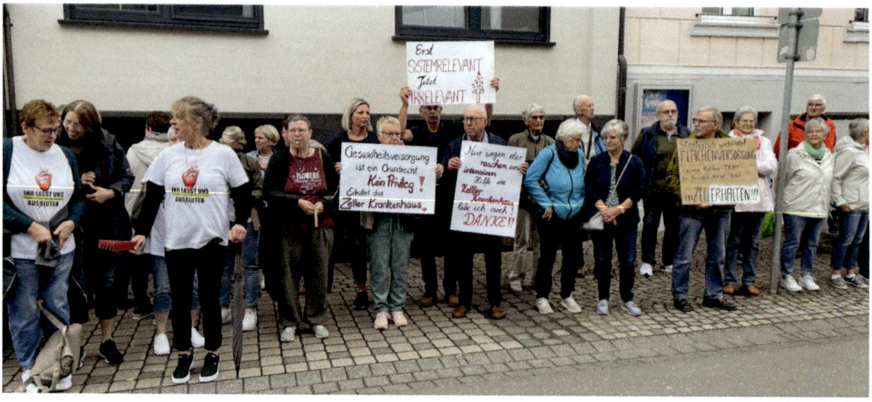
Erst
SYSTEMRELEVANT
Jetzt
IRRELEVANT
Gesundheitsversorgung
ist ein Grundrecht
Kein Privileg!
Erhaltet das
Zeller Krankenhaus
Nur wegen der
raschen und
intensiven
Hilfe im
DANKE!!
FLÄCHENVERSORGUNG
ERHALTEN!!!

Foto: Bürgerinitiative

Gesundheitsminister Clemens Hoch zur Einschätzung der Versorgungslage im Landkreis:

»Zwei Krankenhäuser für circa 60.000 Einwohner; diese Versorgung gäbe es sonst kaum woanders in Rheinland-Pfalz.«

Zur Perspektive nach Umstellung Zell/MVZ (Krankenhausplan):

»... dass der Standort Zell nach einer Anpassung künftig nicht mehr im Landes-Krankenhausplan auftauchen werde.«

Zur Absicherung der Rettungskette (Ankündigung):

»Das Ministerium beabsichtige ein zusätzliches bodengebundenes Rettungsmittel zu installieren ...«

(Monitoring über Einsatzzahlen und Wegstrecken werde in den nächsten Monaten erfolgen.)

Benedikt Oster (SPD, Kreistag) zur fehlenden Einbindung des Kreistags in der Vertraulichkeitsphase:

»... dass seit 10 Monaten Gespräche laufen, und dass in der ganzen Zeit kein Kreisgremium davon in Kenntnis gesetzt wurde.«

»... aber in einer vertraulichen Sitzung hätte das höchste Kreisgremium früher in den Prozess eingebunden werden können.«

Jürgen Hoffmann (FDP, VG-Bürgermeister Zell / Kreistag) zu Unklarheiten und Notfallrisiko:

»Im Konzept gäbe es zu viele Unklarheiten ...«

»Die Notfallversorgung sei nicht gesichert.«

»Jeder Tod und jede Behinderung, die durch das unzureichende Konzept zu Stande kommt, sei eine zu viel.«

10.09.24 · Zielbild Medizinisches Versorgungskonzept

(Alexianer GmbH)

Zur Verdeutlichung ihrer Planungen stellen die Alexianer ein entsprechendes Zielbild für das zukünftige medizinische Versorgungskonzept für den Standort Zell vor.

Kernaussagen zum Standort Zell (ambulantes Versorgungskonzept)

Der stationäre Bettenbetrieb in Zell soll innerhalb der ersten Jahreshälfte 2025 vollständig eingestellt werden. Die medizinische Versorgung in Zell soll künftig ausschließlich ambulant erfolgen und deutlich ausgebaut werden.

Geplante Versorgungsangebote in Zell:
Ambulante medizinische Versorgung **bis 22:00 Uhr (Montag – Freitag)**, getragen durch: Hausärztliche Versorgung und MVZ-Strukturen
Ambulante Notfallversorgung bis 22:00 Uhr, danach Verweis auf 112 / 116117.
Tägliche Öffnung der Praxen auch für ambulante Notfallpatienten.
Kurzzeitpflege, ambulantes **Palliativangebot** und Hospiz.
BG-Ambulanz bleibt erhalten.
Kardiologischer KV-Sitz sowie Weiterbetrieb des Herzkatheterlabors für ambulante Diagnostik.
Ausweitung der Radiologie.
Ambulantes OP-Zentrum mit zusätzlichem KV-Sitz Anästhesie.
Erhalt der Physiotherapie.
Zusätzlicher Hausarztsitz zur Stabilisierung der Primärversorgung.

11.09.24 · Petition zur Zeller Klinik übergeben

(Rhein-Zeitung, Cochem-Zell)

Am 11.09.2024 wird die Petition zum Erhalt des Krankenhausstandorts Zell mit 10.342 Unterschriften an Vertreter der Politik übergeben. Die Übergabe

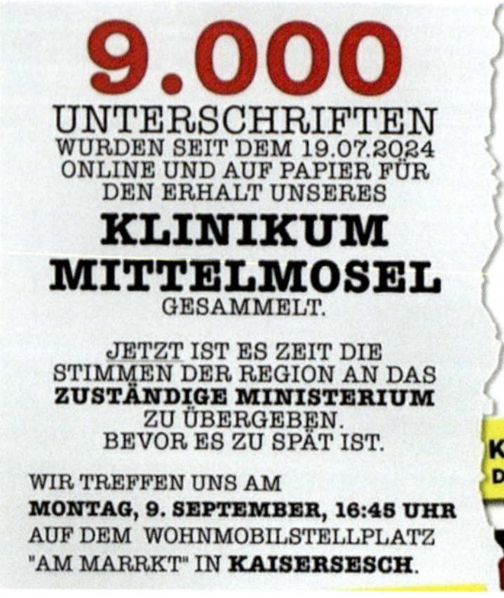
9.000
UNTERSCHRIFTEN
WURDEN SEIT DEM 19.07.2024
ONLINE UND AUF PAPIER FÜR
DEN ERHALT UNSERES
KLINIKUM
MITTELMOSEL
GESAMMELT.
JETZT IST ES ZEIT DIE
STIMMEN DER REGION AN DAS
ZUSTÄNDIGE MINISTERIUM
ZU ÜBERGEBEN.
BEVOR ES ZU SPÄT IST.
WIR TREFFEN UNS AM
MONTAG, 9. SEPTEMBER, 16:45 UHR
AUF DEM WOHNMOBILSTELLPLATZ
"AM MARRKT" IN KAISERSESCH.

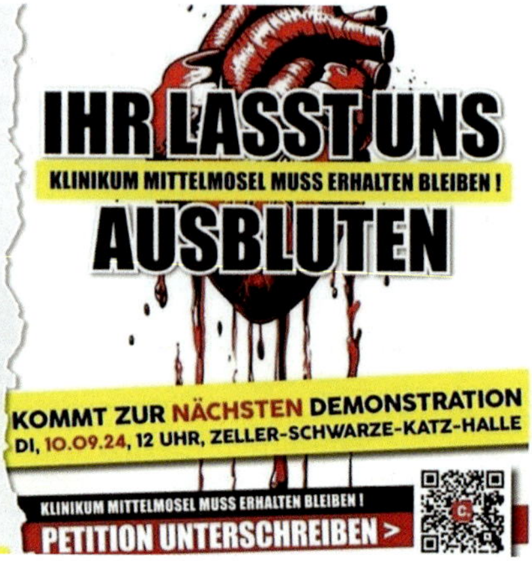
IHR LASST UNS
KLINIKUM MITTELMOSEL MUSS ERHALTEN BLEIBEN !
AUSBLUTEN
KOMMT ZUR NÄCHSTEN DEMONSTRATION
DI, 10.09.24, 12 UHR, ZELLER-SCHWARZE-KATZ-HALLE
KLINIKUM MITTELMOSEL MUSS ERHALTEN BLEIBEN !
PETITION UNTERSCHREIBEN >

erfolgt in Kaisersesch an Nicole Steingaß, Staatssekretärin im Ministerium für Wissenschaft und Gesundheit Rheinland-Pfalz, im Beisein kommunaler Vertreter.

Die Initiatoren betonen, dass sich die Petition nicht gegen einzelne Personen, sondern für den Erhalt einer wohnortnahen stationären und ambulanten medizinischen Versorgung richtet. Hervorgehoben wird die Bedeutung des Krankenhauses Zell für die Notfallversorgung sowie für die regionale Gesundheitsversorgung im Moselraum. Die Übergabe wird als Ausdruck der Sorgen und Nöte der Bevölkerung dargestellt.

11.09.24 · Ist das Zeller Krankenhaus bald Geschichte?

(Wochenspiegel, Cochem-Zell)

In der Kreistagssitzung werden die Pläne zur Schließung des Krankenhausstandorts Zell offiziell vorgestellt.

Landrätin Anke Beilstein sowie Manfred Sunderhaus und Sabine Reimund (Dernbacher Gruppe Katharina Kasper/Alexianer) erläutern die geplante Umstrukturierung.

Demnach soll der stationäre Krankenhausbetrieb in Zell bis zur ersten Jahreshälfte 2025 vollständig eingestellt werden. Der Standort Zell wird künftig ausschließlich als ambulantes Versorgungszentrum weitergeführt. Die stationäre Versorgung wird vollständig nach Cochem verlagert und dort konzentriert. Ziel ist es, durch eine Reduzierung der Bettenzahl eine höhere Auslastung zu erreichen und die erheblichen finanziellen Defizite der Krankenhäuser zu verringern.

Die Träger führen aus, dass beide Standorte seit Jahren Verluste erwirtschaften. Allein das Krankenhaus Zell habe in den letzten 20 Jahren rund 47 Millionen Euro Verlust gemacht. Als Hauptursachen werden die geringe Auslastung sowie der anhaltende Fachkräftemangel benannt. **Die Schließung des stationären Standorts Zell wird von den Verantwortlichen als wirtschaftlich notwendig und alternativlos dargestellt.**

Für Zell sind künftig ausschließlich ambulante Angebote vorgesehen, darunter:

- eine hausärztliche Notfallversorgung bis 22 Uhr an Werktagen,
- ein ambulantes Palliativangebot,
- Kurzzeitpflege und ein Hospiz,
- ein zusätzlicher Hausarztsitz sowie eine kardiologische Facharztpraxis.

Eine stationäre Notaufnahme, Intensivmedizin oder eine **durchgehende 24/7-Notfallversorgung sind in Zell künftig nicht mehr vorgesehen.**

Der Artikel macht deutlich, dass diese Pläne in der Bevölkerung auf massiven Widerstand stoßen. Insbesondere wird die Notfallversorgung nach der Schließung des stationären Bereichs als nicht gesichert angesehen. Jürgen Hoffmann, Bürgermeister der Verbandsgemeinde Zell, kritisiert ausdrücklich, dass es zu viele offene Fragen und Unklarheiten gebe und dass Cochem nicht alle Leistungen anbiete, die bislang in Zell vorhanden sind.

Als besonders gravierend wird dargestellt:

- der vollständige Verlust der stationären Versorgung in Zell,
- die damit verbundene Verschlechterung der Notfallversorgung für die Region,
- sowie die Unsicherheit für über 200 Beschäftigte des Klinikums Mittelmosel, für die es keine vollständige Beschäftigungsperspektive gibt. Ein Personalabbau wird ausdrücklich in Aussicht gestellt.

Während das Marienkrankenhaus Cochem von der Umstrukturierung profitieren und Fachkräfte gewinnen soll, wird für Zell ein dauerhafter Bedeutungsverlust als Krankenhausstandort festgeschrieben.

Der rheinland-pfälzische Gesundheitsminister Clemens Hoch unterstützt die Umstrukturierung mit dem Hinweis auf die nur etwa 50-prozentige Auslastung beider Häuser und sieht darin keine wirtschaftliche Überlebensfähigkeit.

Abschließend wird festgehalten, dass mit der Schließung des stationären Krankenhausstandorts Zell eine tiefgreifende Zäsur für die medizinische Versorgung im Moselraum erfolgt: Zell verliert seine Funktion als Krankenhausstandort vollständig, während zentrale medizinische Leistungen und Notfallstrukturen dauerhaft wegfallen.

Einordnung:

Die häufig genannte Auslastung von rund 50 % bildet die tatsächliche Situation des Krankenhauses nicht korrekt ab. Dieser Wert bezieht sich ausschließlich auf die maximal Bettenzahl, nicht jedoch auf die real verfügbare Kapazität, die aufgrund der angespannten Personalsituation deutlich geringer ist. Bezogen auf die tatsächlich betreibbaren Betten lag die Auslastung wesentlich höher.

Zudem zeigen aktuelle Simulationen, dass die Schließung des Standorts Zell die Auslastung des Krankenhauses in Cochem nur marginal erhöhen wird.

Grund dafür ist die große Entfernung zwischen beiden Standorten, die dazu führt, dass Patientinnen und Patienten sich in der Regel an nähergelegene Alternativen orientieren.

Eine relevante Mehrauslastung des Standorts Cochem ist daher nicht zu erwarten.

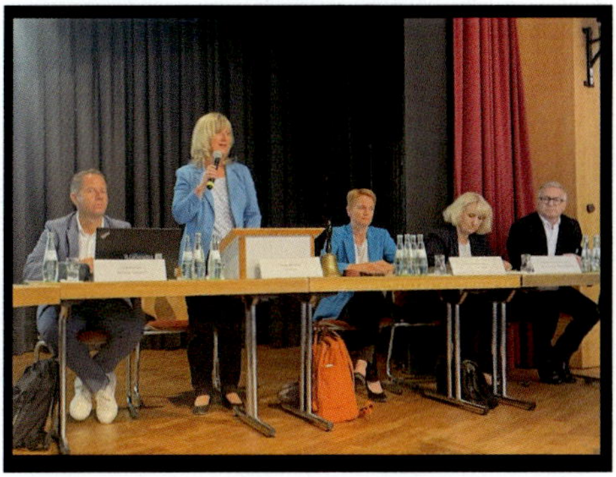

(Foto: Wochenspiegel)

12.09.24 · Kreispolitik will Nachbesserung beim Klinikkonzept

(Rhein-Zeitung, Cochem-Zell)

Am 12.09.2024 berichtet die *Rhein-Zeitung* über die politischen Reaktionen im Landkreis Cochem-Zell auf das in der Kreistagssitzung vorgestellte Zukunftskonzept zur medizinischen Versorgung. Der Fokus liegt auf Nachbesserungsforderungen der Kreispolitik, insbesondere mit Blick auf den Standort Zell.

Zentrale Punkte des Artikels sind:

Das Konzept sieht weiterhin vor, die stationäre Krankenhausversorgung im Kreis ausschließlich in Cochem zu konzentrieren; das Zeller Krankenhaus wird geschlossen.

Für Zell ist stattdessen der Ausbau der ambulanten Notfallversorgung vorgesehen; politisch wird gefordert, dass diese 24 Stunden täglich gewährleistet sein müsse.

Vertreter mehrerer Fraktionen machen deutlich, dass das bisher vorgestellte Konzept für die Notfallversorgung in Zell als nicht ausreichend angesehen wird.

Insbesondere wird betont, dass eine ambulante Notfallversorgung bis 22 Uhr nicht genüge, die Bevölkerung Angst vor Versorgungslücken habe und die Notfallversorgung kreisübergreifend neu gedacht werden müsse.

Mehrere Fraktionen sprechen sich für ein Medizinisches Versorgungszentrum (MVZ) in Zell mit 24/7-Notfallstruktur aus.

Es wird hervorgehoben, dass der Kreis zwar keine Krankenhausfinanzierung leisten kann, aber dennoch Verantwortung für die Sicherheit der medizinischen Versorgung trage.

Die Kreispolitik fordert konkretere Ausarbeitungen des Konzepts, insbesondere zur Notfallversorgung, zur ambulanten Versorgung, zur Absicherung der Mitarbeitenden.

Zugleich wird anerkannt, dass das Konzept aus Sicht einiger Fraktionen ein notwendiger, wenn auch schmerzhafter Kompromiss sei, um überhaupt eine medizinische Versorgung im Kreis zu sichern.

Positiv hervorgehoben wird, dass es der Landrätin Anke Beilstein gelungen sei, alle relevanten Akteure an einen Tisch zu bringen; dennoch bestehe weiterer politischer Klärungs- und Nachbesserungsbedarf.

16.09.24, 19 Uhr · 1. Mahnwache am Klinikum Mittelmosel, initiiert von der Barlgemeinschaft e.V.

Am Krankenhaus in Zell versammeln sich erstmals Bürgerinnen und Bürger zu einer Mahnwache für den Erhalt des Krankenhauses.

In stillem Gedenken und als sichtbares Zeichen des Protests kommen sie zusammen, um ihre Sorge um die medizinische Versorgung in der Region auszudrücken.

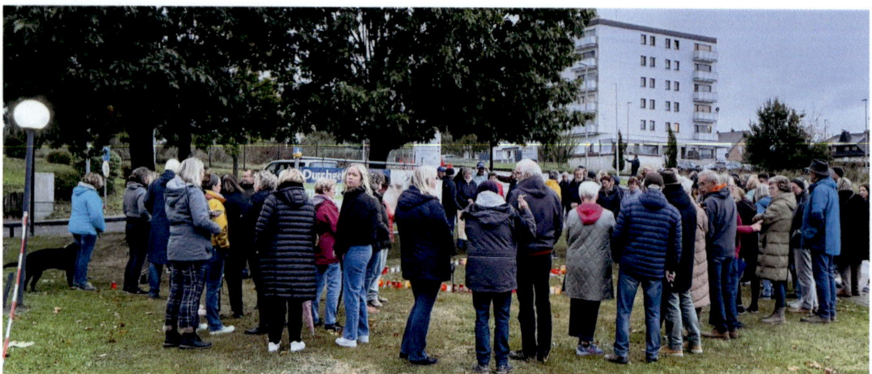

Die Mahnwache findet montags um 19 Uhr statt und markiert den Beginn einer regelmäßigen öffentlichen Aktion für den Fortbestand des Krankenhauses.

Stilles Innehalten am »HERZ« bei einer der folgenden Mahnwachen:

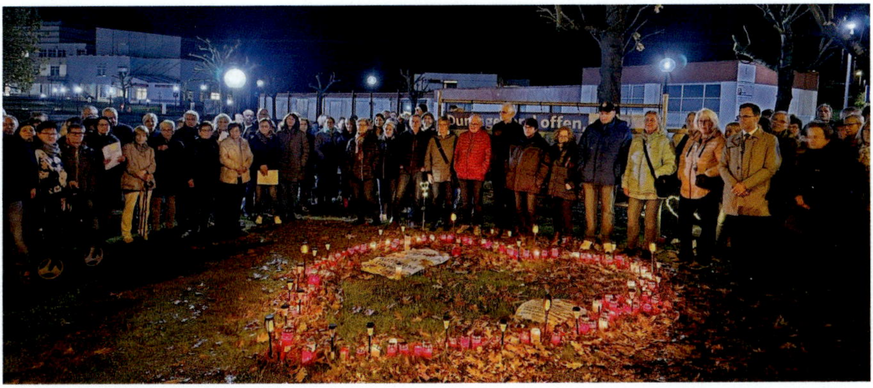

Foto: Bürgerinitiative

18.09.24 · Notfallversorgung nicht gewährleistet

(Wochenspiegel, Cochem-Zell)

In dem Artikel wird ausdrücklich darauf hingewiesen, dass die Notfallversorgung im Raum Zell nach einer Schließung des Klinikums Mittelmosel nicht mehr zuverlässig gewährleistet sein könnte.

Zur Begründung werden folgende Punkte angeführt:

Mit der Schließung des stationären Krankenhausstandorts Zell entfällt eine vollwertige Notaufnahme mit stationärer Weiterbehandlung, insbesondere für Herzinfarkt-, Schlaganfall- und Unfallpatienten.

Die geplante ambulante Notfallversorgung könne die bisherige Struktur nicht ersetzen, da sie:

- zeitlich begrenzt sei,
- keine stationäre Aufnahme ermögliche,
- und nicht für lebensbedrohliche Notfälle ausgelegt sei.

Es wird darauf hingewiesen, dass Notfälle nicht planbar sind und eine Versorgungslücke insbesondere nachts, an Wochenenden und bei Großschadenslagen entstehen könne.

Der Artikel thematisiert, **dass der Rettungsdienst allein keine ausreichende Kompensation darstellt**, da:

- längere Transportwege entstehen,
- aufnahmefähige Kliniken bereits stark ausgelastet sind,
- und Zeitverluste im Notfall die Überlebenschancen deutlich verschlechtern.

Kritisch hervorgehoben wird, dass die Notfallversorgung nach der Schließung neu organisiert werden müsste, ohne dass schon ein konkretes, belastbares Konzept für eine durchgängige 24/7-Versorgung vorliegt.

Zudem wird dargestellt, dass die Verlagerung von Verantwortung auf den Rettungsdienst keine Lösung für das Fehlen einer stationären Akutversorgung darstellt.

Der Artikel macht deutlich, dass aus Sicht von Kritikern und Beteiligten die Sicherheit der Bevölkerung gefährdet sei, solange die Notfallversorgung nicht verbindlich, strukturell und dauerhaft geregelt ist.

Der Beitrag hält fest, dass die Frage der Notfallversorgung nach einer Schließung des Klinikums Mittelmosel eine zentrale offene und ungelöste Problematik im gesamten Umstrukturierungsprozess bleibt.

24.09.24 · Gründung Facebook Gruppe »Klinikum Mittelmosel Zell – Unser Krankenhaus muss bleiben« 2136 Mitglieder *(Stand 29.12.25)*

Engagierte Bürger eröffnen am 24. September eine öffentliche Gruppe auf Facebook: Klinikum Mittelmosel Zell – Unser Krankenhaus muss bleiben. Innerhalb kurzer Zeit hat die Gruppe einige hundert Mitglieder und wächst stetig.

07.10.24 · Kreistagssitzung – zeitgleich Demonstration am Endertplatz in Cochem

Mitglieder der Bürgerinitiative rufen zu einer Demonstration auf dem Endertplatz in Cochem auf. Die Kundgebung findet gleichzeitig mit einer Sitzung des Kreistags Cochem-Zell statt.

Ein offener Brief zur Schließung des Krankenhauses Mittelmosel in Zell dient dabei als Begründungs- und Mobilisierungstext für den Protest und richtet sich an die politischen und institutionellen Entscheidungsträger, die im Rahmen der Kreistagssitzung tagen.

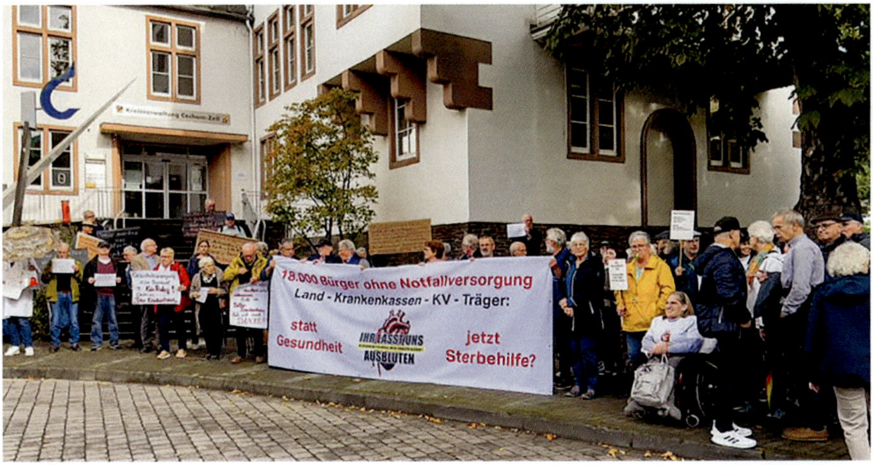
78.000 Bürger ohne Notfallversorgung
Land - Krankenkassen - KV - Träger:
statt Gesundheit
AUSBLUTEN
jetzt Sterbehilfe?

Foto: Bürgerinitiative

07.10.24 · Interfraktioneller Antrag im Kreistag

Ein interfraktioneller Antrag zur Beauftragung eines externen Gutachtens, das ausdrücklich prüfen sollte, ob und wie die stationäre medizinische Versorgung an den Standorten Cochem und Zell künftig fortgeführt werden kann, einschließlich der Option einer Reduzierung auf einen Standort, wurde noch am selben Tag zurückgezogen, wodurch diese ausdrückliche Prüfoption nicht weiterverfolgt wurde.

Die Landrätin
Kreisverwaltung Cochem-Zell

07. Okt. 2024

<u>Interfraktioneller Antrag im Kreistag Cochem-Zell zu Top 1 – Sicherstellung der medizinischen Versorgung – Sachstand & weitere Vorgehensweise</u>

zurückgezogen am 7.10.24

<u>Antrag:</u>

1. Der Kreistag beschließt die Einholung eines Gutachtens über die stationäre medizinische Versorgung im Landkreis Cochem-Zell.

   Dabei sollen folgende Punkte untersucht werden:

   a) Kann die stationäre medizinische Versorgung auch zukünftig an den Standorten Cochem und Zell fortgeführt werden?

   b) Wenn ja, welche Änderungen im Angebot beider Häuser müssen vorgenommen werden?

   c) Welche finanziellen Hilfen sind notwendig?

2. Wenn im Kreis Cochem-Zell nur ein Krankenhaus bestehen bleiben kann, welches der beiden bestehenden Krankenhäuser sollte unter Berücksichtigung finanzieller Gesichtspunkte, der Zahl der betroffenen Patienten und der günstigsten Zukunftsaussichten fortgeführt werden?

3. Welches medizinische Angebot ist an dem Standort, an dem das Krankenhaus geschlossen wird, vorzuhalten, vor allem hinsichtlich einer notwendigen Notfall-Versorgung?

4. a) Der Kreis Cochem-Zell übernimmt die Kosten für dieses Gutachten.

   b) Zusätzlich soll eine kommunale finanzielle Beteiligung am Fehlbetrag, welcher durch den Weiterbetrieb der beiden Krankenhäuser während der Erstellung des Gutachtens erwirtschaftet wird, geprüft werden. Dazu soll aber zunächst der finanzielle Aufwand festgestellt werden.

Die Begründung erfolgt mündlich in der Sitzung.

FWG | SPD
SPD | SPD
SPD | SPD
FWG | SPD
SPD | Grüne
 | Grüne
 | FDP

07.10.24 · Beschlussvorlage Kreistagssitzung

1) Was ist passiert?

- Nov 2023: Beide Krankenhausträger informieren die Landrätin über erhebliche Finanzierungs-/Liquiditätsprobleme; kurzfristige Schließung beider Häuser stand im Raum.
- Die Landrätin initiiert eine Gesprächs-/Verhandlungsrunde mit allen zuständigen Stellen, um eine Lösung zu erarbeiten und eine »kalte Strukturbereinigung« (Schließung beider Standorte) zu verhindern.
- Es gelingt eine **Liquiditätssicherung**, sodass
  - eine Schließung zum 31.12.2023 verhindert wird und
  - der Weiterbetrieb beider Krankenhäuser bis 31.12.2024 gesichert ist.
- **Parallel wird ein Konzeptentwurf erarbeitet** (vertraulich, laut Vorlage »alternativlos« wegen Sensibilität).
- 10.09.2024: In einer Sondersitzung des Kreistags wird dieser Konzeptentwurf vorgestellt.

2) Was wurde im Kreistag zur Kenntnis genommen? (Beschlusspunkt 1)

Der Kreistag nimmt zur Kenntnis:

- das am 10.09.2024 vorgestellte Zukunftskonzept zur Sicherstellung der medizinischen Versorgung im Landkreis.
- dass beide Krankenhausträger ein finanzielles Engagement des Landkreises ablehnen, weil das keine Lösung für die »dringend erforderliche Strukturveränderung« sei.

3) Was wurde diskutiert/als Thema herausgestellt? (Kern der Vorlage)

A) Das zentrale Konzept (»Zielbild«)

- Stationär: Konzentration des stationären Angebots in Cochem (Stärkung des Standorts Cochem).
- Zell: Konzentration und Ausbau des ambulanten Angebots; das MVZ Mittelmosel soll zu einem Gesundheitszentrum ausgebaut werden.
- Für Zell wird im Zielbild ausdrücklich genannt:
  - Schließung des stationären Bettenbetriebs (Zell soll keine stationären Betten mehr haben).

B) Ambulante/Notfall-Struktur in Zell (wie beschrieben)

- Ambulante Notfallversorgung künftig werktags (Mo–Fr) 16–22 Uhr über Hausärzte (im Zielbild).
- Zusätzlich: Öffnung/Einbindung von Praxen für ambulante Notfälle; Schließung von Versorgungslücken; geplant 4,5 zusätzliche Arztsitze (laut Vorlage).
- Geplante/benannte Bausteine u. a.: Kurzzeitpflege, ambulante Palliativversorgung/Hospiz, BG-Ambulanz, kardiologischer KV-Sitz + Weiterbetrieb Herzkatheter-Labor (ambulant-diagnostisch), Ausbau Radiologie/Gefäßchirurgie/Pädiatrie, ambulantes OP-Zentrum (zusätzlicher KV-Sitz Anästhesie), Physio, psychiatrisches Angebot, Anbindung externer Partner (z. B. Dialyse/Urologie).

C) Begründungsrahmen (warum überhaupt Umstrukturierung)

- Beide Häuser seien defizitär, nur ca. zur Hälfte ausgelastet; Kostenträger lehnten Ausfinanzierung ohne Strukturveränderung ab.
- Fachkräftemangel/Qualitätsvorgaben/Vorhaltekosten/Reformdruck werden als Faktoren genannt.
- Bezug auf Gutachten (hcb/Boris Augurzky) und Reformlogik: Mehr Ambulantisierung, Zentralisierung, kleinere Häuser zu ambulanten Zentren (in der Vorlage als Kontext dargestellt).

4) Wichtigste Kernaussagen zur im Raum stehenden Schließung in Zell

Wichtig: In der Vorlage wird nicht »Schließung des Krankenhauses Zell« als Ganzes beschlossen, sondern eine Schließung des stationären Bettenbetriebs in Zell beschrieben, bei gleichzeitigem Ausbau zu einem ambulanten Gesundheitszentrum.

Die **Vorlage sagt dazu im Kern:**

- Zell verliert stationäre Betten (»Schließung des stationären Bettenbetriebs« im Zielbild).
- Zell soll ambulant ausgebaut werden (Gesundheitszentrum/MVZ-Ausbau + zusätzliche Sitze/Angebote).
- Die Notfallversorgung ist der kritische offene Punkt, weil:
  - wenn der stationäre Standort Zell wegfällt und künftig nicht mehr angefahren wird, würden wichtige Bestandteile der Akutnotfallversor-

gung (Herzinfarkt/Schlaganfall/Trauma) künftig anders organisiert werden müssen.

- eine 24/7-Lösung für Zell war »bisher nicht durchsetzbar« (laut Vorlage).

5) Was wurde beschlossen/angestoßen über die Kenntnisnahme hinaus? (Beschlusspunkte 2–5)

- Handlungsbedarf beim Baustein »Sicherstellung der akuten Notfallversorgung« (Punkt 2).
- Auftrag an die Landrätin:
  - mit allen Beteiligten Maßnahmen zur akuten Notfallversorgung erarbeiten,
  - regelmäßig berichten,
  - finale Ergebnisse im Kreistag vorstellen (Punkt 3).
- Landrätin erhält Verhandlungsmandat, den Transformationsprozess zur Umsetzung des Konzeptes zu begleiten (Punkt 4).
- Landrätin soll gegenüber Land/Bund auf Auswirkungen der Reform im ländlichen Raum hinweisen und Gleichwertigkeit der Lebensverhältnisse einfordern (Punkt 5).

6) Was ist zur Notfallversorgung seit 10.09.2024 laut Vorlage konkret passiert? (Maßnahmenliste)

- Gespräche mit Notfallmedizinern
- Gespräch mit zuständiger Rettungsdienstbehörde (Kreisverwaltung Mayen-Koblenz)
- Brief an Minister Ebling (Innenministerium) u. a. zu:
  - zusätzlichem Helikopter am Standort Zell
  - nachtflugtauglichen Helikoptern

Einordnung: Das in der Sitzung des Kreistages vorgestellte KONZEPT zur künftigen Sicherstellung der medizinischen Versorgung im Landkreis wurde in der Sitzung insoweit »beschlossen« als der Kreistag dieses zur Kenntnis genommen hat.

08.10.24 · Brief von Minister Hoch an Landrätin Beilstein, Krankenhaus Zell wird nicht mehr benötigt

Der Gesundheitsminister stellt fest, dass die medizinische Versorgung im Landkreis Cochem-Zell auch bei Aufgabe der stationären Versorgung in Zell als gesichert gilt, verweist dabei zentral auf rechnerische Erreichbarkeitsdaten (»96,6 % innerhalb von 35 Minuten«) und sieht die Verantwortung für weitergehende Maßnahmen primär beim Landkreis; eine landesseitige Initiative zum Erhalt des stationären Krankenhausstandortes Zell wird nicht angekündigt.

Brief des Gesundheitsministers – Kernaussagen

Grundannahme des Ministers zur Versorgung

- Der Minister erklärt, dass die Sicherstellung der Versorgung im Landkreis Cochem-Zell durch den Fortbestand des Krankenhauses in Cochem und die Umsetzung des gemeinsamen Konzepts *als erfüllt angesehen wird.*

Zitat:

> »... betrachte ich die Sicherstellung der Versorgung mit Krankenhausleistungen weiterhin als erfüllt.«

Krankenhausschließung in Zell – implizite Bewertung

- Die stationäre Versorgung in Zell wird nicht als notwendig dargestellt, solange das Krankenhaus Cochem fortbesteht, die geplanten Maßnahmen umgesetzt werden, und die Erreichbarkeit rechnerisch gegeben ist.
- Eine eigene Landesmaßnahme zum Erhalt der stationären Versorgung in Zell wird nicht angekündigt.

Zitat:

> **»Selbstverständlich ist es dem Landkreis nach § 2 Abs. 2 Satz 2 Landeskrankenhausgesetz in eigener Zuständigkeit möglich, eigene Maßnahmen zu ergreifen ...«**

Die Verantwortung wird formal beim Landkreis verortet.

Rettungsdienst statt Krankenhaus

- Der Minister verweist auch auf die Rolle des Landkreises in Sachen Rettungsdienst.

- Das Land habe bereits zur Stärkung des Rettungsdienstes beigetragen durch die Ankündigung der Stationierung eines zusätzlichen Rettungswagens.

Zitat:

»**... hat das Ministerium des Innern und für Sport mit der Aussicht gestellten Stationierung eines zusätzlichen Rettungswagens einen bereits beachtlichen Beitrag zur Stärkung des Rettungsdienstes geleistet.**«

Zentrales Argument: Erreichbarkeit

- Der Minister legt Erreichbarkeitsdaten vor und stellt diese in den Mittelpunkt.
- Kernaussage: **96,6 % der Bevölkerung erreichen innerhalb von 35 Minuten ein Krankenhaus der Grundversorgung.**

Zitat:

»... dass auch bei einer Aufgabe der stationären Versorgung in Zell 96,6 % der Bevölkerung des Landkreises innerhalb von 35 Minuten ein Krankenhaus der Grundversorgung erreichen.«

Haltung des Ministers zum weiteren Prozess

- Der Minister kündigt an, die Umsetzung des Konzepts weiterhin konstruktiv zu begleiten.
- Es wird keine Neubewertung oder offene Prüfung der Standortfrage angekündigt.

Zitat:

»**Selbstverständlich werden wir die Umsetzung des Konzeptes auch in Zukunft konstruktiv begleiten.**«

15.10.24 · 1. Kontaktaufnahme mit dem Bürgermeister der Stadt Rahden, Dr. Honsel, wegen möglicher rechtlicher Schritte

Im Verlauf der öffentlichen Debatte um die geplante Aufgabe der stationären Versorgung am Krankenhausstandort Zell nimmt die Bürgerinitiative Kontakt mit dem Bürgermeister der Stadt Rahden, Dr. Honsel, auf.

Anlass war der Hinweis, dass die Stadt Rahden in einem vergleichbaren Fall rechtliche Schritte eingeleitet hatte.

Im Rahmen dieses Austauschs wurde der Bürgerinitiative empfohlen, mögliche rechtliche Schritte prüfen zu lassen. In diesem Zusammenhang fiel die Empfehlung zur Kontaktaufnahme mit dem Medizinrechtler Prof. Dr. M. Quaas.

21.10.24 · Start Unterschriftensammlung Bürgerbegehren, Quorum

Am 21.10.2024 startet im Landkreis Cochem-Zell das Quorum, also die Unterschriftensammlung für ein Bürgerbegehren mit dem Ziel eines Bürgerentscheids. Es handelt sich um den ersten Bürgerentscheid auf Kreisebene im Landkreis Cochem-Zell. Initiiert wird das Bürgerbegehren von Klinikseelsorger des Klinikum Mittelmosel Gregor Doege.

Für das Zustandekommen des Bürgerbegehrens ist das Erreichen einer gesetzlich vorgeschriebenen Mindestanzahl an Unterschriften erforderlich. Mit Errei-

Bürgerbegehren für mehr Transparenz und Objektivität vor einer Schließung des Krankenhauses in Zell

Die Unterzeichnenden beantragen, dass den Bürgerinnen und Bürgern des Kreises Cochem-Zell folgende Fragestellung zum Bürgerentscheid gestellt wird:

„Soll der Kreis Cochem-Zell die Möglichkeiten eines gemeinsamen Versorgungskonzeptes auf der Grundlage objektiver Analysen und unter Einbeziehung alternativer stationärer Konzepte und Pilotprojekte (Bildung von Schwerpunkten der stationären Notfallversorgung) prüfen und bis zum Abschluss der damit einhergehenden Untersuchungen und Verhandlungen auf eine Zwischenfinanzierung ggf. unter kommunaler Beteiligung hinwirken und die so gewonnene Zeit nutzen, um offensichtliche Unklarheiten auszuräumen?"

Das Klinikum Mittelmosel in Zell ist für die regionale Gesundheitsversorgung unverzichtbar. Beim Wegfall des Krankenhauses als stationärer Versorgung drohen tausenden Bürgerinnen und Bürgern in dringenden Notfällen unzumutbar lange Wege. Die Pläne zur Schließung des Krankenhauses wurden aber ohne Beteiligung der Betroffenen und ohne Darlegung verständlicher und objektivierbarer Argumente beschlossen und vom Landkreis als kommunalem Organ akzeptiert. Es braucht aber mehr Transparenz und Objektivität, was letztlich nur mit objektiven Analysen auf Basis eines externen Gutachtens erreicht werden kann.

Berechtigt, die Unterzeichnenden zu vertreten sind:
1. Dr. Gabriele Klaus, Keltenring 15, 56856 Zell (Mosel)
2. Inge Faust, Au 48, 56856 Zell (Mosel)
3. Alexandra Reinhard, Kesselstattstr 38, 54492 Lösnich

Unterschriftenliste (eintragungsberechtigt sind alle wahlberechtigten Deutschen und EU-Bürger ab 18 Jahren mit Erstwohnsitz im Kreis Cochem-Zell)

Vorname	Name	Straße	PLZ	Ort	Unterschrift	Anmerkung d. Behörde

Unterschriftenliste bitte bis 30.11.2024 im Rathaus in Zell abgeben.

chen dieses Quorums soll der Bürgerentscheid als Abstimmung der Wahlberechtigten durchgeführt werden.

Gegenstand des Bürgerbegehrens ist folgende **Frage**, die den Bürgerinnen und Bürgern im Rahmen des Bürgerentscheids zur Entscheidung vorgelegt werden soll:

»Soll der Kreis Cochem-Zell die Möglichkeiten eines gemeinsamen Versorgungskonzeptes auf der Grundlage objektiver Analysen und unter Einbeziehung alternativer stationärer Konzepte und Pilotprojekte (Bildung von Schwerpunkten der stationären Notfallversorgung) prüfen und bis zum Abschluss der damit eingehenden Untersuchungen und Verhandlungen auf eine Zwischenfinanzierung ggf. unter kommunaler Beteiligung hinwirken und die so gewonnene Zeit nutzen, um offensichtliche Unklarheiten auszuräumen?«

Mit dem Start der Unterschriftensammlung beginnt damit formal das Verfahren zum Bürgerbegehren und, bei Erreichen des Quorums, zum anschließenden Bürgerentscheid.

28.10.24 · Brief Landrätin Beilstein an Bundesgesundheitsminister Lauterbach

Am 28.10.2024 richtet die Landrätin des Landkreises Cochem-Zell, Anke Beilstein, einen schriftlichen Appell an den damaligen Bundesgesundheitsminister Karl Lauterbach. Gegenstand des Schreibens ist die Sicherstellung gleichwertiger medizinischer Lebensverhältnisse im ländlichen Raum im Rahmen der anstehenden Krankenhausstrukturreform.

Die Landrätin fordert den Bundesgesundheitsminister auf,

- die Krankenhausstrukturreform so auszugestalten und umzusetzen, dass die Gleichwertigkeit der Lebensverhältnisse zwischen ländlichen Räumen und Ballungszentren gewahrt bleibt;
- die besonderen Bedingungen des ländlichen Raums (weite Wege, geringe Bevölkerungsdichte, begrenzte Versorgungsalternativen) ausdrücklich zu berücksichtigen;
- die akute Notfallversorgung im ländlichen Raum als zentralen Bestandteil der Daseinsvorsorge abzusichern;

- sicherzustellen, dass auch künftig eine schnell erreichbare stationäre Notfallversorgung mit definierter Mindestausstattung, insbesondere für Herz-, Schlaganfall- und Traumapatienten, gewährleistet ist;
- zu prüfen, ob im Landkreis Cochem-Zell ein Pilotprojekt eingerichtet werden kann, das
  - die Sicherstellung der akuten Notfallversorgung,
  - die Kombination eines Krankenhausstandorts mit einem ambulanten Gesundheitszentrum
  - sowie neue sektorenübergreifende Versorgungsstrukturen erprobt;
- die Reform so umzusetzen, dass keine Zuständigkeitsverlagerung der Notfallversorgung allein auf den Rettungsdienst erfolgt und die Versorgungssicherheit im Notfall gewahrt bleibt.

Abschließend macht die Landrätin deutlich, dass die Neuordnung der medizinischen Versorgung im ländlichen Raum nicht dazu führen darf, dass die Menschen vor Ort Vertrauen in die medizinische Versorgung und in demokratische Entscheidungsprozesse verlieren.

30.10.24 · Wachsende Distanz zwischen Politik und Bevölkerung

(Facebook Posting)

Ein Posting thematisiert eine zunehmende Entfremdung zwischen politischen Entscheidungsträgern und der Bevölkerung. Die Verfasserin beschreibt das weit verbreitete Gefühl, dass Bürgerinnen und Bürger mit ihren Sorgen, Bedürfnissen und Anliegen nicht mehr ernsthaft gehört werden. Kritische Stimmen würden häufig ignoriert oder abgewertet, was zu Frustration und Vertrauensverlust führe.

Als konkretes Beispiel wird der Konflikt um den Erhalt des Krankenhauses in Zell genannt. Kritisiert wird, dass politische Entscheidungen über die Köpfe der Menschen hinweg getroffen würden, ohne eine transparente und nachvollziehbare Analyse des tatsächlichen Bedarfs vorzunehmen.

Statt einer umfassenden Bedarfsanalyse werde auf formale Instrumente wie Bürgerentscheide verwiesen, die aus Sicht der Verfasserin eher als Ausdruck politischer Untätigkeit denn als echte Beteiligung wahrgenommen würden.

Der Verfasser betont, dass der Erhalt eines Krankenhauses kein abstraktes Verwaltungsthema sei, sondern Fragen von Menschenleben, Sicherheit und

Lebensqualität einer ganzen Region betreffe. Das Ausweichen auf unverbindliche Prüfungen, leere Versprechen oder politische Floskeln untergrabe nicht nur das Vertrauen in die Politik, sondern gefährde langfristig auch demokratische Prozesse.

Abschließend appelliert die Verfasserin an politische Entscheidungsträger, den Menschen zuzuhören, ihre Sorgen ernsthaft in Entscheidungen einfließen zu lassen und durch transparente Maßnahmen, insbesondere durch eine fundierte Bedarfsanalyse, Vertrauen zurückzugewinnen. Politik müsse sichtbar für die Menschen da sein, um einer von Hoffnung statt Resignation geprägten Zukunft Raum zu geben.

04.11.24 · Webseite www.klinik-zell-erhalten.de geht online

Im November 2024 entsteht die erste Homepage der Bürgerinitiative. Sie wird ehrenamtlich von einem damals aktiven Mitglied der Initiative aufgebaut und dient erstmals als zentrale Plattform zur Information, Vernetzung und Dokumentation des Engagements für den Erhalt des Krankenhauses Zell. Damit erhält die Bürgerinitiative eine eigene öffentliche Stimme im digitalen Raum.

06.11.24 · Gespräch von Vertretern der Bürgerinitiative mit der Geschäftsführung der Alexianer sowie der Geschäftsführung der Katharina Kasper ViaSalus

Am 6. November 2024 findet auf Einladung der Geschäftsführung der ViaSalus GmbH ein Gespräch im Klinikum Mittelmosel in Zell statt. Anwesend sind Sascha John, Hauptgeschäftsführer der Alexianer GmbH, sowie Manfred Sunderhaus, Sabine Raimund und Vladimir Lejrich von der ViaSalus GmbH. Ebenfalls anwesend sind Vertreter der Bürgerinitiative, die sich für den Erhalt des Krankenhauses einsetzt.

Die Bürgerinitiative thematisiert zentrale Fragen zur geplanten Schließung und zur bisherigen Entwicklung des Standorts. Sie verweist auf die aus ihrer Sicht unzureichende Personalausstattung als Hauptursache für die geringe Bettenauslastung und erinnert an öffentliche Aussagen aus den Jahr 2019, in denen das Klinikum als für die regionale Versorgung notwendig bezeichnet und eine Sicherung des Standorts in Aussicht gestellt worden war. Zudem wird auf die Feststellung der Versorgungsnotwendigkeit nach § 9 Abs. 1a Nr. 6 Krankenhausgesetz sowie auf ein früher vorgelegtes wirtschaftlich tragfähiges und medizinisch breit aufgestelltes Betriebskonzept hingewiesen.

Die Bürgerinitiative bittet um eine nachvollziehbare Darlegung, welche konkreten Voraussetzungen einer Weiterführung heute entgegenstehen, aus welchen Gründen eine Umwidmung oder Schließung für erforderlich gehalten wird und auf welcher Grundlage die Aufgabe eines Regelkrankenhauses gerechtfertigt werden soll.

In der Diskussion nennt Sascha John als Gründe für die Schließung die mangelhafte Finanzierung durch Land und Kassenärztliche Vereinigung, die zu geringe Belegung und den anhaltenden Personalmangel. Die zukünftige Versorgung sieht er im bestehenden und weiter auszubauenden Medizinischen Versorgungszentrum (MVZ).

Die Hinweise der Bürgerinitiative zur regionalen Notfallversorgung, darunter die fachlichen Einschätzungen eines anwesenden Notarztes, werden zwar angehört, aber nicht als tragfähige Argumente für den Fortbestand des Krankenhauses gewertet. Auch der Hinweis, dass die Versorgung in Cochem nicht ausreiche und mit Zell das leistungsfähigere Haus geschlossen werde, findet keine Berücksichtigung in den weiteren Planungen.

Die Geschäftsführung verweist darauf, dass die Entscheidung beim Gesundheitsministerium in Mainz liege. Die Betreiber halten an den bereits getroffenen Absprachen fest: Der Ausbau des MVZ wird vorangetrieben, das Klinikum Mittelmosel soll bis Mitte 2025 geschlossen werden.

Sascha John erklärt abschließend unmissverständlich: »Die Schließung läuft. Mitte 2025 ist das Krankenhaus zu.«

Einschätzung der Autoren:

Damit wird deutlich, dass alle vorgebrachten Argumente und Bedenken der Bürgerinitiative zwar zur Kenntnis genommen, aber nicht in die Entscheidungsprozesse einbezogen werden. Die Schließung des Krankenhauses erfolgt planmäßig und ohne Anpassung der bestehenden Strategie.

06.11.24 · Leserbrief von zwei Medizinern zum Interview mit Landrätin Anke Beilstein zur Situation des Zeller Krankenhauses

(Wochenspiegel, Cochem-Zell)

»Vorschlag ist aus mehreren Gründen fachlich völlig abwegig«

KREIS. Im großen Interview der *Rhein-Zeitung* beantwortet Landrätin Anke Beilstein sehr viele Fragen rund um die derzeitige Situation der gesundheitlichen Versorgung im Kreis Cochem-Zell. Sie spricht hier aus ihrer Sicht Klartext.

… Weiter führt sie aus, dass die Versorgung der Bevölkerung künftig durch umliegende Krankenhäuser sichergestellt werden könne und dass die Wegezeiten auch bei Notfällen medizinisch vertretbar seien. Diese Einschätzung teilen wir ausdrücklich nicht.

Die medizinischen Fachgesellschaften haben für zeitkritische Krankheitsbilder wie Herzinfarkt oder Schlaganfall klare Vorgaben zur maximalen Prähospitalzeit formuliert. Diese betragen in der Regel 60 Minuten ab Notruf. Eine Überschreitung dieser Zeit ist mit einem deutlich erhöhten Risiko für Tod oder schwere bleibende Schäden verbunden.

Die Landrätin führt weiter aus, dass spezialisierte Behandlungen künftig in dafür besser geeigneten Kliniken erfolgen sollen und dass höhere Fallzahlen dort auch zu einer höheren Behandlungsqualität führen würden. Dieser Vorschlag ist aus mehreren Gründen fachlich völlig abwegig.

Bei akuten Notfällen wie Herzinfarkt oder Schlaganfall gilt der medizinische Grundsatz »Time is brain« beziehungsweise »Time is muscle«. Eine höhere Behandlungsqualität nützt dem Patienten nichts, wenn er diese nicht rechtzeitig erreicht. **Die Erreichbarkeit ist daher ein zentraler Bestandteil der Versorgungsqualität.**

Darüber hinaus wird ausgeblendet, dass die umliegenden Krankenhäuser bereits jetzt an ihrer Belastungsgrenze arbeiten. Längere Transportzeiten und zusätzliche Patientenzahlen werden diese Situation weiter verschärfen.

Die von der Landrätin dargestellte Sicherstellung der Notfallversorgung ist daher aus medizinischer Sicht nicht nachvollziehbar. **Die Schließung des Zeller Krankenhauses bedeutet eine reale und erhebliche Verschlechterung der medizinischen Versorgung für die Bevölkerung der Region.**

Dr. med. Martina Hüttl, Allgemeinärztin und Notfallmedizinerin, Zell und Blankenrath

Dr. med. Gerrit Fischer, Allgemeinarzt in Bremm, Notfallmediziner und Arzt in Senheim und Blankenrath

13.11.24 · Kontaktaufnahme mit Medizinrechtler Prof. Dr. Quaas

Ein Mitglied der Bürgerinitiative wendet sich schriftlich an den Medizinrechtler Prof. Dr. Quaas, um eine rechtliche Einschätzung zur geplanten Schließung des Krankenhauses Zell zu erhalten.

In dem Schreiben weist er auf fehlende Bedarfs- und Notfallanalysen, die vorhandene notfallmedizinische Infrastruktur des Standorts sowie den erheblichen öffentlichen Widerstand gegen die Schließung hin.

Zentral bittet der Verfasser um eine juristische Bewertung, ob die Schließung rechtlich angreifbar ist, ob ein Klageweg, gegebenenfalls verbunden mit einer einstweiligen Verfügung, in Betracht kommt und wer klagebefugt beziehungsweise als Beklagter in Frage kommt. Angesichts angekündigter Kündigungen der Mitarbeitenden wird auf den hohen Zeitdruck hingewiesen und um ein kurzfristiges telefonisches Beratungsgespräch gebeten.

14.11.24 · Erste Teilübergabe Unterschriften Bürgerbegehren 4000 Unterschriften werden der Kreisverwaltung übergeben.

Am 14. November übergeben Mitglieder der Bürgerinitiative 4000 gesammelte Unterschriften zum Quorum an die Kreisverwaltung.

20.11.24 · Gespräch von Aktiven der BI mit MdL Benedikt Oster

Im Gespräch mit dem Landtagsabgeordneten Benedikt Oster (SPD) bringen Vertreterinnen der Initiative zentrale Fragen zur geplanten Schließung des Krankenhauses Zell ein. Thematisiert wird insbesondere, ob und wie lange der Standort weiterhin im Krankenhausplan des Landes geführt wird und welche Bedeutung dies für die Versorgungsnotwendigkeit hat. Zudem wird angesprochen, dass für den Standort Zell nach Kenntnisstand keine eigenständige Bedarfsanalyse vorliegt.

Ein weiterer Schwerpunkt des Gesprächs betrifft die Notfallversorgung. Dabei wird hinterfragt, ob die von der Landesregierung herangezogenen reinen Fahrzeitmodelle die tatsächlichen Bedingungen im ländlichen Raum, etwa geografische Besonderheiten und reale Rettungsdienstzeiten, ausreichend abbilden. Herr Oster sagt zu, diese offenen Fragen zeitnah mit Gesundheitsminister Clemens Hoch zu erörtern und eine Rückmeldung zu geben.

26.11.24 · Mitarbeitervertretung des Klinikums Mittelmosel organisiert Vortrag mit Thomas Strohschneider in Zell

In seinem Buch und Vortrag **Krankenhaus im Ausverkauf** schildert T. Strohschneider, wie ökonomische Zwänge, Privatisierung und das Fallpauschalensystem die Krankenhauslandschaft prägen und medizinische Versorgung zunehmend nach Wirtschaftlichkeitskriterien ausrichten. Er zeigt, dass dies insbesondere kleine und ländliche Krankenhäuser gefährdet und die Gesundheitsversorgung der Bevölkerung strukturell unter Druck gerät.

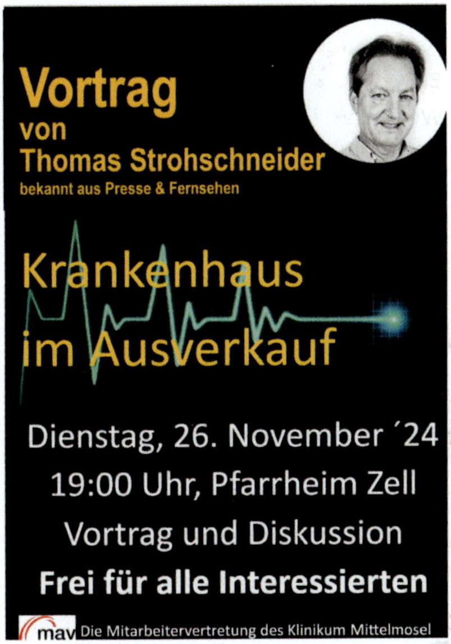
Vortrag
von
Thomas Strohschneider
bekannt aus Presse & Fernsehen
Krankenhaus
im Ausverkauf
Dienstag, 26. November ´24
19:00 Uhr, Pfarrheim Zell
Vortrag und Diskussion
Frei für alle Interessierten
mav Die Mitarbeitervertretung des Klinikum Mittelmosel

28.11.24 · »Viele Argumente gehen an der Realität vorbei« Die in Bremm praktizierenden Ärzte Dr. Martina Hüttl und Dr. Gerrit Fischer zur Schließungsdebatte ums Zeller Krankenhaus
(Rhein-Zeitung)

Ärztliche Bewertung zur Bedeutung des Krankenhauses Zell

1. Reale Versorgungslage widerspricht offiziellen Annahmen

- Die Annahme, der Landkreis verfüge über zu viele Krankenhausbetten, ist aus ärztlicher Sicht realitätsfern.
- Ursache:
  - Massiver Fachkräftemangel, insbesondere in der Pflege.
- Folge:
  - Krankenhaus Cochem verfügt faktisch nur über 50–60 Betten statt 153 Planbetten.
  - Krankenhaus Zell nutzt nur etwa die Hälfte seiner 110 Planbetten.
- Ergebnis:
  - Der Landkreis arbeitet bereits heute mit deutlich reduzierter stationärer Versorgungskapazität.

2. Ambulantisierung ersetzt keine stationäre Versorgung im ländlichen Raum

- Ambulantisierung mag in Städten funktionieren, nicht aber in einer ländlichen, alternden Region.
- Ältere und chronisch kranke Patientinnen und Patienten haben:
  - mehr Frühkomplikationen,
  - höheren Überwachungsbedarf.
- Schon jetzt fehlen im Kreis ausreichende stationäre Kapazitäten.
- Eine weitere Ambulantisierung verschärft die Versorgungslage.

3. Zentrale Rolle des Krankenhauses Zell in der Notfallversorgung

- Notfallpatienten lassen sich medizinisch nicht gleich behandeln.
- Für lebensbedrohliche Notfälle (z. B. Herzinfarkt):
  - ist jede Minute entscheidend.
- Krankenhaus Zell verfügt über:
  - Herzkatheterlabor,
  - Intensivstation,
  - Notaufnahme und Normalstation.
- Krankenhäuser Cochem und Simmern:
  - verfügen nicht über ein Herzkatheterlabor.
- Für reanimierte Herzpatienten ist ausschließlich Zell unmittelbar geeignet.

4. Rettungsdienst kann den Wegfall des Krankenhauses nicht kompensieren

- Ein zusätzlicher Rettungswagen ersetzt kein Krankenhaus.
- Das Problem liegt nicht im Transport, sondern:
  - im fehlenden nächsten Glied der Rettungskette.

- Die Rettungskette besteht aus:
  - Ersthelfer,
  - Rettungsdienst/Notarzt,
  - Krankenhaus mit Notaufnahme, Schockraum, Intensivstation.
- Fällt das Krankenhaus Zell weg, bricht das dritte Glied weg.

5. Hubschrauberlösung ist medizinisch ungeeignet

- Ein Rettungshubschrauber:
  - ist im Nahbereich langsamer als ein Rettungswagen,
  - eignet sich nicht für instabile Patienten,
  - erlaubt keine Reanimation an Bord.
- Nachts:
  - Hubschrauber benötigen lange Vorlaufzeiten,
  - Umlagerungen verursachen keinen Zeitgewinn, sondern zusätzliche Belastung.
- Die Kosten eines Hubschraubers würden:
  - die Defizite des Krankenhauses Zell deutlich übersteigen.

6. Erreichbarkeitsargumente greifen medizinisch zu kurz

- Die vom Land angeführten 35-Minuten-Fahrzeiten:
  –berücksichtigen keine krankheitsspezifischen Rettungszeiten.
- Entscheidender Maßstab ist:
  - die Zeit vom Patientenkontakt bis zur ersten lebensrettenden Maßnahme.
- Kreisgrenzen sind für Notfälle medizinisch irrelevant.
- Patienten werden zudem regelmäßig:
  - von überlasteten Notaufnahmen abgewiesen und weiterverwiesen.

7. Krankenhaus Zell gilt offiziell als unverzichtbar

- Das Krankenhaus Zell steht:
  - seit Jahren auf der Liste der unverzichtbaren Krankenhäuser in Rheinland-Pfalz.
- Unklar bleibt:
  - unter welchen Voraussetzungen ein solches Krankenhaus von dieser Liste entfernt werden darf.

8. MVZ ist kein Ersatz für stationäre Notfallversorgung

- Das geplante MVZ:
  - entspricht weitgehend dem heutigen ambulanten Angebot.

- Ein MVZ kann:
  - leichte Notfälle behandeln,
  - keine Operationen durchführen,
  - keine Herzinfarkte oder schweren Akutfälle versorgen.
- Dringliche Operationen und Hochrisiko-Notfälle bleiben ungelöst.

9. Fehlende Transparenz und unzureichende Planung

- Es existiert:
  - kein belastbares Gesamtkonzept zur Steuerung von Patienten.
- Eine solche Steuerung ist ohnehin nicht möglich:
  - wegen freier Arzt- und Krankenhauswahl.
- Die Auswirkungen der Schließung wurden:
  - nicht transparent analysiert, bevor Entscheidungen getroffen wurden.

30.11.24 · Notfallversorgung in Cochem-Zell soll verbessert werden *(Rhein-Zeitung)*

Notfallversorgung nach der Klinikschließung in Zell

Im Vorfeld der Schließung des Klinikums Mittelmosel in Zell erkennt der Landkreis Cochem-Zell einen Anpassungsbedarf bei der akuten Notfallversorgung an. Landrätin Anke Beilstein erklärt, dass die Schließung des Krankenhauses nicht vollständig kompensiert werden könne, jedoch Maßnahmen vorgesehen seien, um die Auswirkungen für die Bevölkerung abzumildern. In der Kreistagssitzung vom 10. September 2024 äußern Bürgerinnen und Bürger erneut erhebliche Sorgen zur Notfallversorgung, woraufhin die Kreisverwaltung eine Überprüfung der bestehenden Strukturen ankündigt.

Konkret werden folgende Maßnahmen benannt bzw. geprüft:

- Runder Tisch mit Nachbarkreisen, Rettungsdienstbehörden und leitenden Notärzten
- Prüfung eines zusätzlichen Notarztstandorts in Zell
- Überprüfung der Anzahl und Verteilung von Rettungswagen
- Analyse der Einsatzzeiten, insbesondere in den Nachtstunden

- Bewertung eines nachttauglichen Rettungshubschraubers, dessen Nutzen kritisch eingeordnet wird
- Datenerhebung und -auswertung durch die zuständigen Rettungsdienstbehörden (Mayen-Koblenz, Trier-Saarburg, Bernkastel-Wittlich)

Ziel ist es, unter veränderten Rahmenbedingungen eine zeitlich erreichbare Grund- und Notfallversorgung sicherzustellen. Zugleich wird klargestellt, **dass der Rettungsdienst den Wegfall eines Krankenhauses nicht vollständig ersetzen kann**; eine Garantie gleichwertiger Versorgung wie mit einem Krankenhausstandort in Zell wird nicht gegeben.

03.12.24 · Videokonferenz mit RA Prof. Dr. Quaas

Anfang Dezember 2024 führen Vertreterinnen und Vertreter der Bürgerinitiative gemeinsam mit kommunalen Akteuren ein Beratungsgespräch mit einem Fachjuristen in Stuttgart zur geplanten Schließung des Krankenhauses Zell. Im Mittelpunkt stehen Zweifel an der formalen Zulässigkeit der Schließung, solange der Standort im Krankenhausplan 2025 geführt wird, sowie ungeklärte Eigentums-, Zweckbindungs- und Rückgabefragen der Krankenhausimmobilie. Zudem wird festgehalten, dass weder eine Bedarfs- noch eine Auswirkungsanalyse zur Schließung vorliegt und mögliche rechtliche Schritte sowie alternative Lösungen grundsätzlich geprüft werden müssen; eine abschließende Bewertung ist mangels Unterlagen zu diesem Zeitpunkt nicht möglich.

04.12.24 · Gespräch von Vertretern der Bürgerinitiative mit Frau Landrätin Beilstein

Am 4. Dezember 2024 findet auf Initiative der Bürgerinitiative ein Gespräch zwischen Vertreterinnen und Vertretern der Bürgerinitiative und der Landrätin des Landkreises Cochem-Zell statt. Ziel des Gesprächs ist es, trotz des fortgeschrittenen Prozesses eine Zusammenarbeit mit dem Landkreis auszuloten.

Ausgangspunkt des Gesprächs ist die Position des rheinland-pfälzischen Gesundheitsministers Hoch, wonach die stationäre Versorgung im Landkreis Cochem-Zell durch den Fortbestand des Krankenhauses in Cochem in Verbindung mit der Umwandlung des Standorts Zell in ein ambulantes Gesundheitszentrum als gesichert angesehen wird. Eine stationäre Versorgung in Zell wird aus Sicht des Ministeriums als nicht notwendig dargestellt (Brief von Minister C. Hoch, 08.10.24).

Die Bürgerinitiative weist darauf hin, dass der Landkreis gemäß § 2 Abs. 2 des Landeskrankenhausgesetzes grundsätzlich die Möglichkeit hat, in eigener Zuständigkeit Maßnahmen zur Sicherstellung der Krankenhausversorgung zu ergreifen. Dieser Punkt wird von der Bürgerinitiative als zentraler Ansatz für eine mögliche Mitwirkung des Landkreises hervorgehoben.

Inhaltlich verweist die Bürgerinitiative insbesondere auf die medizinischen Leistungsmerkmale des Krankenhauses Zell. Genannt werden das zertifizierte Herzkatheterlabor, die spezialisierte Erstbehandlungseinheit für Schlaganfälle sowie das zertifizierte Traumazentrum. Diese Versorgungsangebote sind am Standort Cochem nicht vorhanden, sodass dort nach Darstellung der Bürgerinitiative weder Herzinfarkte, noch schwere Traumata oder Schlaganfälle behandelt werden können.

Zur Verdeutlichung der praktischen Relevanz wird im Gespräch die Frage aufgeworfen, wo im Falle eines akuten Herzinfarktes eine Behandlung erfolgen würde. Nach Auffassung der Bürgerinitiative wäre hierfür das Krankenhaus Zell als nächstgelegenes geeignetes Krankenhaus zuständig gewesen.

Weiterhin thematisiert die Bürgerinitiative die Möglichkeit einer kommunalen Trägerschaft des Krankenhauses Zell durch den Landkreis. In diesem Zusammenhang wird auf frühere Diskussionen im Zuge der Insolvenz des Krankenhauses im Jahr 2019 verwiesen. **Es wird eine Äußerung der Landrätin zitiert, wonach der Landkreis sich »nicht noch ein Krankenhaus ans Bein binden« könne.**

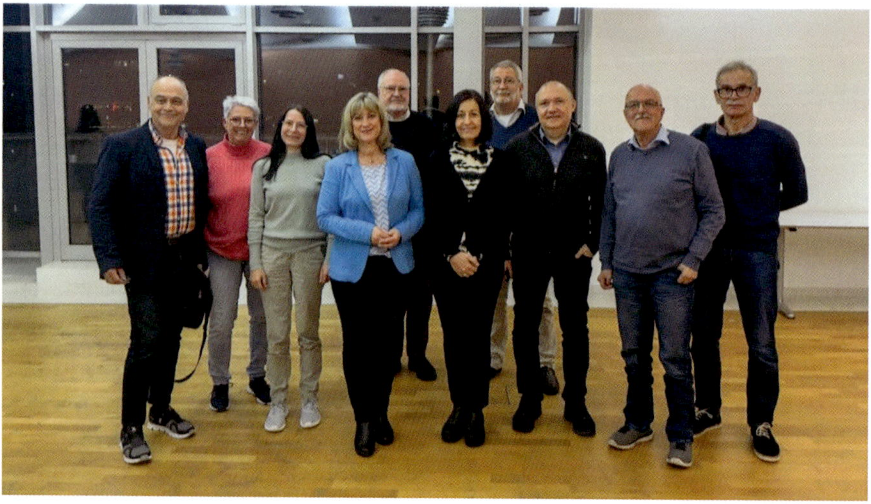

Foto: Rhein-Zeitung

Seitens des Landkreises wird erneut darauf verwiesen, dass eine kommunale Trägerschaft oder Beteiligung von den Krankenhausträgern abgelehnt worden sei, da hierdurch notwendige strukturelle Reformen nicht gelöst würden und eine langfristige Tragfähigkeit nicht gegeben sei. Die Bürgerinitiative hält dem entgegen, dass eine kommunale Trägerschaft zumindest den Fortbestand des Krankenhauses für die Bevölkerung ermöglicht hätte.

Im Rahmen desselben Termins am 04.12.2024 wird der Landrätin die letzte Teillieferung der Unterschriftenlisten für das Bürgerbegehren übergeben. Insgesamt liegen der Kreisverwaltung zu diesem Zeitpunkt rund 7.000 Unterschriften vor, womit das für die Durchführung eines Bürgerentscheids erforderliche Unterstützungsquorum von etwa 3.000 Unterschriften deutlich überschritten ist.

11.12.24 · Antworten des Ministers Clemens Hoch auf Anfragen des MdL Benedikt Oster

Sehr geehrter Herr Abgeordneter,

vielen Dank für Ihre E-Mail vom 21. November 2024, in der Sie auf Fragen zur Versorgung in Zell an der Mosel eingehen, die sich aus Ihrem Gespräch mit der dortigen Bürgerinitiative ergeben haben.

Ob und in welcher Aufstellung ein Krankenhaus für die Sicherstellung der Versorgung benötigt wird, wird im Rahmen der **Krankenhausplanung nach § 2 des Landeskrankenhausgesetzes (LKG)** beantwortet. **Dabei kommt grundsätzlich den Landkreisen eine besondere Aufgabe zu. Die Landkreise haben die Aufgabe Krankenhäuser jedenfalls dann zu betreteiben, wenn die stationäre Versorgung andernfalls nicht mehr gesichert wäre.** Dabei hat sich naturgemäß in den vergangenen Jahren die Erreichbarkeit anderer Krankenhäuser verändert, auch die medizinische Entwicklung hin zu komplexeren Behandlungen und die Bereitschaft von Patientinnen und Patienten, für Behandlungen eine weitere Anreise auf sich zu nehmen, hat sich intensiviert.

Der Landeskrankenhausplan wird nach Erörterung und Anhörung mit den an der Krankenhausversorgung Beteiligten und den Kommunen, sowie Verbänden und Organisationen beschlossen. Dabei ist gesetzlich nicht ausdrücklich geregelt, dass ein Krankenhaus der Grundversorgung in jedem Fall innerhalb von 30 Minuten für alle Einwohnerinnen und Einwohner erreichbar sein muss. Dies ist dennoch ein relevantes Planungskriterium, weil ab einer Entfernung von 30 Minuten Sicherstellungszuschläge durch die Kostenträger gezahlt werden können, die in der Vergangenheit aber auch nicht zum wirtschaftlichen Überleben des Krankenhauses in Zell ausgereicht haben. **Nahezu alle Menschen aus dem Kreis Cochem-Zell und angrenzender Landkreise können innerhalb von 35 Minuten ein Krankenhaus erreichen.** Dass dabei gewisse Durchschnittsbetrachtungen von Fahrzeiten zur Anwendung kommen, versteht sich, aber dass die entsprechenden Simulationen immer realistischer werden, können wir selbst bei jeder Fahrt mit Navigationsgerät im Auto feststellen.

Größere Baumaßnahmen liegen am Standort Zell schon länger zurück. Bei einer Aufrechterhaltung des Betriebes müsste erheblich investiert werden. Entsprechende Anträge oder Planungen des Trägers liegen nicht vor. Die jährlichen pauschalen Investitionsfördermittel hat Zell immer erhalten. Es gab vor einigen Jahren einen Plan, einige stationäre Betten in Reha-Betten umzuwandeln. Diese Maßnahme hätte aber von uns nur in geringem Umfang gefördert werden können und wurde daher vom Träger nicht weiterverfolgt. Insofern lässt sich diese Aussage nicht eindeutig zuordnen.

In der Tat beantragt das Krankenhaus Zell eine Förderung von Schließungskosten auf der genannten Rechtsgrundlage. Eine Entscheidung hierüber ist noch nicht getroffen. Der Antrag entspricht der geltenden Rechtslage. Diese Tatsache ist uns auch langfristig bekannt – insofern kann ich mir nur vorstellen, dass eine solche Aussage (wenn sie getroffen wurde) nur im Kontext gefallen sein kann, ob es einen finanziellen Anreiz für die Schließung gibt. Diesen gibt es nicht. Dass der Träger einen Teil der Schließungskosten gefördert bekommt, halte ich für sinnvoll, weil auch dadurch dem Träger die Möglichkeit gegeben wird, sein neues Konzept umzusetzen, das für die Versorgung in Zell sehr wichtig ist.

Mit freundlichen Grüßen
Clemens Hoch
Staatsminister

20.12.25 · Antwort Parlamentarischer Staatssekretär im Bundesministerium für Gesundheit auf das Schreiben von Landrätin Anke Beilstein

Am 20.12.2024 antwortet Edgar Franke im Auftrag des Bundesministerium für Gesundheit auf das Schreiben der Landrätin Anke Beilstein zur Sicherstellung der stationären medizinischen Versorgung im ländlichen Raum.

Das Bundesgesundheitsministerium erklärt, dass die Krankenhausstrukturreform der finanziellen Stabilisierung bedarfsnotwendiger Krankenhäuser dient und hierzu Vorhaltevergütungen sowie Leistungsgruppen mit Qualitätskriterien einführt. Die Belange ländlicher Räume sollen durch erhöhte Zuschläge (+25 %), Sicherstellungszuschläge, Ausnahmeregelungen und Kooperationsmöglichkeiten berücksichtigt werden. Krankenhäuser sollen stärker sektorenübergreifend arbeiten; hierfür ist ein Transformationsfonds vorgesehen.

Zur Verbesserung der Akut- und Notfallversorgung verweist das Ministerium auf die geplante Notfallreform mit Akutleitstellen (116117), Integrierten Notfallzentren (INZ) und stärkerer Einbindung des Rettungsdienstes. **Abschließend stellt das Ministerium klar, dass die Krankenhausplanung und Sicherstellung der stationären Versorgung weiterhin Aufgabe der Länder bleibt.**

20.12.24 · Kreistagssitzung Cochem *(Livestream via youtube)*

Ansprache der Landrätin (Einführung in den Tagesordnungspunkt)

Anke Beilstein erläutert zu Beginn:

- Gegenstand der Sitzung ist nicht die Schließung des Krankenhauses, sondern die Zulässigkeit des Bürgerbegehrens.
- Das Bürgerbegehren wurde am 14. November bei der Kreisverwaltung eingereicht.
- Die Fragestellung des Bürgerbegehrens wird wortgleich verlesen.
- Es wurden 7.506 Unterschriften eingereicht, davon **6.256** gültig.
- Das erforderliche **Quorum von 2.990 Unterschriften wurde deutlich erreicht**.
- Der Kreistag hat heute darüber zu entscheiden, ob das Bürgerbegehren zulässig ist.
- Die Vertretungsberechtigten der Bürgerinitiative werden gemäß Landkreisordnung angehört.
- Bei Zulässigkeit ist ein Bürgerentscheid an einem Sonntag festzulegen.
- Die Auffassungen von Antragstellern, Kreistag und Aufsichtsbehörde müssen später wortgenau öffentlich bekannt gemacht werden.

Redebeiträge der Fraktionen

CDU

- Anerkennung des Bürgerbegehrens als legitimes demokratisches Instrument.

- Zustimmung zur Zulässigkeit.
- Warnung vor falschen Erwartungen hinsichtlich eines Krankenhauserhalts.

Zitat:

»Wir entscheiden heute über die Zulassung des Bürgerbegehrens – nicht über den Erhalt des Krankenhauses.«

SPD

- Würdigung des Engagements der Bürgerinitiative.
- Zustimmung zur Zulässigkeit.
- Hinweis auf weiteres Vorgehen im Januar.

Zitat:

»Sie haben die erste Hürde geschafft.«

Freie Wählergruppe (FWG)

- Zustimmung zur Zulässigkeit.
- Hinweis auf bereits laufende Prozesse (»Macht des Faktischen«).
- Trennung von Bürgerentscheid und Krankenhauserhalt.

Zitat:

»Wir sehen aber die Gefahr, dass man hier von der Macht des Faktischen eingeholt wird, weil Kündigungen ausgesprochen werden und Dinge im Hintergrund bereits auf dem Weg sind.

Frau Balthasar hat es richtig formuliert: Man sollte nicht den Eindruck gewinnen, dass eine Zulassung und ein Bürgerentscheid am 23. Februar dazu führen, dass das Krankenhaus erhalten bleibt.«

Bündnis 90 / Die Grünen

- Unterstützung der Form des Bürgerbegehrens (Basisdemokratie).
- Zweifel an der inhaltlichen Wirkung auf den Krankenhauserhalt.
- Zustimmung zur Zulässigkeit.

Zitat:

»natürlich sind wir Grünen durchaus der Meinung, dass das Krankenhaus erhalten bleiben soll.

Ich würde hier gerne nach Heinrich Böll zwischen Form und Inhalt unterscheiden.

Zum Inhalt ist schon viel gesagt worden. Auch ich glaube nicht, dass dieses Bürgerbegehren das Krankenhaus erhalten wird.

Zur Form: Sie haben sich sehr viel Mühe gegeben, Unterschriften zu sammeln. Ich finde es beeindruckend, dass etwa doppelt so viele Unterschriften zusammengekommen sind wie notwendig gewesen wären.«

AfD

- Betonung der historischen Bedeutung (erstes Bürgerbegehren im Landkreis).
- Zustimmung zur Zulässigkeit.

Zitat:

»Heute entscheiden wir über die Zulässigkeit, nicht über den Inhalt.«

FDP

- Klare Trennung zwischen Zulässigkeit und Inhalt.
- Zustimmung zur Durchführung des Bürgerentscheids.
- Betonung der Bedeutung direkter Bürgerbeteiligung.

Zitat:

»Der Bürgerentscheid ist die höchste Form der Bürgerbeteiligung.«

Beschlussfassung des Kreistages

- Die Verwaltung stellt fest, dass alle formalen Voraussetzungen erfüllt sind.
- Ein formaler Mangel in der Begründung (Darstellung zur Rolle des Kreises) wird benannt, jedoch keine Verfälschung des Bürgerwillens festgestellt.

Beilstein: »Ein Punkt war problematisch: In der Begründung wurde dargestellt, der Landkreis habe die Schließung des Krankenhauses akzeptiert. Diese Darstellung ist unzutreffend.

Der Kreistag hat lediglich die Situation und das vorgestellte Konzept zur Kenntnis genommen. Die Entscheidung über Betrieb oder Schließung trifft allein der Krankenhausträger.«

- Das Bürgerbegehren wird als zulässig eingestuft.

Beschlüsse (jeweils einstimmig):

- Zulässigkeit des Bürgerbegehrens
- Durchführung des Bürgerentscheids gemeinsam mit der Bundestagswahl am 23.02.2025
- Festlegung, dass die inhaltliche Auffassung des Kreistages in einer weiteren Sitzung am 08.01.2025 beschlossen wird

20.12.24 · Redebeitrag Kreistagssitzung, Frau Alexandra Reinhard spricht für die Bürgerinitiative

Alexandra Reinhardt trägt in der Kreistagssitzung eine Stellungnahme der Bürgerinitiative vor:

Kernaussagen:

- Der Landkreis trägt die Garantenpflicht für eine ausreichende Krankenhausversorgung.
- Das Krankenhaus Zell ist weiterhin im Landeskrankenhausplan geführt und versorgungsnotwendig.
- Eine Schließung ohne vorherige unabhängige Bedarfs- und Auswirkungsanalyse wäre nicht verantwortbar.
- Ein MVZ oder Gesundheitszentrum ersetzt kein Krankenhaus mit 24/7-Notfallversorgung.
- Das Krankenhaus Cochem kann die Versorgungslücken personell und strukturell nicht schließen.
- Der Wegfall zentraler Leistungen (Herzkatheterlabor, Traumazentrum, Erstversorgungseinheit für Schlafanfälle) würde massive Versorgungslücken verursachen.
- Der Träger lehnt eine unabhängige Bedarfsanalyse ab, dies wird als bewusste Umgehung der Nachweispflicht gewertet.

Zentrale Forderungen:

- Unverzügliche Beauftragung einer unabhängigen gutachterlichen Bedarfsanalyse.
- Keine Streichung des Standorts Zell aus dem Krankenhausplan ohne sachliche Prüfung.
- Übernahme politischer und rechtlicher Verantwortung für die Gesundheitsversorgung im Landkreis.

12/24 bis 01/25 · Kontaktaufnahme BI zu möglichen neuen Trägern

Im Januar 2025 führt die Bürgerinitiative Gespräche mit drei Trägern umliegender Krankenhäuser über eine mögliche Übernahme oder Weiterführung des Krankenhauses Zell.

Dabei wird deutlich, dass zumindest bei einem Träger grundsätzliches Interesse bestanden hätte, insbesondere aufgrund möglicher Synergieeffekte innerhalb bestehender Krankenhausverbünde. Eine ernsthafte Prüfung oder Umsetzung dieser Option ist zu diesem Zeitpunkt jedoch nicht mehr realistisch möglich.

Entscheidend hierfür ist, dass der **Transformationsprozess zur Schließung des Krankenhauses Zell bereits weit fortgeschritten** ist. Der Träger Alexianer/Via-Salus hat zu diesem Zeitpunkt die Schließung des stationären Krankenhausbetriebs und die Umwandlung des Standorts in ein ambulantes Gesundheitszentrum bereits verbindlich beschlossen.

Zu den bereits geschaffenen Tatsachen gehört insbesondere die **Kündigung der Mitarbeitenden zum 30.12.2024**. Zum Zeitpunkt der Gespräche im Januar 2025 haben sich große Teile des Personals bereits neu orientiert oder andere Arbeitsverhältnisse anvisiert, wodurch die personelle Grundlage für eine kurzfristige Übernahme oder Fortführung des Krankenhausbetriebs nicht mehr vorhanden ist.

Darüber hinaus ist festzuhalten, dass eine reale Alternative zur Schließung nur zu einem deutlich früheren Zeitpunkt hätte geprüft werden können, nämlich im November 2023, als die Krankenhausträger erstmals an die Landrätin herantraten, um auf die finanziellen Engpässe hinzuweisen und ihre grundsätzlichen Schließungsabsichten zu kommunizieren. In dieser Phase der nichtöffentlichen Gespräche wären ergebnisoffene Alternativen, etwa eine Trägerlösung mit anderen Krankenhäusern oder ein Strukturwechsel unter Erhalt der stationären Versorgung, noch realistisch prüfbar gewesen.

Zum Zeitpunkt der Gespräche im Jahr 2025 ist der Prozess jedoch faktisch irreversibel. Der »Zug« der Transformation ist zu diesem Zeitpunkt bereits mit hoher Geschwindigkeit unterwegs.

02.01.2025 · Zoomkonferenz RA Prof. Dr. Quaas mit den beiden Bürgermeistern und Vertretern der BI

In einer Videokonferenz mit dem Medizinrechtler Prof. Dr. Quaas werden erste mögliche juristische Ansatzpunkte gegen die Schließung des Krankenhauses Zell erörtert. Die Gespräche dienen einer ersten Orientierung; eine abschließende Bewertung und mögliche Klagestrategie sollen erst nach weiterer Akteneinsicht, insbesondere in Grundbuch- und Vertragsunterlagen, erfolgen.

04.01.25 · Brief des Zeller Stadtbürgermeisters H.P. Döpgen an Landrätin Beilstein, die Kreisbeigeordneten und Fraktionssprecher

Im Vorfeld der Kreistagsentscheidung zur Fortführung des Bürgerentscheids richtet der Stadtbürgermeister von Zell ein schriftliches Statement an Landrätin und Kreistag, in dem er seine Position zur aktuellen Situation der medizinischen Versorgung im Landkreis darlegt.

Hans-Peter Döpgen
Stadtbürgermeister
der Stadt Zell (Mosel) Zell, 4.1.2025

An
Frau
Landrätin
Anke Beilstein

die
Kreisbeigeordneten
Hans – Joachim Mons
Bettina Salzmann
Siegfried Niederelz

die
Fraktionssprecher
Stephanie Balthasar-Schäfer
Bernd Schuwerak
Albert Jung
Burkhard Karrenbrock
Jürgen Hoffmann
Jörg Zirwes

Sehr geehrte Frau Landrätin,
sehr geehrte Damen und Herren,

am kommenden Mittwoch wird der Kreistag in seiner Sitzung einen Beschluss hinsichtlich der weiteren Fortführung des Bürgerentscheids beraten.

Ich erlaube mir und sehe hierzu auch die erforderliche Notwendigkeit seitens der Stadt Zell (Mosel), die unmittelbar als Mittelzentrum nach der Landesplanung von der angestrebten Änderung im Gesundheitswesen mit ihren Bürgerinnen und Bürgern betroffen sein wird, Stellung zu nehmen.

Ein Landkreis ist für eine medizinische Notfallversorgung zuständig. Das Krankenhaus Cochem hat bisher nicht nachgewiesen, dass es die erforderliche Notfallversorgung für alle Bürgerinnen und Bürger des Landkreises erbringen kann. Im Gegenteil, von dortiger Seite wird eine Ausweitung des Angebotes einer medizinischen Notfallversorgung nicht in Aussicht gestellt.

Zudem meldet sich das Krankenhaus Cochem zu sehr vielen Zeiten ab. Notfallpatienten müssen dann in weit entfernte Kliniken (wie?) transportiert werden.

Entgegen des Versorgungsauftrages, der derzeit noch besteht, baut der beauftragte Klinikträger in Zell die Versorgungseinrichtung zurück. Dies ist ein Rechtsbruch. Solange das Krankenhaus im Landeskrankenhausplan steht und nicht »auf 0 gesetzt« ist, besteht die Versorgungspflicht. Auch wenn man zuvor dies mit dem Landkreis und dem Land abgesprochen haben sollte. Ansonsten wäre der Landeskrankenhausplan zu jeder Zeit das Papier nicht wert, auf dem er steht.

Absprache schafft keine Rechtsänderung.

Hier werden in osteuropäischer Art und Weise Fakten geschaffen.

Beide Krankenhausträger haben bis heute nicht offen gelegt, wie hoch das Defizit ist und in welcher Höhe die Zuwendungen der Krankenkassen und des Landes (Sicherstellungszuschlag / Investitionskosten) dieses Defizit reduzieren. Es besteht der begründete Verdacht, dass nach Abzug der Investitionszuwendungen und des Sicherstellungszuschlages eine Summe im Raum steht, die im Vergleich zum hohen Defizit im ÖPNV (über 26 Millionen €) ein tragbares Defizit darstellen könnte. Es ist offensichtlich nicht gewollt eine Diskussion in diese Richtung zu führen.

Es ist nicht geprüft worden, ob ein anderer Träger eines Krankenhauses bereit ist, die Klinik zu übernehmen. Es ist verständlich, dass ein zukünftiger Träger eine neutrale Betrachtung der gesamten Situation fordern wird.

Es erweckt den Eindruck, dass es nicht gewollt ist eine Lösung durch Dritte herbeizuführen.

Eine Strukturveränderung wird angestrebt. Diese führt zu einer wesentlichen Verschlechterung bis sogar zu einer Aufhebung einer notwendigen und ausreichenden Sicherstellung der gesundheitlichen und notfallmäßigen Versorgung von wesentlichen Bereichen des Landkreises Cochem-Zell und den gesamten Einzugsbereich des Mittelzentrums Zell.

Der finanziellen Aspekt wird über den gesundheitlichen Versorgungsauftrag gestellt. Mit welcher Begründung? Aus Artikel 20 Grundgesetz hat der Bürger einen Anspruch auf Erfüllung des Sozialstaatsprinzip.

Ein ambulantes Gesundheitsdenken ist Wunschdenken.

Es besteht ein MVZ an der Mittelmosel-Klinik. Nur durch Vermittlung der Stadt Zell konnte ein Hausarzt dort angesiedelt werden. Es fehlen dringend weitere Hausärzte, die ein »Gesundheitszentrum« belegen könnten.

Zudem ist die Öffnungszeit eines Gesundheitszentrums zeitlich in geringerem Maße ausgelegt als ein Lebensmittelmarkt. **Abends, in der Nacht, am Wochenende, an Feiertagen usw. findet keine Behandlung und Aufnahme in dem vorgesehenen Gesundheitszentrum statt.**

Wenn bereits jetzt kein Arzt für ein MVZ gewonnen werden kann, wo sollen die genannten Ärzte für den Betrieb herkommen? Die Kündigung der Ärzte und der Klinikmitarbeiter zeigt, dass kein oder nur geringes Interesse und auch offensichtliche Möglichkeit an einer Ausweitung des MVZ besteht.

Ein MVZ ist eine Praxisgemeinschaft mit gemeinsamer Betriebsführung. Es muss demzufolge schwarze Zahlen schreiben, da kein Sicherstellungszuschlag gewährt wird.

Die Erfahrung in anderen Gebieten zeigt, dass in kürzester Zeit bei diesen Voraussetzungen eine Schließung eines MVZ bevorsteht.

Es ist richtig, dass ein Landkreis keine zwei Kliniken unterhalten muss. Aber die behauptete stationäre Versorgung ist in Anbetracht der Erfahrungen aus der Vergangenheit in der Klinik Cochem nicht in ausreichendem Maße gewährleistet. Patienten werden z. B. nach Koblenz und nach Neuwied verwiesen.

Auch diese Klinik ist nach Aussagen des Geschäftsführers defizitär und die Befürchtung einer Schließung ist nicht abwegig.

Vor der Herausnahme eines Krankenhauses aus dem Landeskrankenhausplan ist die Sitzgemeinde nach § 7 LKG zu hören. Dies ist bis heute nicht geschehen. Eine Herausnahme ist somit durch einfachen Verwaltungsakt des Gesundheitsministeriums nicht möglich. Insoweit hat die Sitzgemeinde der Anstalt ein Mitwirkungsrecht. Ohne Erfüllung dieser Verfahrensvorschrift wäre jeder Bescheid rechtswidrig.

Bisher ist die Änderung des Landeskrankenhausplanes noch nicht eingeleitet.

Lediglich mit einer vorherigen Absprache aller bisherigen Beteiligten, also auch des Landkreises Cochem-Zell, kann eine solche Aussage gemacht werden.

Durch die vorgezogene unbegründete Abwägung zwischen den beiden Kliniken leitet der Landkreis ein Abwenden der Bevölkerung im südlichen Teil des Landkreis ein und dessen Hinwendung zum Bereich Wittlich bzw. Simmern.

Diese Politik des Widerstandes gegen eine ausreichende gesundheitliche Versorgung des Einzugsbereiches der Mittelmosel-Klinik verprellt unsere Bürgerinnen und Bürger und führt schließlich zur Destabilisierung des Landkreises Cochem-Zell.

Es ist nicht nachvollziehbar und mit vernünftigen Verstand nicht zu vermitteln, dass für den ÖPNV von den Bürgern des Landkreises Mittel in 8-stelliger Höhe aufgewendet werden und für die unabhängige Betrachtung einer Entscheidung in die Zukunft einer gesundheitlichen Versorgung der Bevölkerung des Landkreises Cochem-Zell keine Mittel in vielleicht 5-stelliger Höhe aufgewendet werden sollen. Dies lässt die Vermutung offen, dass es Befürchtungen gibt, die den politischen Entscheidungsträgern unangenehm sein könnten.

Es geht nicht um die Bindung der Krankenhausträger an ein Ergebnis einer neutralen Betrachtung, die im Bürgerentscheid gefordert wird. Die neutrale Betrachtung der gesundheitlichen Situation im Landkreis bedarf im Übrigen nicht zwingend die Mitwirkung der beiden Krankenhausträger. Es geht um die Ermittlung von Grundlagen für eine in die Zukunft gerichtete Entscheidung der verantwortlichen Träger der gesundheitlichen Versorgung in unserem gesamten Landkreis.

Hier ist neben dem Landkreis selbst auch das Land Rheinland-Pfalz gefordert.

Das Wunschdenken zur Einrichtung eines Gesundheitszentrums ist und bleibt Wunschdenken und scheitert letztlich daran, dass weder Ärzte noch Personal dafür zu gewinnen sein werden. Was steht dagegen, bereits heute das MVZ entsprechend auszurichten? Dies ist in Anbetracht der Kündigungen offensichtlich nicht gewollt.

Sofern der Landkreis darlegt, dass er den Transformationsprozess aktiv begleitet, so heißt dies, dass er die gesundheitliche Versorgung seiner Bürgerinnen und Bürger im Bereich des Mittelzentrums Zell zurückfährt und die Steigerung der Sterbefallrate hinnimmt.

Eine Suggestion der Kreisverwaltung, die Schließung des Krankenhauses in Zell sei die einzige Lösung, entbehrt jeglicher demokratischer Grundsätze und wägt weder das FÜR noch WIDER ab.

Es sollen auch seitens des Landkreises in osteuropäischer Handlungsart Fakten geschaffen werden und diese von den Wählerinnen und Wähler von den in Kreistag gewählten Kreistagsmitglieder abgenickt werden.

Die Darstellungen der Kreisverwaltung zu einem »JA« sind einseitig und nicht abwägend dezidiert.

Bei der Aufforderung zum »JA« wird gerade das forciert was Fakten schaffen soll.

Eine zukunftsgerichtete neutrale Betrachtung hinsichtlich einer Entscheidung der Verantwortlichen im Kreistag soll verhindert werden. Letztlich soll ein demokratischer Prozess mit der Einbindung der Bevölkerung verhindert werden.

Die Angst vor einer positiven Betrachtung des Standortes und der Einrichtung in Zell überwiegt das demokratische Verständnis.

Seitens der Stadt Zell (Mosel) bitten wir Sie diese Argumente zu berücksichtigen.

Vielen Dank und viele Grüße
Hans-Peter Döpgen, Stadtbürgermeister

08.01.25 · Kreistagssitzung, Stellungnahme zum Bürgerbegehren und Abstimmung

Nach der Zulassung des Bürgerbegehrens befasst sich der Kreistag mit seiner **offiziellen Stellungnahme zum Bürgerentscheid.**

Der Kreistag stellt dabei ausdrücklich fest:

Gegenstand des Bürgerentscheids ist nicht der Erhalt oder die Schließung des Krankenhauses Zell, da die Schließungsentscheidung bereits vom Krankenhausträger getroffen wurde und sich in Umsetzung befindet.

Der Bürgerentscheid betreffe ausschließlich die Durchführung einer Prüfung, deren Ergebnis keine rechtliche oder faktische Auswirkung auf die Schließung haben könne.

Selbst bei einem positiven Bürgerentscheid werde das Klinikum Mittelmosel in Zell geschlossen, da:

der Träger seine Entscheidung unumstößlich bestätigt habe,

der Landkreis keinen Einfluss auf den Betrieb des Krankenhauses habe,

eine Finanzierung oder Trägerschaft durch den Landkreis von den Trägern ausgeschlossen worden sei.

Die Landesregierung habe angekündigt, den Versorgungsauftrag zum Zeitpunkt der Schließung aufzuheben; das Krankenhaus werde anschließend aus dem Landeskrankenhausplan gestrichen.

Die von der Bürgerinitiative vertretene Auffassung, es bestehe aufgrund des Krankenhausplans weiterhin eine Versorgungspflicht, wird vom Kreistag ausdrücklich als falsch zurückgewiesen.

Eine etwaige Prüfung eines alternativen Versorgungskonzeptes wäre nicht bindend und könne den Schließungsprozess nicht aufhalten.

(Der Kreistag empfiehlt damit faktisch, auf eine Prüfung zu verzichten, da diese keine Auswirkungen mehr auf die Entscheidungslage habe.)

Ein »Ja« im Bürgerentscheid bedeute lediglich die Durchführung einer Prüfung, ein »Nein« den Verzicht darauf.

<u>Abweichende Wortmeldung</u>

Einzig Kreistagsmitglied Jürgen Hoffmann (FDP) spricht sich gegen die Stellungnahme des Kreistages aus.

Er begründet seine Ablehnung damit, dass:

- eine unabhängige, objektive Analyse der Gesamtsituation nicht überflüssig sei,
- eine solche Analyse auch für zukünftige Entscheidungen zur medizinischen Versorgung notwendig sein könne,
- eine fundierte Datengrundlage für politische Entscheidungen besser sei als deren Fehlen (»besser haben als nicht haben«),
- angesichts möglicher struktureller Veränderungen im Gesundheitswesen vorsorgliches Wissen unabdingbar sei.

Aus diesen Gründen stimmt Hoffmann gegen die Stellungnahme.

Abstimmungsergebnis:

35 Ja-Stimmen für die Stellungnahme des Kreistages

2 Gegenstimmen (darunter Jürgen Hoffmann)

Die Stellungnahme wird damit mehrheitlich beschlossen.

Einordnung: Die Durchführung weiterer Prüfungen wird als politisch folgenlos bewertet.

Lediglich eine Minderheit im Kreistag hält eine unabhängige Analyse dennoch für sinnvoll.

Der Kreistag beschließt, in Anknüpfung an seinen Beschluss vom 7. Oktober 2024, eine externe Begleitung in Abstimmung mit der zuständigen Rettungsdienstbehörde zur Erstellung eines **Konzeptes zur bestmöglichen Notfallversorgung für den Landkreis Cochem-Zell unter Betrachtung der veränderten Situation infolge der Schließung des Krankenhauses in Zell in Auftrag zu geben.**

Redebeitrag Verbandsbürgermeister Jürgen Hoffmann:

»Sehr geehrte Frau Landrätin Beilstein, sehr geehrte Damen und Herren,

ich habe es mir wahrlich nicht einfach gemacht und bin mit dieser Stellungnahme auch lange schwanger gegangen, wie man so schön sagt. Als Kreistagsmitglieder sind wir für unsere Überzeugungen gewählt worden. Ich bin persönlich, als Kreistagsmitglied und als Bürger dieses Landkreises, nicht davon überzeugt, dass eine unabhängige und objektive Analyse der Gesamtsituation überflüssig ist.

Auch im Hinblick auf zukünftige Entwicklungen im medizinischen Sektor, möglicherweise regierungswechselbedingt, und angesichts weiterer Entscheidungen, die der Kreistag zur medizinischen Versorgung noch treffen muss, halte ich es für essenziell, auf eine fundierte Datengrundlage zurückgreifen zu können. Diese könnte uns Nicht-Medizinern wichtige Hinweise und Handlungsempfehlungen liefern. Besser haben als nicht haben. Man weiß nie, was gerade in diesem Bereich noch alles bisher Undenkbares auf uns zukommen wird. Deshalb stimme ich gegen die vorliegende Beschlussvorlage. Vielen Dank.«

Zitate Landrätin Beilstein:

»Die Tatsache, dass im Landkreis Cochem-Zell eines von zwei Krankenhäusern schließen wird, reiht sich ein in eine allgemeine Entwicklung der Krankenhauslandschaft, die schlecht und alarmierend ist. Proteste gibt es überall, zu Recht. Denn Gesundheit und der Wunsch nach schneller Hilfe im Bedarfsfall sind zutiefst menschlich und essentiell. Schließungen von Kliniken führen daher naturgemäß und verständlicherweise zu öffentlichen Protesten.

Allerdings kam nirgendwo sonst in diesem Land jemand auf die Idee, die Schuld dafür dem Landkreis, dem Kreistag oder der Landrätin zu geben. Warum und mit welcher Motivation dies hier im Landkreis Cochem-Zell forciert und in die Wege geleitet wurde, darüber möchte ich nicht spekulieren.

Wenn dem Kreistag offen oder unterschwellig wahlweise Unfähigkeit, Interessenlosigkeit oder Verantwortungslosigkeit vorgeworfen wird, wenn die Landrätin falsch zitiert wird, um damit die Wut der Bürger anzustacheln, dann hat all dies nichts mehr mit demokratischer Zielverfolgung zu tun. Das hat Wut und Hetze ausgelöst. Der Erhalt des Krankenhauses kann damit jedoch nicht erreicht werden. Das ist auch nicht verwunderlich, denn der Adressat ist der falsche.

Gleiches gilt für den jüngsten Brief des Stadtbürgermeisters von Zell, Hans-Peter Döpgen. Landrätin, Kreisbeigeordnete und die Fraktionsvorsitzenden des Kreistages haben ihn aufgrund der Entgleisungen in der Wortwahl mit Befremden zur Kenntnis genommen.

Ich hatte im Dezember mehrere Gespräche mit Bürgern aus dem Zeller Raum. Zwei davon sind mir besonders in Erinnerung geblieben.

Der eine sagte: *»Die Stimmung ist so aufgeheizt, dass man sich gar nicht mehr traut, offen etwas anderes zu sagen als den lauten Mainstream, selbst wenn es eine vernünftige Betrachtungsweise ist.«*

Ein anderer bat mich: *»Bitte, Frau Beilstein, bleiben Sie bei der Linie, Wahrheiten beim Namen zu nennen. Die Menschen brauchen keine Politiker, die falsche Versprechungen machen oder Hoffnungen schüren, die nicht eingehalten werden können.«*

Und um Gleichmutmaßungen entgegenzutreten: Das waren einfache Bürger, keine Kreistagsmitglieder. Diese Beispiele zeigen, dass die Strategie des Gegeneinanders aus dem Ruder gelaufen ist.

Meine sehr geehrten Damen und Herren, ich bin mir sicher, dass man in einer späteren Nachbetrachtung fragen wird: *Warum hat man sich nicht von Anfang an zusammengetan?*

Dazu kann ich nur sagen: Wer mich kennt, weiß, dass ich auf Konsens und Gemeinschaft setze. Ich habe diesen Versuch mehrfach unternommen, im Interesse all der Menschen, die in echter Sorge sind. Dieser Weg war jedoch von maßgeblichen Akteuren nicht gewollt.

Dass der Landkreis nach wie vor sachlich unterwegs bleibt und demokratische Möglichkeiten achtet, zeigt auch die Zulassung des Bürgerentscheids. Die Stellungnahme des Kreistages wird ebenfalls sachlich sein und die Fakten darlegen, damit sich die Bürgerinnen und Bürger ein eigenes Bild machen können.

Der Kreistag möchte deutlich machen, dass er sich der Realität stellt und im Rahmen seiner Möglichkeiten alles tun wird, um im Sinne der Menschen das Beste aus der Situation zu machen. Diese Haltung kommt in der Stellungnahme zum Ausdruck, die gemeinsam von allen Fraktionen und der Verwaltung erarbeitet wurde und die ich nun im Auftrag der Fraktionen verlesen werde.«

Zusammenfassung:

Der Kreistag beschließt eine offizielle Stellungnahme zum Bürgerbegehren und stellt klar, dass der Bürgerentscheid nicht über den Erhalt oder die Schließung des Krankenhauses Zell entscheidet, sondern ausschließlich über die Durchführung einer Prüfung. Die Schließungsentscheidung sei bereits durch den Krankenhausträger getroffen worden und befinde sich im sogenannten Transformationsprozess, der nach Aussage des Trägers nicht mehr gestoppt werde. Selbst ein positives Votum beim Bürgerentscheid könne die Schließung daher nicht mehr abwenden.

Der Kreistag betont, dass zwei Krankenhäuser im Landkreis dauerhaft nicht finanzierbar seien, eine Beteiligung oder Zwischenfinanzierung durch den Landkreis von beiden Trägern abgelehnt worden sei und Krankenkassen eine Finanzierung zweier defizitärer Häuser ausgeschlossen hätten. Nach Auffassung von Gesundheitsministerium, Krankenkassen und Kassenärztlicher Vereinigung sei die stationäre Versorgung durch das Krankenhaus Cochem in Verbindung mit einem ambulanten Gesundheitszentrum in Zell weiterhin gewährleistet.

Die vom Bürgerbegehren vertretene Auffassung, es bestehe wegen des bestehenden Landeskrankenhausplans weiterhin eine Versorgungspflicht, weist der Kreistag ausdrücklich zurück und verweist darauf, dass der Versorgungsauftrag mit der tatsächlichen Schließung durch Bescheid des Gesundheitsministeriums aufgehoben werde. Eine rechtliche Verpflichtung des Landkreises zum Betrieb eines zweiten Krankenhauses (»Garantenstellung«) bestehe daher nicht.

Abschließend macht der Kreistag deutlich, dass eine Prüfung möglicher Alternativkonzepte rechtlich nicht bindend wäre, kündigt jedoch an, auf Grundlage eines früheren Beschlusses Maßnahmen zur Sicherstellung der akuten Notfallversorgung weiterzuverfolgen. Der Bürgerentscheid wird formal vorbereitet, mit dem Hinweis, dass ein »Ja« lediglich eine Prüfung auslöst und ein »Nein« den Verzicht darauf bedeutet.

Von den über 7000 gesammelten Unterschriften (Bürgerbegehren) werden 6256 als gültig bestätigt.

09.01.25 · Keine Chance für Zeller Krankenhaus

(Wochenspiegel, Cochem-Zell)

Der Kreistag Cochem-Zell verabschiedet in einer Sondersitzung seine Stellungnahme zum Bürgerentscheid am 23. Februar 2025, der parallel zur Bundestagswahl stattfindet und durch über 6.000 gesammelte Unterschriften der Bürgerinitiative »Klinik Zell Erhalten« initiiert wird.

Gegenstand des Bürgerentscheids ist nicht der Erhalt des Krankenhauses, sondern die Frage, ob eine Analyse der Folgen der Schließung sowie eine mögliche Zwischenfinanzierung durch den Kreis geprüft werden soll.

Der Kreistag stellt klar, dass selbst ein positives Votum beim Bürgerentscheid keinen Einfluss auf die geplante Schließung des Krankenhauses Zell habe, da der Betreiber Katharina Kasper ViaSalus GmbH an seiner Entscheidung festhalte und der Transformationsprozess bereits begonnen habe.

Die Stellungnahme des Kreistages wird mit großer Mehrheit beschlossen, lediglich zwei Kreistagsmitglieder, darunter der Zeller VG-Bürgermeister Jürgen Hoffmann (FDP), stimmen dagegen.

Als Begründung für die Schließung wird ein jährliches Defizit von rund 4,8 Millionen Euro genannt; selbst eine Übernahme der Verluste durch den Landkreis sei vom Krankenhausträger abgelehnt worden.

Einstimmig beschließt der Kreistag zusätzlich, ein Gutachten zur zukünftigen Notfallversorgung im Landkreis in Auftrag zu geben, um die medizinische Versorgung nach der Schließung zu bewerten.

Mit der endgültigen Schließung Mitte 2025 wird gerechnet; rund 200 Beschäftigte haben bereits Kündigungen erhalten.

Künftig soll der Standort Zell als ambulantes Gesundheitszentrum weitergeführt werden, u. a. mit hausärztlicher Notfallversorgung bis 22 Uhr werktags, ambulanter Palliativversorgung, Kurzzeitpflege, Hospiz sowie zusätzlichen Haus- und Facharztsitzen (Kardiologie).

09.01. bis 23.02.25 · Die Region kämpft für den Bürgerentscheid – Spenden- und Informationskampagne zum Bürgerentscheid

Im Zeitraum von Mitte Januar bis zum 23. Februar 2025 findet im Landkreis Cochem-Zell eine beispiellose Spenden- und Informationskampagne zur Unterstützung des anstehenden Bürgerentscheids statt. Ziel der Aktion ist es, finanzielle Mittel für die Erstellung und den Druck von Plakaten und Flyern zu sammeln, die anschließend flächendeckend an Haushalte im gesamten Landkreis verteilt werden.

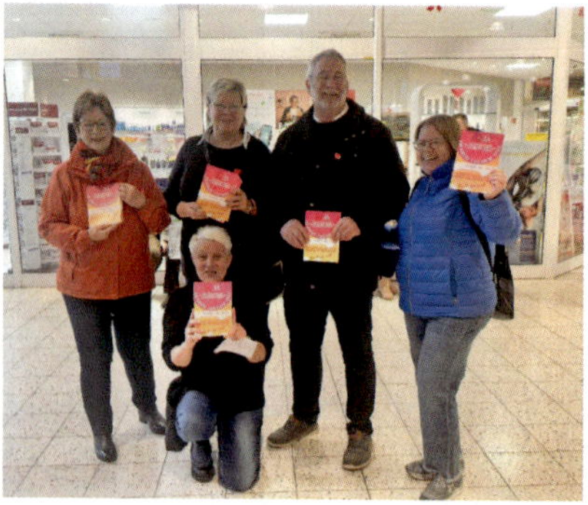

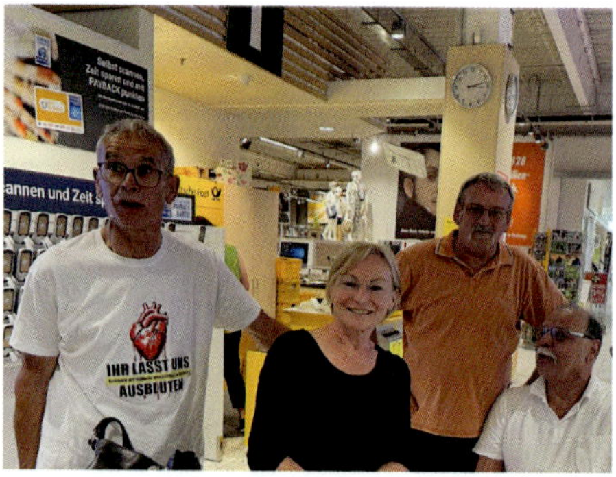
IHR LASST UNS
AUSBLUTEN

Fotos: Bürgerinitiative

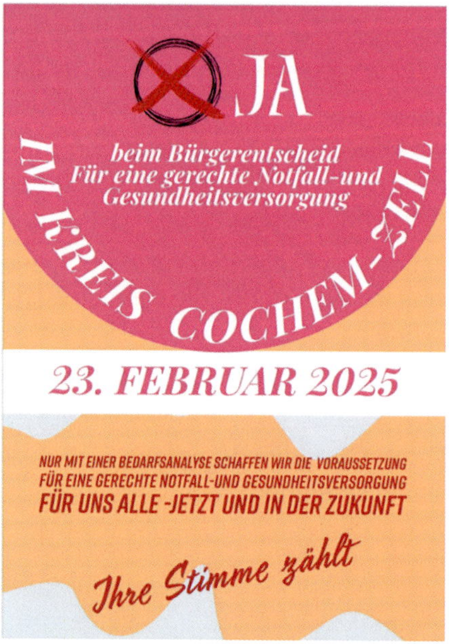
JA
beim Bürgerentscheid
Für eine gerechte Notfall-und
Gesundheitsversorgung
IM KREIS COCHEM-ZELL
23. FEBRUAR 2025
NUR MIT EINER BEDARFSANALYSE SCHAFFEN WIR DIE VORAUSSETZUNG
FÜR EINE GERECHTE NOTFALL-UND GESUNDHEITSVERSORGUNG
FÜR UNS ALLE -JETZT UND IN DER ZUKUNFT
Ihre Stimme zählt

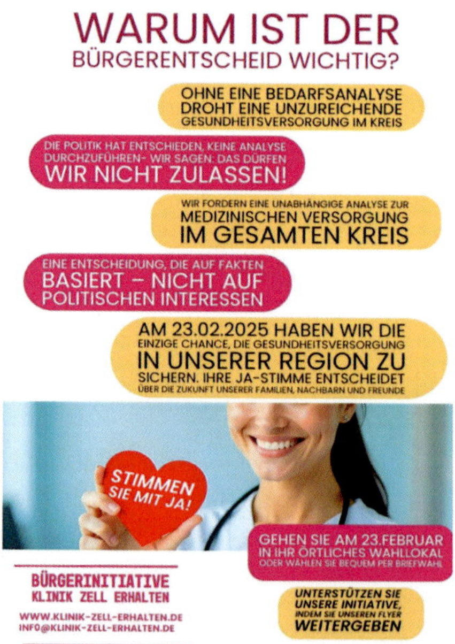
WARUM IST DER
BÜRGERENTSCHEID WICHTIG?
OHNE EINE BEDARFSANALYSE DROHT EINE UNZUREICHENDE GESUNDHEITSVERSORGUNG IM KREIS
DIE POLITIK HAT ENTSCHIEDEN, KEINE ANALYSE DURCHZUFÜHREN- WIR SAGEN: DAS DÜRFEN WIR NICHT ZULASSEN!
WIR FORDERN EINE UNABHÄNGIGE ANALYSE ZUR MEDIZINISCHEN VERSORGUNG IM GESAMTEN KREIS
EINE ENTSCHEIDUNG, DIE AUF FAKTEN BASIERT – NICHT AUF POLITISCHEN INTERESSEN
AM 23.02.2025 HABEN WIR DIE EINZIGE CHANCE, DIE GESUNDHEITSVERSORGUNG IN UNSERER REGION ZU SICHERN. IHRE JA-STIMME ENTSCHEIDET ÜBER DIE ZUKUNFT UNSERER FAMILIEN, NACHBARN UND FREUNDE
STIMMEN SIE MIT JA!
GEHEN SIE AM 23.FEBRUAR IN IHR ÖRTLICHES WAHLLOKAL ODER WÄHLEN SIE BEQUEM PER BRIEFWAHL
BÜRGERINITIATIVE
KLINIK ZELL ERHALTEN
WWW.KLINIK-ZELL-ERHALTEN.DE
INFO@KLINIK-ZELL-ERHALTEN.DE
UNTERSTÜTZEN SIE UNSERE INITIATIVE, INDEM SIE UNSEREN FLYER WEITERGEBEN

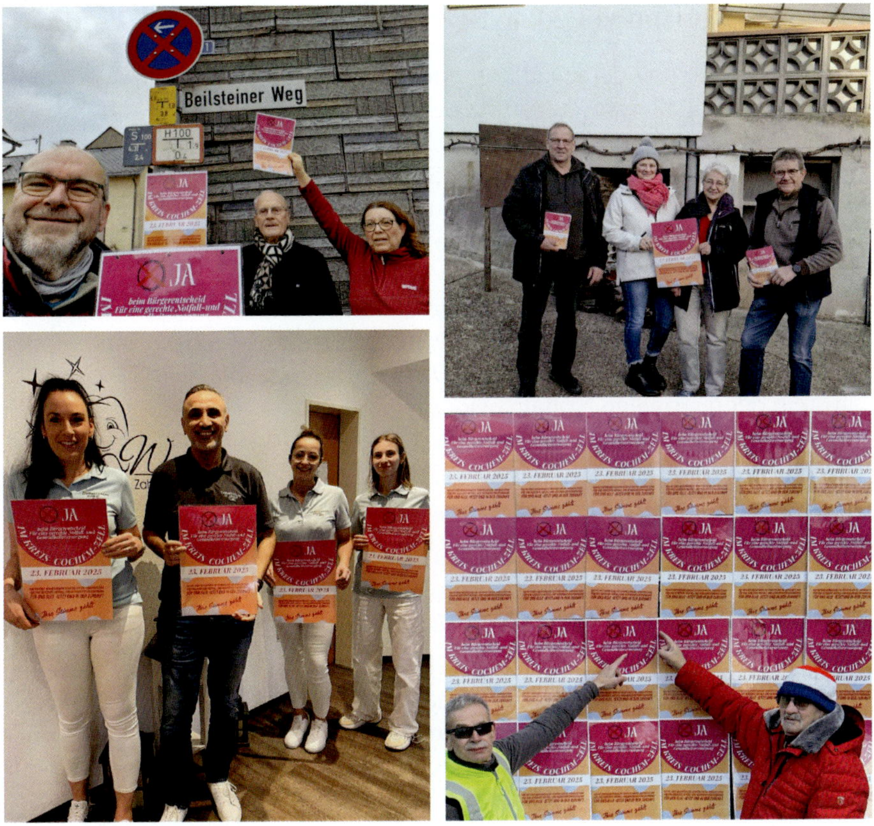

Fotos: Bürgerinitiative

Die Kampagne wird von einer breiten zivilgesellschaftlichen Unterstützung getragen.

Zahlreiche Arztpraxen, Apotheken, Unternehmen, Betriebe sowie private Unterstützerinnen und Unterstützer beteiligen sich durch Spenden und logistische Hilfe.

Viele ehrenamtlich engagierte Bürgerinnen und Bürger wirken aktiv an Organisation, Verteilung und Öffentlichkeitsarbeit mit. Die Aktion wird als gemeinschaftliches Engagement in bislang nicht gekannter Größenordnung wahrgenommen.

Zentrales Anliegen der Kampagne ist es, für ein »Ja« beim Bürgerentscheid zu werben.

11.01.25 · Resolution Verbandsgemeinderat Kirchberg

Der Verbandsgemeinderat Kirchberg fordert in einer Resolution die Sicherstellung der Notfallversorgung trotz der geplanten Schließung des Klinikums Mittelmosel in Zell, die nun zum 30. Juni 2025 vorgesehen ist (ursprünglich 31.12.2024). Als Gründe für die Schließung nennt der Träger Katharina Kasper ViaSalus GmbH hohe Kosten und mangelnde Auslastung; in der VG Kirchberg besteht jedoch die konkrete Sorge vor einer Unterversorgung, insbesondere im westlichen VG-Gebiet. Mit der Resolution appelliert der VG-Rat an Kreis, Land Rheinland-Pfalz, Krankenkassen, Kassenärztliche Vereinigung und den Krankenhausträger, den Sicherstellungsauftrag nach § 2 Landeskrankenhausgesetz weiterhin zu erfüllen. Das Krankenhaus Zell wird als zentraler Baustein der regionalen Notfallversorgung hervorgehoben, insbesondere bei Herzinfarkten und Reanimationen, da dort 24/7 Herzkatheter- und Intensivversorgung verfügbar ist.

Zur Untermauerung nennt die VG konkrete Zahlen:

2023 wurden 691 Notfallpatienten aus dem Kreis Cochem-Zell, darunter 130 mit Herzbeschwerden, nach Zell gebracht; hinzu kommen nahezu ebenso viele Notfälle aus dem Rhein-Hunsrück-Kreis, der ebenfalls stark auf den Standort angewiesen ist.

Der VG-Rat Kirchberg fordert, die Finanzierung von Krankenhaus und Notfallversorgung so lange sicherzustellen, bis tragfähige neue Konzepte vorliegen, und regt Pilotmodelle für ländliche Regionen zur Sicherung der Notfallversorgung am Standort Zell an.

Abschließend warnt der VG-Rat davor, dass ohne den Erhalt solcher Einrichtungen die medizinische Versorgung im ländlichen Raum weiter hinter die Städte zurückfällt.

14.01.25 · Vorschlag zum Erhalt des Krankenhauses Zell, Dr. med. K. F. Masuhr

Konzept zum Erhalt des Klinikums Mittelmosel – Kernaussagen

Dr. K. F. Masuhr beschreibt das Klinikum Mittelmosel als medizinisch voll leistungsfähigen Notfallstandort, dessen Qualität und Versorgungsnotwendigkeit außer Frage steht. Er verweist auf den von ihm mit aufgebauten neurologischen Schwerpunkt mit Stroke Unit und Frührehabilitation, der später erweitert wird und gemeinsam mit Kardiologie, Hochleistungs-CT, MRT, Chirurgie, Anästhesie und Intensivmedizin eine 24-Stunden-Notfallversorgung für Hirn- und Herzinfarkte gewährleistet.

Er stellt fest, dass die Schließung der neurologischen Abteilung nicht aus medizinischen, sondern aus strukturellen Gründen erfolgt, obwohl fachliche Kompetenz weiterhin vorhanden ist. Die Qualität der stationären Diagnostik und Behandlung in Zell wird nie infrage gestellt, die Sterblichkeit bei Schlaganfall- und Herzpatienten wird nachweislich gesenkt.

Masuhr kritisiert die Darstellung einer wirtschaftlich bedingten Unterbelegung und sieht Ursache und Wirkung vertauscht, da Bettenabbau, pandemiebedingte Einschränkungen und das Fallpauschalensystem maßgeblich zur finanziellen Lage beitragen. Er betont, dass das Klinikum eine Insolvenz abwendet und in früheren Bedarfsanalysen als unverzichtbar für die Region gilt.

Als Lösung fordert er:

- eine Übergangsfinanzierung durch das Land bis zur Umsetzung der Krankenhausreform,
- die Nutzung der neuen gesetzlichen Regelungen mit Vorhaltepauschalen insbesondere für Stroke Unit, Intensiv- und Notfallversorgung,
- neue Gespräche mit den Trägern, um den Standort zu sichern.

Strukturell schlägt er vor, die Stroke Unit kurzfristig wieder in Betrieb zu nehmen, da technische Voraussetzungen vorhanden sind. Telemedizinische Konsile werden als Ergänzung benannt. Er betont, dass die Mehrzahl der Schlaganfälle vor Ort behandelbar ist und längere Transporte das Risiko schwerer Behinderungen erhöhen.

Ein ambulantes MVZ wird ausdrücklich nicht als Ersatz, sondern höchstens als Ergänzung der stationären Versorgung beschrieben. Eine Akutbehandlung von Hirn- und Herzinfarkten ohne stationäre Betten wird als medizinisch und rechtlich nicht vertretbar eingeordnet.

Masuhr verweist auf deutlich überdurchschnittliche Fahrzeiten zu Stroke Units nach der Schließung in Zell und sieht dadurch ein steigendes Gesundheitsrisiko für Bevölkerung und Gäste. Er unterstützt das Bürgerbegehren zur Bedarfsanalyse der Krankenhausversorgung und fordert, vor endgültigen Entscheidungen alle medizinischen, demografischen und gesetzlichen Aspekte einzubeziehen.

18.01.25 · 100 Bürger zeigen Flagge für Kliniken

(Rhein-Zeitung, Cochem-Zell)

Demonstration in Mainz für den Erhalt der Krankenhäuser Zell und Kirn

Am 15. Januar 2025 demonstrieren rund 100 Bürgerinnen und Bürger aus Zell und Kirn vor dem rheinland-pfälzischen Gesundheitsministerium in Mainz für den Erhalt der Krankenhäuser in Zell und Kirn. Zwei Busse fahren am Morgen aus Kirn und Zell nach Mainz.

Unter den Teilnehmenden befinden sich die Bürgermeister der Verbandsgemeinden Zell (Thomas Jung, SPD) und Kirchberg (Frank Ensminger, SPD) sowie weitere kommunale Vertreter und Mandatsträger.

Die Demonstrierenden machen mit Transparenten und Sprechchören auf die aus ihrer Sicht drohende Schließung der Krankenhäuser aufmerksam und fordern deren Erhalt.

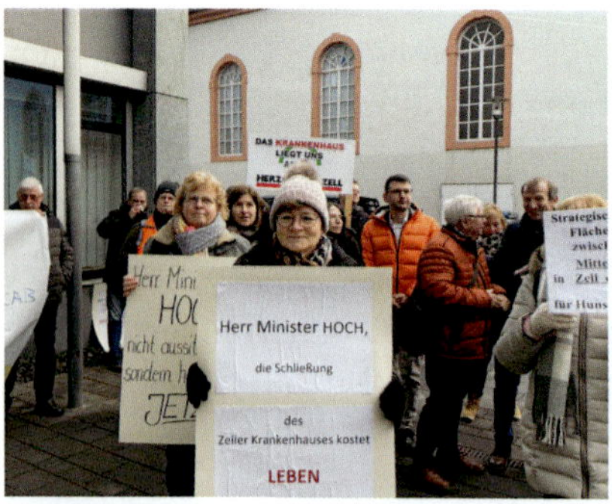
Herr Minister HOCH,
die Schließung
des
Zeller Krankenhauses kostet
LEBEN

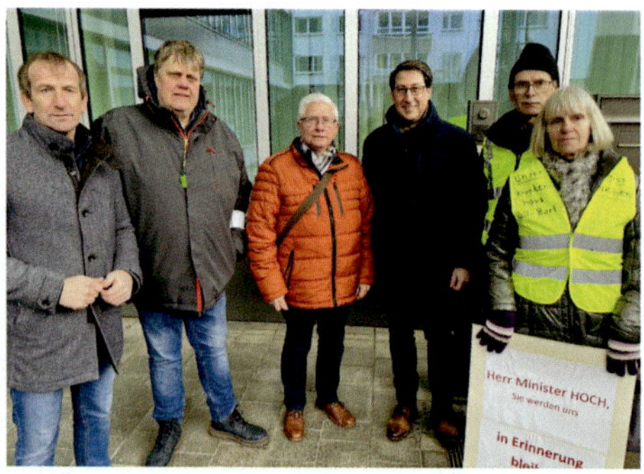
Herr Minister HOCH,
Sie werden uns
in Erinnerung

Fotos: Horst Reis

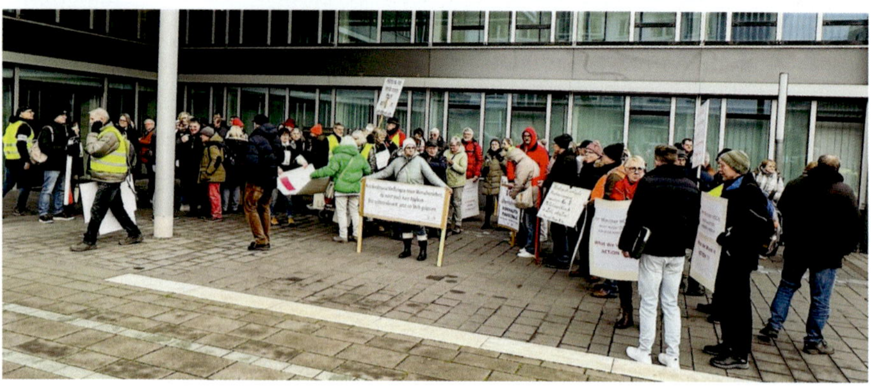

Hintergrund der Proteste ist die Unsicherheit über die zukünftige Rolle der Standorte Zell und Kirn im Zuge der Krankenhausreform sowie im Rahmen der Krankenhausplanung des Landes Rheinland-Pfalz. Insbesondere wird kritisiert, dass Entscheidungen zur Zukunft der Häuser getroffen würden, ohne dass transparente Bedarfsanalysen oder nachvollziehbare Planungsgrundlagen öffentlich vorlägen.

Vertreter des Gesundheitsministeriums erklären, dass bislang keine endgültigen Entscheidungen zur Schließung der Krankenhäuser getroffen worden seien. Zugleich wird darauf verwiesen, dass die Krankenhausplanung auf Landesebene an die Vorgaben der Bundesreform angepasst werden müsse.

21.01.25 · Notaufnahme in Wittlich ist oft überlastet

(Trierischer Volksfreund)

Am 21. Januar 2025 berichtet der *Trierische Volksfreund* über eine stark zunehmende Überlastung der Notaufnahme des Krankenhauses Wittlich. Die Zahl der Notfallpatientinnen und -patienten ist dort in den vergangenen fünf Jahren um rund **50 Prozent** gestiegen; aktuell werden etwa **30.000 Fälle jährlich** versorgt.

Als Ursachen werden insbesondere der **anhaltende Fachkräftemangel**, strukturelle Fehlsteuerungen im Gesundheitssystem sowie die Verlagerung von Patientinnen und Patienten in die Notaufnahmen aufgrund fehlender ambulanter Versorgungsangebote genannt. Die hohe Fallzahl führt regelmäßig zu **langen Wartezeiten**, **personeller Überlastung** und vereinzelt zu **Aufnahmestopps**, wodurch Rettungsdienste zeitweise auf andere Krankenhäuser ausweichen müssen.

Der Artikel stellt fest, dass sich die Situation absehbar nicht entspannen wird, da demografischer Wandel und Personalmangel fortbestehen und organisatorische oder bauliche Maßnahmen allein die strukturelle Überlastung nicht beheben können.

Vor dem Hintergrund der bereits bekannten **Schließungspläne für das Krankenhaus Zell** erhält der Bericht besondere Bedeutung: Eine zusätzliche Verlagerung von Notfällen aus dem Raum Zell, insbesondere nach Wittlich, würde bestehende Engpässe weiter verschärfen und die **regionale Notfallversorgung insgesamt zusätzlich unter Druck setzen**.

21.01.25 · Antwortschreiben Prof. Dr. Quaas Dauer Gutachten

Prof. Dr. Quaas, Medizinrechtler, hat sich in einem Schreiben an den Stadtbürgermeister der Stadt Zell, Hans-Peter Döpgen, sowie an den Verbandsgemeindebürgermeister Jürgen Hoffmann gewandt; die Bürgerinitiative wurde in Kopie informiert. In seinem Schreiben weist er darauf hin, dass der zugrunde liegende Sachverhalt außerordentlich komplex sei und bislang keiner gerichtlichen Klärung unterliege.

Vor diesem Hintergrund geht Prof. Dr. Quaas von einer Mindestbearbeitungszeit von etwa sechs Wochen ab Annahme des Angebots aus. Ein Entwurf des Rechtsgutachtens werde voraussichtlich bis **Ende März 2025** vorliegen.

26.01.25 · Antwort Staatsministerin Steingaß an Vertreter der BI

Im Januar 2025 protestieren rund 100 Bürgerinnen und Bürger der Bürgerinitiativen Kirn und Zell vor dem Gesundheitsministerium Rheinland-Pfalz in Mainz gegen die geplanten Veränderungen in der stationären Krankenhausversorgung. Im Zusammenhang mit dieser Demonstration kommt es zu einem kurzen persönlichen Austausch zwischen Vertreterinnen und Vertretern der Bürgerinitiativen und der Staatssekretärin im Ministerium für Wissenschaft und Gesundheit, Nicole Steingaß.

Im Anschluss sagt Frau Steingaß zu, sich der vorgetragenen Anliegen anzunehmen und die offenen Fragen schriftlich zu beantworten. Dieses Schreiben geht der Bürgerinitiative im Nachgang zu.

In ihrer Antwort bedankt sich Frau Steingaß für den konstruktiven Austausch und betont, dass die Sorgen der Bürgerinnen und Bürger seitens der Landesregierung ernst genommen werden.

Mit Blick auf den für Februar 2025 angesetzten Bürgerentscheid bietet sie der Bürgerinitiative an, nach dessen Durchführung erneut in einen gezielten Austausch mit dem Ministerium zu treten. Zu diesem Zeitpunkt soll Klarheit darüber bestehen, ob der Landkreis Cochem-Zell weitere Untersuchungen oder Maßnahmen zur Versorgungssituation plant; diese Erkenntnisse können dann als Grundlage für ein weiteres Gespräch dienen.

27.01.25 · Zukunft des Krankenhauses Zell (Mosel) Umwandlung in ein MVZ sorgt für Diskussionen

(Rundfunk- und Medienproduzent Christopher Neef)

Zitate aus dem Beitrag

<u>Hans-Peter Döpgen, Stadtbürgermeister Zell:</u>

»Wir wissen um die Probleme im Hause, haben gemeinsam überlegt, wie eine sichere Zukunft für das Krankenhaus gemeinsam auf den Weg gebracht werden kann und waren jetzt also alle sehr überrascht, als wir aus der Presse erfahren mussten, dass der Träger beabsichtigt, das Haus zu schließen. Eine vorherige Beteiligung unsererseits war also leider nicht erfolgt.

... Meiner Meinung nach hatten die Beteiligten am Schließungsprozess das Ganze intern verhandelt und Fakten geschaffen, ehe das Ganze in die Öffentlichkeit zur weiteren Diskussion gehen sollte. Nach dem, was Frau Staatssekretärin Steingaß gestern sagte, ist das Paket geschnürt und wird nicht mehr geöffnet. Das wird natürlich jetzt sehr schwer, eine kompetente Lösung für die Zukunft zu finden.

Ich hatte versucht vorzuschlagen, den 30.06. nicht als Endpunkt des Krankenhauses zu sehen, sondern bis eine Abdeckung und Regelung nach dem Landeskrankenhausgesetz gefunden ist, weiterzuführen und das dann mit dem Bürgerbegehren, mit dem Ergebnis aus diesen Untersuchungen in Einklang zu bringen. Leider ist man dieser Äußerung nicht gefolgt und hat nochmal zu erkennen gegeben, **dass man seitens des Landes im Moment keine Möglichkeit sieht, das Ganze hinauszuschieben.**

Dennoch werden wir weiter versuchen, das Ganze in der Weise so zu gestalten mit den Beteiligten, dass eine Notfallversorgung nach dem 01.07. hier in Zell und der gesamten Umgebung Mittelmosel mit Eifel und Hunsrück gegeben ist.«

<u>Jürgen Adler, ehemaliger Notarzt zum MVZ:</u>

»... Das ist doch bloße Augenwischerei für die Bevölkerung. Im MVZ werden Patienten ambulant versorgt, wobei schwere und lebensbedrohliche Verletzungen beziehungsweise Erkrankungen nicht entsprechend versorgt werden.«

<u>Landrätin Anke Beilstein:</u>

Frage Christopher Neef, Medienproduzent: Was passiert, wenn das MVZ nachts nicht mehr besetzt ist und ein Notfall eintritt?

»Im Grunde genommen das, was auch jetzt schon deutschlandweit überall mit Notfällen nach 22 Uhr passiert, auch insgesamt an anderen Orten im Landkreis. Da gibt es ja ein System 112 bzw. 116, 117, wenn die Ärzte geschlossen haben und von dort wird weitergeleitet und wird auch überlegt, welcher Art Notfall ist das. Im Grunde genommen wird das ganz normale System weiterlaufen, was bisher überall läuft.«

Also trotzdem diese längeren Transportwege des Rettungsdienstes? »Es ist völlig klar, wenn ein Krankenhaus schließt, dann werden Wege länger. Deswegen habe ich zum Beispiel auch darauf bestanden, dass wir den Aspekt genauer in den Blick nehmen. Wir müssen also schauen, genügen zum Beispiel die Rettungswagen, die wir aktuell haben, noch. Müssen wir möglicherweise an Notarztstandorten nachjustieren, um genau so etwas aufzufangen. Also genau diese Ängste, die nehme ich nicht nur sehr ernst. Das war im Übrigen der Hauptargumentpunkt, den ich in diesen Gesprächen eingebracht habe, dass ich immer wieder gesagt habe, wenn man ein Krankenhaus schließt und damit insgesamt das Netz der Krankenhäuser, der stationären Versorgung löchriger macht, dann muss aber gesichert sein, dass für die Notfälle Sorge getragen wird, damit an der Stelle keine Verschlechterung eintritt.

Und genau da sehe ich auch jetzt meine Aufgabe als Landrätin. Ich sehe es so, wenn ein Krankenhaus schließt, wird keine andere Art der Versorgung das eins zu eins auffangen können. Aber ich möchte, dass die Folgen, die negativen Folgen, so gering wie möglich bleiben. Und deswegen habe ich auch mit dem Kreistag natürlich gesprochen. Wir haben einstimmig verabschiedet, **dass wir ein Konzept haben möchten, was diesen Gedanken, diese Sorge aufgreift. Und dass wir überlegen, wie kann die Notfallversorgung künftig aussehen, damit genau solche Befürchtungen keine Begründung finden.**

Nun, ich glaube, die Entscheidung selber, das muss man ja einfach mal so sagen, die wird nicht vom Landkreis getroffen, auch nicht von der Landrätin oder dem Kreistag. Die Entscheidungen selbst treffen immer Krankenhausträger. Und insofern sehe ich die Kritik an dieser Stelle nicht als berechtigt an. **Für mich war es immer wichtig, dass ich die Erkenntnisse, die ich habe, der Bevölkerung transportiere. Und das habe ich immer dann auch gemacht, wenn die Erkenntnisse komplett vorlagen.**

Also ich stelle fest, dass die Bürger sehr unterschiedlich damit umgehen. Ich stelle fest, es gibt eine Gruppe, die sehr laut ist, teilweise sehr aggressiv und sehr persönlich wird. Das möchte ich nicht. Ich versuche da, auch wenn es manchmal echt weh tut, auf der sachlichen Ebene zu bleiben. Ich stelle aber auch fest, es gibt Bürger, auch aus der Bürgerinitiative. Und mit denen bin ich im Gespräch, die das Ganze durchaus auch sachlicher sehen. Mit denen kann man sich austauschen und überlegen, wie findet man Lösungen und gute Wege.

Ich stelle auch fest, es gibt eine dritte Gruppe von Bürgerinnen und Bürgern, die sich vielleicht nicht aktiv zum Beispiel auf der Mahnwache beteiligen, die mich aber ansprechen und sagen, Frau Beilstein, wir haben Angst, eine offene Meinung zu sagen, weil wir im Moment einfach erkennen, wir werden plattgemacht. Wenn wir vielleicht auch mal etwas sachlich äußern und es gibt andere Bürger, da kam jemand auf mich zu und hat gesagt, Frau Beilstein, bitte bleiben Sie in der Sache ehrlich. Versprechen Sie nichts, was man nicht halten kann. Von dieser Sorte Politiker haben wir genug. Und das ist eigentlich mein Weg. **Ich möchte, dass wir uns Realitäten stellen.** Auf beiden Seiten, so stellen wir fest, fühlen wir eine emotionale Lage.«

27.01.25 · Zweites Gespräch der Bürgerinitiative mit Landrätin Anke Beilstein

In einem zweiten Gespräch mit Landrätin Beilstein thematisieren Aktive der Bürgerinitiative das vom Landkreis verfolgte Versorgungskonzept, wonach die stationäre Versorgung auf Cochem konzentriert und der Standort Zell in ein ambulantes Gesundheitszentrum (MVZ) mit werktäglicher Notfallversorgung bis 22 Uhr umgewandelt werden soll. Grundlage ist das vom Kreistag zur Kenntnis genommenes Zielbild für das Klinikum Mittelmosel.

Die Landrätin erklärt, nach Informationen der Krankenhausträger verlaufe die Umsetzung planmäßig. Die Bürgerinitiative widerspricht ausdrücklich und verweist auf fehlende zentrale Voraussetzungen, insbesondere Kündigungen von Ärztinnen und Ärzten sowie fehlendes Personal für eine ambulante Notfallversorgung. Nach Einschätzung der Bürgerinitiative ist das geplante ambulante Notfallkonzept faktisch nicht umsetzbar.

Die Bürgerinitiative stellt die Frage, welche Konsequenzen gezogen würden, falls das Zielbild, das Voraussetzung für die Schließung ist, nicht realisiert werden könne. Die Landrätin weist diesen Gedanken zurück, sagt jedoch zu, sich zeitnah einen detaillierten Umsetzungsstatus vorlegen zu lassen.

Weiter wird betont, dass eine Verbesserung des Rettungswesens den Wegfall stationärer Akutversorgung nicht kompensieren könne. Als Mindestanforderung benennt die Bürgerinitiative eine 24/7-Notfallversorgung für Herzinfarkte, Schlaganfälle und schwere Traumata. Konkrete fachliche Vorschläge aus der Ärzteschaft liegen vor; ein Folgetermin wird in Aussicht gestellt. Unabhängig davon hält die Bürgerinitiative am Ziel des vollständigen Erhalts des Krankenhauses Zell fest.

Auf die Frage hin, was sein wird, wenn das Gesundheitszentrum scheitert, sagt die Landrätin: ***»diesen Gedanken dürfen Sie nicht einmal denken!«***

Die Landrätin wird nicht für die Schließungsentscheidung des Trägers verantwortlich gemacht. Kritisiert wird jedoch, dass durch fehlende Transparenz frühzeitig tragfähige Alternativen unter Einbindung von Fachleuten verhindert worden seien.

Im Nachgang übermittelt ein Arzt aus den Reihen der Bürgerinitiative ein ergänzendes Schreiben mit medizinisch-fachlichen Vorschlägen zur Aufrechterhaltung wesentlicher stationärer Leistungen, insbesondere der kardiologischen Notfallversorgung, und bittet um sachliche Prüfung sowie ein weiteres Gespräch unter Einbeziehung des Trägers.

Ein weiteres Gespräch zwischen Vertretern der BI und der Landrätin hat dann jedoch nicht mehr stattgefunden.

Januar 2025 · Reaktionen auf Konzeptvorschlag Klinikrettung, Dr. med. K. F. Masuhr

Reaktionen auf den Vorschlag zum Erhalt des Klinikums Mittelmosel

Theresia Winkelhöfer (Dernbacher Schwestern)
Bewertet den Vorschlag als »sehr interessant« und verweist ihn an den Entscheidungsträger Dr. Beiker weiter.

Sascha John (Alexianer)
Hält an früheren Entscheidungen fest und erklärt, an der gemeinsam getroffenen Entscheidung aller Beteiligten nichts ändern zu wollen.

Bistum Trier (für Stephan Ackermann)
Bestätigt Interesse am Vorschlag, erklärt jedoch, dass sich der Bischof nicht in Angelegenheiten des Trägerordens einbringen könne.

Bezirksärztekammer Koblenz
Unterstützt den Fortbestand des Klinikums ausdrücklich. Bewertet den Vorschlag als kompetenten Ansatz und spricht sich vollumfänglich für dessen Umsetzung aus – zum Wohle der Versorgung und der Arbeitsplätze.

Hans-Peter Döpgen (Stadt Zell)

Stimmt den Darlegungen uneingeschränkt zu, hält den fachlichen Ansatz für überzeugend und signalisiert Bereitschaft zur sofortigen Erörterung, auch mit Blick auf ein mögliches Pilotprojekt zur Notfallversorgung.

Benedikt Oster (SPD, MdL)

Bezeichnet den Vorschlag als fachlich hilfreich, steht im engen Austausch mit dem Gesundheitsminister und kündigt an, die Argumente in seine weiteren Gespräche einzubeziehen.

05.02.25 · Rettet Rechtsgutachten die Zeller Klinik?

(Rhein-Zeitung, Cochem-Zell)

Am 05. Februar 2025 berichtet die *Rhein-Zeitung* über die Beauftragung eines Rechtsgutachtens durch den Zeller Stadtrat zur geplanten Schließung des Klinikums Mittelmosel in Zell. In einer kurzfristig einberufenen Sitzung beschließt der Stadtrat einstimmig, ein Gutachten in Auftrag zu geben, um prüfen zu lassen, ob der stationäre Betrieb des Krankenhauses rechtlich noch in letzter Minute gerettet werden kann.

Mit der Erstellung des Gutachtens wird der Medizinrechtler Prof. Dr. Michael Quaas beauftragt. Gegenstand der Prüfung sind mehrere rechtliche Fragestellungen, unter anderem die Rechtmäßigkeit der Herausnahme des Krankenhauses Zell aus dem Landeskrankenhausplan Rheinland-Pfalz sowie die Frage, ob hierfür zwingend ein formelles Verfahren erforderlich ist, dem auch die Stadt Zell angehört und zu dem eine fachliche Stellungnahme abzugeben wäre.

Darüber hinaus wird geprüft, ob das Krankenhaus Zell als »unverzichtbar« im Sinne der Sicherstellung der stationären Versorgung einzustufen ist und welche Folgen eine Schließung für den Sicherstellungsauftrag des Landkreises Cochem-Zell hätte. Ebenfalls Teil des Gutachtens ist die Frage, ob durch die geplante Stilllegung zum 30. Juni 2025 Verpflichtungen gegenüber Beschäftigten, gegenüber der kommunalen Ebene oder gegenüber dem Land berührt werden. Der Artikel stellt dar, dass weder Stadt noch Verbandsgemeinde oder Landkreis nach bisheriger Auffassung die Entscheidung über den stationären Betrieb allein treffen können, da diese beim Krankenhausträger liegt. Zugleich wird darauf hingewiesen, dass die rechtliche Bewertung aufgrund der Komplexität des Sachverhalts bislang gerichtlich nicht abschließend geklärt ist.

Der Gutachter rechnet nach Angaben des Artikels mit einer mehrwöchigen Prüfungsdauer. Ziel des Gutachtens ist es, eine belastbare rechtliche Grundlage für das weitere Vorgehen zu schaffen, bevor irreversible Schritte im Zusammenhang mit der Schließung vollzogen werden.

12.02.25 · Antrag nach dem Landestransparenzgesetz

Eine Gruppe von fünf Personen aus der Bürgerinitiative stellt im Rahmen des Landestransparenzgesetzes Rheinland-Pfalz einen Antrag auf Zugang zu amtlichen Informationen.

Das Landestransparenzgesetz, das seit 2016 gilt, dient der Förderung von Transparenz und Offenheit in der Verwaltung und gewährt Bürgerinnen und Bürgern Einsicht in behördliche Informationen. Zudem verpflichtet es Landesbehörden, relevante Informationen proaktiv auf einer zentralen Transparenzplattform bereitzustellen.

Der Antrag wird formell von einer Person unterzeichnet, die inzwischen einen Fachanwalt für Verwaltungsrecht hinzuzieht.

Der Antrag richtet sich an folgende Institutionen:

- das Ministerium für Wissenschaft und Gesundheit Rheinland-Pfalz,
- die Kreisverwaltung Cochem-Zell,
- die Kassenärztliche Vereinigung,
- die Träger der beiden Krankenhäuser im Landkreis (hier wird aufgrund der privaten Trägerschaft keine Einsicht erwartet),
- sowie die Landesarbeitsgemeinschaft der Krankenkassen.

Beantragt werden sämtliche Informationen und Unterlagen, die im Zusammenhang mit der beabsichtigten Schließung des Krankenhauses Zell und dessen Umwandlung in ein Medizinisches Versorgungszentrum (MVZ) stehen. Dies umfasst insbesondere Gesprächsprotokolle, interne Notizen, Vertragsvereinbarungen sowie auch solche Dokumente, die nicht der Veröffentlichungspflicht unterliegen. Zusätzlich werden alle Unterlagen zur Vergabe externer Beraterleistungen beantragt, soweit sie im Zusammenhang mit dem Bürgerentscheid relevant sind.

Von der Kreisverwaltung liegt bereits eine erste Rückmeldung vor.

Die gesetzliche Antwortfrist von vier Wochen wird verlängert, da Rechte Dritter berührt sein könnten. Den betroffenen Dritten wird Gelegenheit zur Stellungnahme gegeben. Es wird darauf hingewiesen, dass einzelne Inhalte gegebenenfalls geschwärzt oder nicht vollständig zugänglich gemacht werden könnten.

Von der Kassenärztlichen Vereinigung geht ebenfalls eine Rückmeldung ein, wonach sie nicht verpflichtet sei, Auskunft zu erteilen.

Ziel des Antrags ist es, Einblick in die Entscheidungsgrundlagen zu erhalten, die zur geplanten Schließung des Krankenhauses geführt haben. Dazu zählen insbesondere mögliche Gutachten, Berichte oder wirtschaftliche Analysen sowie die Klärung der Frage, ob und welche Alternativen geprüft wurden. Darüber hinaus soll durch den Antrag Transparenz gegenüber der Öffentlichkeit hergestellt werden.

15.02.25 · Redebeitrag Dr. med. Kirmanoglou, Kardiologe, bei einer Mahnwache am Krankenhaus Zell

»... wir haben ... Herzkatheteruntersuchungen selber durchgeführt, darunter 500 akute Herzinfarkte, die schnell versorgt werden mussten, und wie wichtig eine akute Notfallversorgung ist, habe ich erst vorgestern, diesem Samstag, selber erfahren.

Wenn ich kurz erzählen darf: Da kam am Samstagmittag ein Bürger aus Zell mit zunehmenden Brustschmerzen zu uns in die Klinik. In der Diagnostik sahen wir, dass er einen beginnenden Herzinfarkt hat. Wir konnten ihn leider nicht selber versorgen, aufgrund Personalengpässe, die durch die Kündigungsprobleme entstanden sind. Sonst wäre das früher gar kein Problem gewesen.

Also haben wir uns daran gemacht, uns an das Telefon gesetzt und den Patienten an das nächstgelegene Krankenhaus mit Kardiologie zu verlegen. Wir haben angerufen, das nächstgelegene Krankenhaus in Wittlich. Wir haben zuerst abgelehnt, aufgrund mangelnder Intensivbetten. Wir haben angerufen, im Krankenhaus in Trier. Wir haben auch abgelehnt, aufgrund mangelnder Intensivbetten. Dann haben wir auch im Bundeswehrkrankenhaus in Koblenz angerufen. Die haben auch abgelehnt, aufgrund mangelnder Kapazitäten. Dann haben wir noch ein weiteres Krankenhaus in Koblenz angerufen. Wir haben auch abgelehnt.

Dann standen wir so da.

Ich hatte schon überlegt, ob ich eine Schwester aus ihrer Freizeit anrufe, ob sie so reinkommt, damit wir den Patienten versorgen.

Letztendlich haben wir den Rettungsdienst angerufen, ob die uns behilflich sein können.

Nach langer Diskussion hat das Krankenhaus in Wittlich bereit erklärt, den Patienten zu übernehmen und zu versorgen.

Das war die Versorgungssituation am Samstag.

Ich weiß nicht, wie das dann aussehen soll ab dem Sommer, wenn wir komplett vom Netz gehen.«

19.02.2025 · Es geht hier um Menschenleben

(Rhein-Zeitung, Cochem-Zell)

Bei der wöchentlichen Mahnwache vor dem Krankenhaus Zell schildert der Chefarzt der Inneren Medizin und Kardiologe Kiriakos Kirmanoglou die aus seiner Sicht dramatischen Konsequenzen einer Schließung des stationären Betriebs. Anlass ist ein konkreter Notfall wenige Tage zuvor, der exemplarisch die aktuelle Versorgungslage verdeutlicht.

Kirmanoglou berichtet, dass ein Patient mit akutem Herzinfarkt im Krankenhaus Zell vorstellig wird, jedoch aufgrund von Personalengpässen infolge von Kündigungen nicht mehr vor Ort versorgt werden kann. Mehrere umliegende Krankenhäuser – darunter Wittlich, Trier sowie Krankenhäuser in Koblenz – lehnen die Aufnahme des Patienten zunächst wegen fehlender Intensivbetten oder Kapazitäten ab. Erst nach längerer Suche erklärt sich schließlich ein Krankenhaus bereit, den Patienten zu übernehmen. Kirmanoglou äußert die Sorge, dass sich diese Situation nach der geplanten Schließung des Krankenhauses Zell ab Sommer 2025 weiter verschärft und die Region dann »komplett vom Netz« gehen kann.

Aus Sicht des Chefarztes besteht die zentrale Befürchtung darin, dass akute Notfälle, insbesondere Herzinfarkte, Schlaganfälle und schwere Traumata, künftig nicht mehr rechtzeitig versorgt werden können, da längere Transportzeiten und fehlende Aufnahmekapazitäten in umliegenden Kliniken lebensbedrohliche Verzögerungen verursachen.

Diese Sorgen teilen auch weitere Redner der Mahnwache. Vertreter der Bürgerinitiative weisen darauf hin, dass viele Bürgerinnen und Bürger Angst um ihre gesundheitliche Versorgung haben. Die Reaktionen reichen von Unverständnis bis hin zu Resignation. Die geplante Umwandlung des Standorts in ein Medizinisches Versorgungszentrum (MVZ) wird als kein gleichwertiger Ersatz für die stationäre Akutversorgung wahrgenommen.

Kommunalpolitische Vertreter aus benachbarten Regionen äußern ebenfalls ihre Befürchtungen. Der Bürgermeister der Verbandsgemeinde Traben-Trarbach betont, dass Gesundheitsversorgung keine Kreisgrenzen kennt und insbesondere im ländlichen Raum mehrere Klinikstandorte notwendig sind. Auch

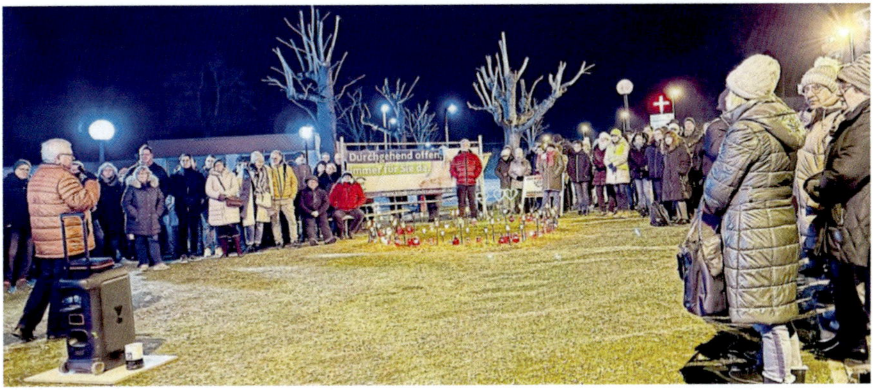
Durchgehend offen,
immer für Sie da

Foto: Teilnehmer der Mahnwache

der Zeller Verbandsbürgermeister warnt eindringlich, dass bei der Schließung des Krankenhauses Menschenleben auf dem Spiel stehen.

23.02.2025 · Erster Bürgerentscheid im Kreis Cochem-Zell am Tag der Bundestagswahl

Am 23. Februar, am Tag der Bundestagswahl, findet im Kreis Cochem-Zell der erste Bürgerentscheid des Kreises statt

23.02.25 · Ergebnis des Bürgerentscheids – 87 % der Wählerinen und Wähler des Landkreises stimmen mit JA!

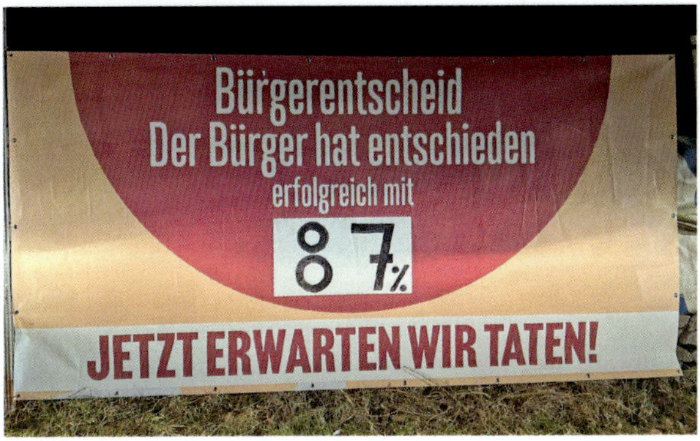
Bürgerentscheid
Der Bürger hat entschieden
erfolgreich mit
87%
JETZT ERWARTEN WIR TATEN!

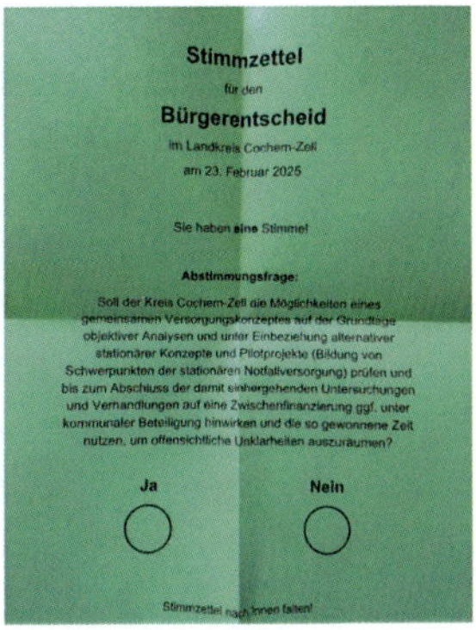

Stimmzettel

für den

Bürgerentscheid

im Landkreis Cochem-Zell

am 23. Februar 2025

Sie haben **eine** Stimme!

Abstimmungsfrage:

Soll der Kreis Cochem-Zell die Möglichkeiten eines gemeinsamen Versorgungskonzeptes auf der Grundlage objektiver Analysen und unter Einbeziehung alternativer stationärer Konzepte und Pilotprojekte (Bildung von Schwerpunkten der stationären Notfallversorgung) prüfen und bis zum Abschluss der damit einhergehenden Untersuchungen und Verhandlungen auf eine Zwischenfinanzierung ggf. unter kommunaler Beteiligung hinwirken und die so gewonnene Zeit nutzen, um offensichtliche Unklarheiten auszuräumen?

Ja ◯ **Nein** ◯

Stimmzettel nach innen falten!

Foto: Horst Reis

24.02.2 · Vergabeverfahren und zeitliche Einordnung nach dem Bürgerentscheid *(Homepage Kreisverwaltung)*

Vergabeverfahren und zeitliche Einordnung nach dem Bürgerentscheid

Nach dem positiven Bürgerentscheid vom **23.02.2025** leitet die Kreisverwaltung Cochem-Zell am 24.02.2025 das Vergabeverfahren zur Erstellung eines externen »Gemeinsamen Versorgungskonzeptes« ein.

Im Rahmen der Ausschreibung wird für die Erstellung des Versorgungskonzeptes eine Frist bis zum 30.06.2025 festgelegt.

Die Vorstellung des Konzepts ist für Juli 2025 vorgesehen.

Der 30.06.2025 ist zugleich der Zeitpunkt, zu dem der stationäre Betrieb des Krankenhauses Zell eingestellt werden soll. Damit endet die Frist zur Konzepterstellung zeitgleich mit der geplanten Schließung des Krankenhauses.

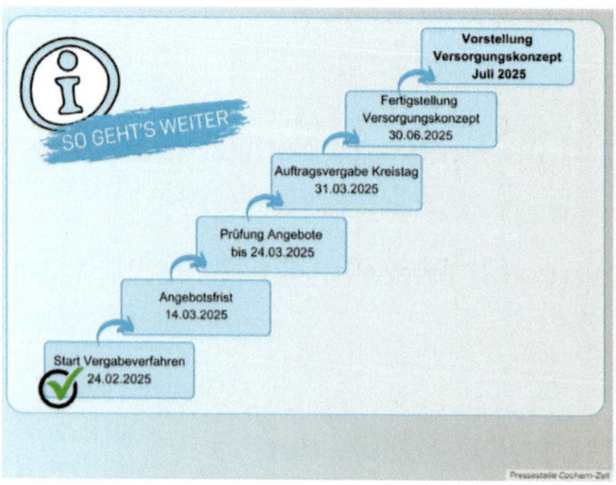

Abbildung: Kreisverwaltung Cochem-Zell

24.02.25 · Landrätin Anke Beilstein zum Ergebnis des Bürgerentscheids zum angestrebten »gemeinsamen Versorgungskonzept« *(Homepage Kreisverwaltung)*

Die Landrätin stellt fest, dass der Bürgerentscheid erfolgreich ist, die darin geforderte Prüfung durchgeführt wird, das Klinikum Mittelmosel in Zell jedoch dennoch schließt. Dies bezeichnet sie als den aktuellen Sachstand.

Sie hebt die Bedeutung des Bürgerentscheids als demokratisches Instrument hervor und betont, dass das positive Votum die hohe Relevanz einer gesicherten stationären Versorgung für die Bevölkerung deutlich mache. Sie kündigt an, dem Kreistag im März 2025 einen konkreten Vorschlag zur Umsetzung vorzulegen und erklärt, das Ergebnis sei aufgrund der emotionalen Lage erwartbar und nicht überraschend gewesen. Die Verwaltung habe deshalb bereits im Vorfeld die notwendigen Schritte vorbereitet, um den Prüfauftrag umzusetzen.

Wörtlich erklärt sie:

»Der Bürgerentscheid war erfolgreich, die damit angestrebte Prüfung wird durchgeführt, das Klinikum Zell wird nach meinem Kenntnisstand dennoch schließen, das ist zusammenfassend der aktuelle Sachstand.«

Weiter sagt sie:

»Die hohe Inanspruchnahme des Instruments Bürgerentscheid als wichtiger Bestandteil unserer Demokratie und das positive Ergebnis belegen eindrucksvoll, wie wichtig das Thema einer gesicherten stationären Versorgung für die Bevölkerung ist.«

Sie zeigt sich zuversichtlich, dass bei Zustimmung des Kreistags kurzfristig ein Auftrag für die Prüfung eines »gemeinsamen Versorgungskonzeptes« vergeben werden kann, um dem Bürgerbegehren »für mehr Transparenz und Objektivität Rechnung zu tragen«.

Unabhängig vom Bürgerentscheid verweist sie darauf, dass der Kreistag bereits am 07. Oktober 2024 den Handlungsbedarf zur Sicherstellung der akuten Notfallversorgung erkannt und ihre Initiative hierzu begrüßt habe.

Am 08. Januar 2025 habe der Kreistag folgerichtig beschlossen, ein externes Gutachten zur künftigen Notfallversorgung zu beauftragen.

Die Landrätin betont, dass das Notfallkonzept genau den Bereich betreffe, der ihr und der Bevölkerung nach der Schließung des Klinikums Mittelmosel besonders wichtig sei. Sie erklärt:

»Die Menschen müssen die Sicherheit haben, im Notfall gut versorgt zu werden.«

Ziel sei es weiterhin, bis zum 30. Juni 2025, dem Zeitpunkt der Schließung, eine fertige Lösung vorzulegen, die den zusätzlichen Versorgungsbedarfen gerecht wird und nahtlos an die neue Struktur in Zell (ambulantes Gesundheitszentrum) anschließt. Nach Abstimmungen mit der Rettungsdienstbehörde Mayen-Koblenz und der obersten Rettungsdienstbehörde im Innenministerium sollen bereits im März 2025 konkrete Ergebnisse im Kreistag vorgestellt werden.

Zusammenfassend erklärt sie:

»Ich denke, dadurch wird klar, dass für Kreistag und Landrätin die Sicherstellung der medizinischen Versorgung unserer Bevölkerung oberste Priorität hat.«

Abschließend unterstreicht sie ihren Anspruch auf Sachlichkeit und Realismus und betont:

»Mir ist eine ehrliche Kommunikation der Realitäten wichtig, auch dann, wenn diese für uns alle nicht schön sind.«

Sie wirbt für Zusammenarbeit und schließt mit dem Hinweis:

»Dazu bedarf es des Miteinanders und nicht des Gegeneinanders. Daher wiederhole ich an dieser Stelle gerne erneut mein Angebot zur Zusammenarbeit.«

Einordnung:

Der Bürgerentscheid wird damit in der Darstellung der Landrätin auf eine Prüfung und Konzeptentwicklung reduziert, während der im Entscheidungstext enthaltene Ansatz, durch Zwischenfinanzierung Zeit zu gewinnen, um objektive Analysen und alternative stationäre Konzepte oder Pilotprojekte zu prüfen, nicht aufgegriffen wird.

Die Möglichkeit alternativer Trägerschaften oder kommunaler Übergangslösungen wird in der Stellungnahme nicht thematisiert.

25.02.25 · Notfallversorgung soll für ganz Cochem-Zell stimmen

(Rhein-Zeitung)

Der Rhein-Zeitung-Artikel berichtet über die Reaktionen auf das Ergebnis des Bürgerentscheids vom 23.02.2025 und ordnet dieses in den Kontext der künftigen medizinischen Versorgung im Landkreis Cochem-Zell ein.

Zum Abstimmungsergebnis heißt es:

»87,3 Prozent derjenigen, die eine gültige Stimme abgaben, antworteten auf die Entscheidungsfrage mit Ja.«

Karlheinz G. Kirch, Vertreter der Bürgerinitiative, wird in der Rhein-Zeitung mit Blick auf die Zielsetzung des Bürgerentscheids wie folgt zitiert:

»Wir sind überwältigt vom Ergebnis.«

Weiter führt er zur inhaltlichen Ausrichtung der durch den Bürgerentscheid geforderten Prüfung aus:

»Wir wollen vermeiden, dass unsere medizinische Versorgung im Kreis insgesamt kollabiert.«

Zur Bedeutung der Prüfung erklärt Kirch:

»Die durch Bürgerbegehren und Bürgerentscheid durchgesetzte Prüfung, die der Kreis in Auftrag geben soll, zielt danach vor allem darauf ab, die Notfallversorgung für die Cochem-Zeller Bevölkerung genau unter die Lupe zu nehmen.«

Der Artikel greift zudem die Stellungnahme der Landrätin Anke Beilstein zum Ergebnis des Bürgerentscheids auf. Sie wird wie folgt zitiert:

»Das Ergebnis ist klar, und es überrascht mich auch überhaupt nicht.«

Zur Reichweite des Bürgerentscheids erklärt sie:

»Die Zukunft der stationären medizinischen Versorgung im Kreis sei ein unheimlich emotionales Thema.«

In Bezug auf den Inhalt des Bürgerentscheids und insbesondere die darin enthaltene Forderung nach einer Zwischenfinanzierung sagt Beilstein:

»Ein Aspekt, der Teil des Bürgerentscheids war, könnte noch heikel werden: die Prüfung soll die Kreisverwaltung ›auf eine Zwischenfinanzierung ggf. unter kommunaler Beteiligung hinwirken‹. Finanziell steht der Kreis zurzeit jedoch ohnehin alles andere als rosig da.«

31.03.25 · Kreistagssitzung 31.03.25 – Medizinisches Versorgungskonzept *(Kreisverwaltung Beschlussvorlage)*

Am 31.03.2025 befassen sich der Kreisausschuss und der Kreistag des Landkreises Cochem-Zell mit der Auftragsvergabe zur Erstellung eines *»Medizinischen Versorgungskonzeptes Cochem-Zell«*.

Grundlage ist der Bürgerentscheid vom 23.02.2025, der mit 87,3 % Ja-Stimmen positiv ausgeht.

Zur unverzüglichen Umsetzung des Ergebnisses bereitet die Kreisverwaltung bereits im Vorfeld ein freihändiges Vergabeverfahren vor, das am 24.02.2025 startet. Nach einer Marktrecherche fordert sie drei Beratungsunternehmen zur Angebotsabgabe auf. Die Angebotsfrist endet am 14.03.2025. Alle drei Unternehmen reichen fristgerecht Angebote ein. **Die Bewertung der Angebote erfolgt durch eine Bewertungskommission anhand festgelegter Kriterien, mit einer Gewichtung von jeweils 50 % für Preis und Referenzen. Alle Bieter legen nach Einschätzung der Kommission *»sehr gute«* Referenzen vor.** Den Zuschlag erhält das Angebot mit der höchsten Gesamtpunktzahl, das zugleich das preislich günstigste ist. Vorgeschlagen und beschlossen wird die Vergabe des Auftrags an das Institut für Health Care Business GmbH (hcb) mit

Sitz in Essen. Das Auftragsvolumen beträgt 61.606,30 € brutto, mit optionalen Leistungen bis zu einem Maximalbetrag von 66.366,30 €.

Da im Wirtschaftsplan 2025 hierfür keine Mittel vorgesehen sind, stellt der Eigenbetrieb Wirtschaft & Innovation der Kreiswerke Cochem-Zell die Kosten überplanmäßig bereit.

Die Konzepterstellung soll bis zum 30.06.2025 abgeschlossen sein; eine Vorstellung des Konzepts im Juli 2025 ist vorgesehen.

Das beauftragte Institut bietet die Konzepterstellung in fünf Modulen an, darunter:

- Bestandsaufnahme und Sichtung vorhandener Daten,
- Analyse von Herausforderungen und Trends (u. a. Ambulantisierung, Demografie, Fachkräftesituation, Krankenhausreform),
- Analyse der Ausgangslage (Leistungsportfolio, Erreichbarkeiten, Wettbewerber),
- Entwicklung und Bewertung verschiedener Versorgungsmodelle (Status quo, Zwei-Standort-Lösungen unter Einbeziehung alternativer Konzepte und Pilotprojekte, Ein-Standort-Lösung),
- sowie eine abschließende Ergebnispräsentation.

Die Fragestellung des Bürgerentscheids zum Hinwirken auf eine Zwischenfinanzierung ist Bestandteil der Konzepterstellung. Die beiden Krankenhausträger werden hierzu kontaktiert; ihre Rückmeldungen sollen im weiteren Prozess berücksichtigt werden.

Einordnung:

Dem Bürgerentscheid vom 23.02.2025 liegt ausdrücklich die Forderung zugrunde, die medizinische Versorgung im Landkreis Cochem-Zell auf der Grundlage objektiver Analysen zu prüfen. Diese sollen insbesondere auch alternative stationäre Konzepte und Pilotprojekte einbeziehen und dazu dienen, Unklarheiten auszuräumen, bevor irreversible Entscheidungen vollzogen werden. Der Text des Bürgerentscheids sieht zudem vor, bis zum Abschluss dieser Prüfungen auf eine Zwischenfinanzierung hinzuwirken, um den notwendigen zeitlichen Handlungsspielraum zu gewinnen.

Bereits im Vorfeld des Bürgerentscheids erklärt die Kreisverwaltung jedoch wiederholt, dass der Bürgerentscheid die Schließung des Krankenhauses Zell nicht verhindern könne.

Parallel kommuniziert sie ein bestehendes *»gemeinsames Versorgungskonzept«*, das die Schließung des stationären Standorts Zell und den Ausbau ambulanter Strukturen vorsieht.

Eine vorgelagerte, eigenständige Bedarfsanalyse zur Frage der Unverzichtbarkeit des Standorts Zell nimmt sie dabei nicht vor. Nach dem positiven Ausgang des Bürgerentscheids leitet die Kreisverwaltung am 24.02.2025 das Vergabeverfahren zur Erstellung eines *»Medizinischen Versorgungskonzeptes«* ein. Der Auftrag wird am 31.03.2025 vergeben, mit dem **Ziel, das Konzept bis zum 30.06.2025 fertigzustellen, exakt zu dem Zeitpunkt, zu dem der stationäre Betrieb des Krankenhauses Zell endet.**

Damit fällt der Abschluss der Analysen und die Entwicklung möglicher Versorgungsmodelle zeitlich mit der Schließung des Krankenhauses zusammen, obwohl der Bürgerentscheid gerade darauf abzielt, vor Abschluss der Untersuchungen Zeit zu gewinnen, um Entscheidungsgrundlagen zu klären und gegebenenfalls Alternativen zu prüfen. Eine faktische Überbrückungsphase, wie sie im Text des Bürgerentscheids vorgesehen ist, entsteht dadurch nicht.

In der praktischen Umsetzung kehrt sich somit die im Bürgerentscheid angelegte Reihenfolge um:

- **Statt: Analyse → Bewertung → Entscheidung**
  erfolgt faktisch:
  Entscheidung (Schließung) → Analyse → Konzeptdarstellung.
- Die geforderten objektiven Analysen sind zwar Bestandteil des Versorgungskonzeptes, können jedoch keine aufschiebende Wirkung mehr entfalten.
- Das im Bürgerentscheid benannte Hinwirken auf eine Zwischenfinanzierung bleibt ohne erkennbaren zeitlichen Spielraum, da der stationäre Betrieb unabhängig davon endet.

Diese Konstellation prägt die weitere Diskussion: Das Versorgungskonzept entsteht, nachdem zentrale strukturelle Fakten bereits geschaffen sind. Ob und in welchem Umfang die im Bürgerentscheid geforderten objektiven Analysen noch handlungsleitende Konsequenzen entfalten können, bleibt damit offen.

31.03.25 · Sicherstellung der Notfallversorgung im Landkreis, Informationen aus der Kreistagssitzung *(Kreisverwaltung Cochem)*

Kreistagssitzung 31.03.2025: Expertenerkenntnisse zur Notfallversorgung

In der Kreistagssitzung stellen Vertreter der Rettungsdienstbehörde Mayen-Koblenz, des Innenministeriums, des Ministeriums für Wissenschaft und Gesundheit sowie des Fraunhofer-Instituts IESE die Ergebnisse der Begutachtung zur Notfallversorgung nach der Schließung des Klinikums Mittelmosel vor.

Grundlage der Bewertung sind zwei Säulen: das Rettungswesen und die stationäre Notfallversorgung in umliegenden Krankenhäusern.

Rettungswesen

Die Analyse basiert auf realen Einsatzdaten der Jahre 2023 und 2024 und einer eventbasierten Simulation, die tatsächliche Fahrt- und Einsatzzeiten berücksichtigt.

Die gesetzliche Hilfeleistungsfrist von 15 Minuten wird im Landkreis im Durchschnitt eingehalten; die mittlere Eintreffzeit liegt unter 11 Minuten, in der Stadt Zell deutlich darunter.

Auch auf Ortsebene bestätigt sich dieses Bild; lediglich im Bereich der Rettungswache Lutzerath besteht weiterer Prüfbedarf.

Ein zusätzlicher Rettungswagen ab dem 01.07.2025 gleicht künftig längere Umlaufzeiten aus.

Die Notarztstandorte Senheim und Blankenrath bleiben bestehen.

Rettungshubschrauber stehen mit kurzen Eintreffzeiten zur Verfügung.

Durch Telenotarzt und Telekardiologie beginnen medizinische Maßnahmen früher; Zielkliniken sind vorbereitet, und Behandlungszeiten verkürzen sich trotz längerer Transportwege. Die Einführung des Telenotarztes ist zum 01.07.2025 vorgesehen.

Stationäre Notfallversorgung

Die 30-Minuten-Erreichbarkeit eines Krankenhauses gilt als Orientierungswert ohne rechtliche Bindung und wird landesweit überwiegend eingehalten.

Im Raum Zell kommt es in einzelnen Fällen zu geringfügigen Überschreitungen.

Die Kapazitäten der umliegenden Krankenhäuser werden als ausreichend bewertet.

In Wittlich werden zusätzliche Planbetten geschaffen und die Schlaganfallversorgung ausgebaut. Die höhere Fallzahl wird als Qualitätsvorteil gesehen.

Auch Cochem und Simmern übernehmen künftig relevante Versorgungsaufgaben.

Das geplante ambulante Gesundheitszentrum in Zell wird als Anlaufstelle für Alltagsnotfälle bewertet; anspruchsvolle ambulante kardiologische Leistungen sollen dort fortgeführt werden.

Überlastungen von Notaufnahmen werden als bundesweites Problem der Patientensteuerung eingeordnet.

Gesamtbewertung

Die Experten sehen das Rettungskonzept als belastbar an und empfehlen ein fortlaufendes Monitoring, um bei Bedarf nachzusteuern; dies wird zugesagt.

Zusätzliche Rettungsmittel schaffen notwendige Redundanz.

Das Land versichert ausreichende oder kurzfristig schaffbare stationäre Aufnahmekapazitäten.

Versorgungskonzept

Die vorgestellten Erkenntnisse bilden eine fachliche Grundlage für das vom Kreistag beauftragte »Medizinische Versorgungskonzept Cochem-Zell«, das durch das Institute of Health Care Business GmbH erstellt wird.

31.03.25 · Ein Facebookbeitrag Gruppe Klinikum Mittelmosel Zell – Unser Krankenhaus muss bleiben

Heute wurde dem Kreistag das sogenannte 'Notfallkonzept' in Cochem vorgestellt.
Ich fasse zusammen, was ich verstanden habe:
// Ausbau Telemedizin (Vorabklärung, ob wirklich ein Notfall vorliegt)
// Ein zusätzlicher RTW 12/7 für Zell, Erweiterung 24/7 wird angestrebt, wegen Personalmangel allerdings derzeit nicht umsetzbar
// 18 zusätzliche Betten für das Krankenhaus Wittlich
#notfallversorgung #einkonzeptwaskeinsist😪

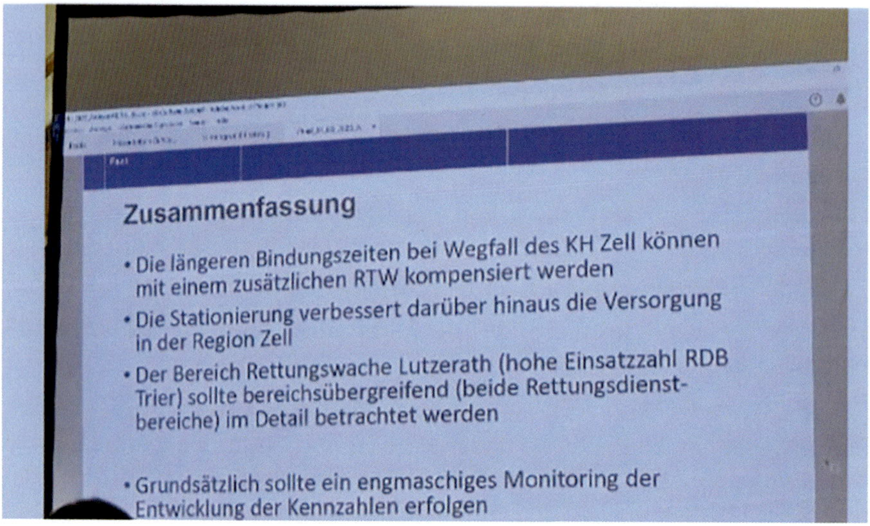

Foto: Dr. Gabriele Klaus

01.04.25 · Notfallversorgung soll gesichert sein *(Rhein-Zeitung)*

In der Kreistagssitzung vom 31.03.2025 informiert die Kreisverwaltung Cochem-Zell über die aktuelle Situation der Notfallversorgung im Zusammenhang mit der bevorstehenden Schließung des Klinikums Mittelmosel in Zell.

Es wird deutlich gemacht, dass die Schließung des Krankenhauses Auswirkungen auf die Rettungs- und Notfallversorgung im Landkreis hat.

Im Jahr zuvor werden 2.753 Patientinnen und Patienten aus dem Kreis ins Krankenhaus Zell eingeliefert, darunter 1.328 Notfalleinsätze, von denen 321 Einsätze mit Notarzt erfolgen.

Bei 752 Notfalleinsätzen ist das Zielkrankenhaus Zell. Zum Vergleich werden 787 Einsätze nach Cochem, 419 nach Wittlich und 363 nach Mayen verzeichnet.

Nach Einschätzung des Innenministeriums Rheinland-Pfalz führt der Wegfall des Krankenhauses zu längeren Bindungs- und Abfahrtszeiten des Rettungsdienstes. Diese können durch den Einsatz eines zusätzlichen Rettungswagens in Zell kompensiert werden.

Ein neuer Rettungswagen soll nach Angaben der Kreisverwaltung ab dem 1. Juli 2025 rund um die Uhr im Einsatz sein.

Zugleich wird darauf hingewiesen, dass die Rettungswache Lutzerath ebenfalls stärker in den Blick genommen wird, insbesondere aufgrund steigender Einsatzzahlen im Rettungsdienstbereich Trier. Die künftige Entwicklung im Kreis soll dabei berücksichtigt werden.

Mit Blick auf die umliegenden Krankenhäuser wird die Sorge geäußert, dass dort nicht ausreichend Kapazitäten zur Verfügung stehen könnten, um zusätzliche Patientinnen und Patienten aus dem Kreis Cochem-Zell aufzunehmen.

Das Gesundheitsministerium Rheinland-Pfalz geht davon aus, dass insbesondere Wittlich künftig eine stärkere Rolle übernehmen soll, vor allem in den Bereichen Kardiologie und Schlaganfallversorgung, bisherige Schwerpunkte des Zeller Krankenhauses.

Auch Cochem und Simmern sollen künftig eine wichtige Rolle spielen.

Die Entscheidung über Betrieb und Entwicklung der Krankenhäuser liegt jedoch bei den jeweiligen Trägern.

In der Debatte wird mehrfach betont, dass die Notfallversorgung im Landkreis gewährleistet bleiben muss.

Es wird darauf hingewiesen, dass jede zusätzliche Minute Fahrzeit von der Bevölkerung als lebensbedrohlich wahrgenommen wird.

Landrätin Anke Beilstein erklärt, dass die Sicherstellung der Notfallversorgung ein zentrales Thema für den Landkreis ist.

Sie betont, dass es keine einfachen Lösungen gibt und dass die Krankenhaus-Schließung nicht vom Landkreis veranlasst wird.

Der Kreistag hat jedoch die Verantwortung, die Folgen bestmöglich abzufedern.

Zudem wird darauf hingewiesen, dass sich das Gesundheitswesen insgesamt in einem umfassenden Umbruch befindet. Der Kreistag befasst sich weiterhin intensiv mit der Umsetzung des neuen medizinischen Versorgungskonzepts, den Aufnahmekapazitäten der umliegenden Krankenhäuser sowie dem Stand der Maßnahmen zur Sicherstellung der Notfallversorgung.

Des Weiteren wird darauf verwiesen, dass **Telemedizin** zunehmend eine Rolle spielt und **dass Wittlich zusätzlich 18 Planbetten als Kompensation für den Wegfall von Zell erhalten soll.**

05.04.25 · Ablehnung der Anträge auf Informationszugang nach dem Landestransparenzgesetz

Antworten auf Anträge nach dem Landestransparenzgesetz

Die von der Bürgerinitiative angeschriebenen Stellen lehnen den Antrag auf Informationszugang überwiegend ab.

Die **Kassenärztliche Vereinigung Rheinland-Pfalz** teilt mit, dass sie dem Antrag nicht entsprechen kann, da das Landestransparenzgesetz gemäß § 3 Abs. 6 LTranspG nicht für Selbstverwaltungsorganisationen der freien Berufe gilt.

Die **Landesarbeitsgemeinschaft der Krankenkassen Rheinland-Pfalz / SQMED** erklärt, dass keine geschäftlichen Beziehungen zur angefragten Institution bestehen und daher keine weiteren Informationen vorliegen.

Das **Ministerium für Wissenschaft und Gesundheit Rheinland-Pfalz** bestätigt den Eingang des Antrags zu Unterlagen im Zusammenhang mit den Vorverhandlungen und Verhandlungen zur geplanten Schließung des Klinikums Mittelmosel in Zell, lehnt den Antrag jedoch ab. Zur Begründung wird ausgeführt, dass die angeforderten Unterlagen Betriebs- und Geschäftsgeheimnisse mehrerer Krankenhausträger enthalten und wettbewerbsrelevant seien. Da die betroffenen Dritten der Herausgabe nicht zugestimmt hätten und kein überwiegendes öffentliches Interesse gesehen werde, sei eine Offenlegung nach § 16 Abs. 1 Nr. 1 LTranspG unzulässig. Auf die Möglichkeit von Widerspruch oder die Anrufung des Landesbeauftragten für die Informationsfreiheit wird hingewiesen.

Auch die **Kreisverwaltung Cochem-Zell lehnt den Antrag vollständig ab**. Sie verweist auf den Schutz von Betriebs- und Geschäftsgeheimnissen, **fehlendes überwiegendes öffentliches Interesse**, die Verletzung von Rechten Dritter sowie die Marktrelevanz der Informationen. Zudem erklärt sie, dass keine Unterlagen zu einer Vergabe externer Beratungsleistungen vorliegen, da ein entsprechendes Verfahren bislang nicht eingeleitet worden sei. Öffentlich zugängliche Informationen seien bereits über die Website der Kreisverwaltung verfügbar. Gegen den Bescheid kann innerhalb eines Monats Widerspruch eingelegt werden.

09.04.25 · Recherche ausgezeichnet *(Wochenspiegel, Cochem-Zell)*

Auszeichnung für Recherche zur geplanten Schließung des Zeller Krankenhauses

Der *Wochenspiegel* berichtet über die Auszeichnung seines Reporters Mario Zender für seine journalistische Recherche zu den internen Schließungsplänen des Zeller Krankenhauses.

Zender wird im Rahmen des Durchblick-Preises 2025 des Bundesverbands Deutscher Zeitungsverleger (BDZV) in der Kategorie »Beste journalistische Leistung« geehrt.

Ausgezeichnet wird eine Recherche, durch die bis dahin nicht öffentlich bekannte Planungen zur Schließung des Krankenhauses Zell bekannt werden. Die daraus resultierende Berichterstattung macht diese Pläne erstmals einer breiten Öffentlichkeit zugänglich und löst eine intensive öffentliche Diskussion aus.

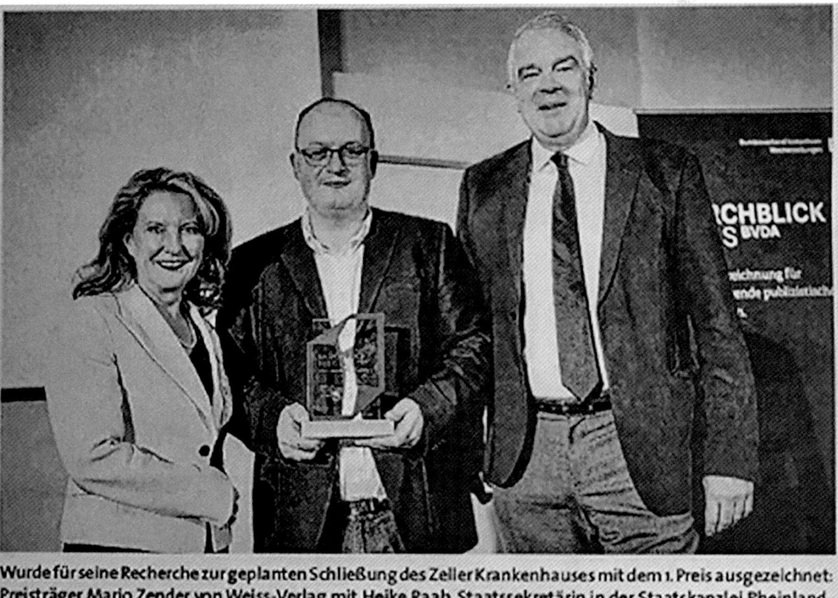

Wurde für seine Recherche zur geplanten Schließung des Zeller Krankenhauses mit dem 1. Preis ausgezeichnet: Preisträger Mario Zender von Weiss-Verlag mit Heike Raab, Staatssekretärin in der Staatskanzlei Rheinland-Pfalz, und BVDA-Vorstandsvorsitzender Alexander Lenders. Foto: Bernd Brundert/BVDA

In der Berichterstattung wird hervorgehoben, dass die Veröffentlichung der Recherche im Sommer 2024 erfolgt. Zu diesem Zeitpunkt ist intern bereits vorgesehen, den stationären Betrieb des Krankenhauses zum 30.06.2025 zu beenden.

Durch die journalistische Aufdeckung werden die Planungen rund ein Jahr vor der tatsächlichen Schließung öffentlich bekannt.

Der Preis würdigt ausdrücklich die Bedeutung von investigativem Lokaljournalismus für Transparenz und demokratische Kontrolle, insbesondere bei Themen mit erheblicher regionaler Tragweite wie der Gesundheitsversorgung.

15.04.25 · Chirurgie schon abgemeldet

Chirurgie im Klinikum Mittelmosel bereits vorzeitig abgemeldet

Im April 2025 wird bekannt, dass die chirurgische Abteilung des Klinikums Mittelmosel in Zell bereits vorzeitig vom regulären Krankenhausbetrieb abgemeldet ist. Grund dafür ist akuter Personalmangel wegen Kündigungen, insbesondere im ärztlichen Bereich.

Die Trägergesellschaft bestätigt, dass ein Betrieb der Chirurgie bis zur geplanten Schließung des Krankenhauses zum 30.06.2025 nicht mehr möglich ist. Zwar soll das Krankenhaus formal bis zur Jahresmitte 2025 geöffnet bleiben, ein Betrieb »im vollen Umfang« kann jedoch nicht mehr gewährleistet werden.

Hintergrund ist, dass Kündigungen von Mitarbeitenden bereits zum 31.12.2024 ausgesprochen werden, mit Wirksamkeit zum 30.06.2025. Infolge dieser Kündigungen stehen ab dem Frühjahr 2025 nicht mehr ausreichend Fachkräfte zur Verfügung, um insbesondere die chirurgische Versorgung aufrechtzuerhalten.

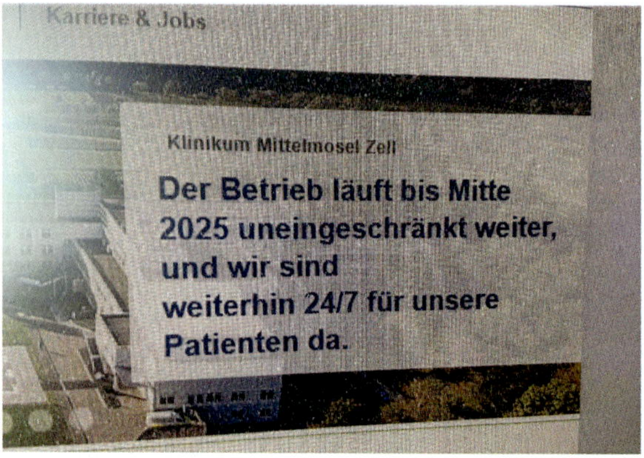
Karriere & Jobs
Klinikum Mittelmosel Zell
Der Betrieb läuft bis Mitte 2025 uneingeschränkt weiter, und wir sind weiterhin 24/7 für unsere Patienten da.

Foto: Bürgerinitiative Screenshot

17.04.25 · Lehrbeispiel einer Vernebelungstaktik: Leserbrief Dr. Schieffer *(Rhein-Zeitung)*

In einem Leserbrief kritisiert Dr. Schiefer, ehemaliger Chefarzt des Zeller Krankenhauses, das Vorgehen der Trägergesellschaft Katharina Kasper Via-Salus im Zusammenhang mit der Schließung des Klinikums Mittelmosel und dem geplanten Aufbau eines Medizinischen Versorgungszentrums (MVZ).

Er bezeichnet die öffentliche Darstellung des Vorhabens als »Vernebelungstaktik« und wirft dem Träger vor, aus finanziellen Gründen ein funktionierendes Krankenhaus der Grundversorgung zu schließen. Der geplante Neubeginn im MVZ stelle aus seiner Sicht lediglich eine Minimalversorgung dar.

Dr. Schiefer weist darauf hin, dass die Personalgewinnung bereits für das Krankenhaus schwierig gewesen sei und ein MVZ ausschließlich mit Fachärzten betrieben werden müsse. Er stellt infrage, wer diese Fachkräfte gewinnen und finanzieren solle, insbesondere vor dem Hintergrund der bereits erfolgten Kündigungen.

Weiter kritisiert er, dass mit dem Wegfall des Krankenhauses keine 24/7-Versorgung mehr möglich sei und sich die Versorgungssituation für die Bevölkerung verschlechtere. Eine Verbesserung der medizinischen Versorgung durch das MVZ sei für ihn nicht erkennbar.

Abschließend äußert Dr. Schieffer Zweifel an der Umsetzbarkeit des Konzepts und verweist auf die zunehmende Verlagerung medizinischer Verantwortung, etwa durch längere Rettungswege und den verstärkten Einsatz von Luftrettung.

23.04.25 · Neues Notfallkonzept erarbeitet *(Rhein-Zeitung, Cochem-Zell)*

Montag, 5. Januar 2026, 19:33

In dem Zeitungsartikel wird über eine Sitzung des Kreistages Cochem-Zell berichtet, in der ein Notfallkonzept für die Zeit nach der Schließung des Klinikums Mittelmosel in Zell vorgestellt wird.

Nach Darstellung des Artikels:

- wird dem Kreistag ein Notfallkonzept präsentiert, das auf die bevorstehende Schließung des Krankenhauses Zell reagiert,
- zeigt sich der Kreistag überzeugt, dass das vorgestellte Konzept geeignet ist, viele Ängste in der Bevölkerung zu nehmen,
- wird im Artikel mehrfach betont, dass aus Sicht des Kreistages die Notfallversorgung im Landkreis weiterhin gesichert ist,

- geht der Kreistag davon aus, dass die vorgesehenen Maßnahmen ausreichen, um die medizinische Versorgung in Notfällen auch künftig sicherzustellen,
- wird berichtet, dass das Konzept als Ergebnis intensiver Beratungen dargestellt wird,
- vermittelt der Artikel insgesamt den Eindruck, dass der Kreistag die präsentierten Maßnahmen als tragfähige Grundlage für die zukünftige Notfallversorgung betrachtet.

Der Artikel stellt damit dar, dass der Kreistag das vorgestellte Notfallkonzept positiv bewertet und davon ausgeht, dass die medizinische Notfallversorgung im Landkreis Cochem-Zell auch nach der Schließung des Klinikums Mittelmosel gewährleistet ist.

12.05.25 · Transparenzseite Krankenhaus Zell Mosel geht online: www.transparenzseitekrankenhauszellmosel.de

Zur transparenten Information der Bürgerinnen und Bürger über die im Zusammenhang mit der geplanten Schließung des Krankenhauses Zell geführten Verfahren, Anträge und Aktivitäten richtet die Bürgerinitiative eine eigene zusätzliche Internetseite ein. Ziel ist es, relevante Dokumente und Informationen zum Einsatz für den Erhalt des Krankenhauses bzw. für eine verlässliche Notfallversorgung öffentlich zugänglich zu machen, Einblick in laufende und bisherige Bemühungen zu geben sowie über rechtliche Schritte, juristische Ansatzpunkte und eine Spendensammlung zu informieren.

Im Zusammenhang mit der eingerichteten Transparenzseite wird ausdrücklich darauf hingewiesen, dass Unterlagen aus den geführten gerichtlichen Verfahren dort nicht veröffentlicht werden.

Die Entscheidung, diese Unterlagen nicht auf der Transparenzseite zu veröffentlichen, erfolgt aus taktischen Gründen und auf ausdrückliche Empfehlung des beauftragten Rechtsanwalts.

Auch nach Abschluss der Verfahren werden diese Dokumente nicht auf der Internetseite veröffentlicht, da sie integraler Bestandteil dieser Dokumentation sind und dort im entsprechenden zeitlichen und inhaltlichen Zusammenhang dokumentiert werden.

21.05.25 · Gemeinsam für eine gute Versorgung

(Wochenspiegel, Cochem-Zell)

Auf Einladung von Landrätin Beilstein findet im Kreishaus ein gemeinsames Gespräch mit der Katharina Kasper ViaSalus GmbH, Stadtbürgermeister H. P. Döpgen und Verbandsbürgermeister J. Hoffmann statt.

Zentrale Aussagen und Zitate der beteiligten Akteure

<u>Anke Beilstein (Landrätin)</u>

- Ziel des Treffens sei gewesen, über den aktuellen Stand der Versorgung im »Zeller Raum« zu informieren und Transparenz über die nächsten Schritte herzustellen.
- **Man habe sich bewusst kommunikativ zurückgenommen, um sich nun voll auf die nächsten Schritte in der Umsetzung des neuen Versorgungskonzeptes zu konzentrieren.**
- Es sei wichtig, nur belastbare Informationen nach außen zu geben, da Zwischenstände oder Momentaufnahmen wenig zielführend seien.
- **Die Umsetzung des Versorgungskonzeptes sei mit organisatorischen und strukturellen Aufgaben verbunden, auf die man sich nun konzentriere.**

<u>Manfred Sunderhaus (Geschäftsführung Katharina Kasper ViaSalus / Alexianer)</u>

- Die Rahmenbedingungen im Gesundheitswesen seien maßgeblich für die notwendigen Umstrukturierungen verantwortlich.
- **Trotz der Situation wolle man das vorhandene ambulante Leistungsangebot deutlich ausbauen.**
- Die bisherige Kommunikationsstrategie sei bewusst zurückhaltend gewesen; Zahlen, Daten und Fakten seien jedoch Grundlage der Entscheidungen.
- Sonderbedarfsanerkennungen (z. B. kardiologisch) seien möglich, wenn entsprechendes Personal vorhanden ist.
- Die Anerkennung von Sonderbedarfen und die Gewinnung von Fachärzten benötige Zeit.

Sabine Raimund (Geschäftsführerin Klinikum Mittelmosel)

- Sie stellte den aktuellen Umsetzungsstand im medizinischen Versorgungszentrum Zell dar.
- Es sei ein **Antrag auf kardiologischen Sonderbedarf gestellt worden**, um das Angebot erweitern zu können.
- **Ziel sei es, das ambulante Leistungsspektrum schrittweise auszubauen**, u. a. die **Erweiterung** des chirurgischen und allgemeinärztlichen Angebots und perspektivische Einführung zusätzlicher Leistungen (z. B. Gefäßchirurgie)
- Auch eine **Erweiterung der radiologischen Versorgung** werde vorangetrieben.

Hans-Peter Döpgen

- Das Gespräch diente dem Zweck, **Klarheit über den aktuellen Stand der Versorgung** zu erhalten.
- Die Sicherstellung einer bestmöglichen Versorgung für den Zeller Raum sei von zentraler Bedeutung.
- Transparenz gegenüber der Bevölkerung wurde als wesentlich hervorgehoben.

Jürgen Hoffmann

- Die ambulante Weiterentwicklung des Standorts Zell wurde als wichtiger Bestandteil der zukünftigen Versorgung dargestellt.
- Die Gespräche dienten dazu, konkrete nächste Schritte gemeinsam abzustimmen.

28.05.25 · Ambulantes Gesundheitszentrum Zell – Sachstand zum Zeitpunkt des Ortstermins *(Homepage Kreisverwaltung)*

Nach Angaben der Kreisverwaltung Cochem-Zell informiert die Geschäftsführung der Katharina Kasper ViaSalus GmbH politische Vertreter von Stadt, Verbandsgemeinde und Kreis über den Umsetzungsstand des geplanten ambulanten Gesundheitszentrums am Standort Zell-Barl. Der stationäre Krankenhausbetrieb soll am 30.06.2025 enden. Zur Überleitung der Versorgung sind ab dem 01.06.2025 ein Aufnahmestopp für Palliativpatienten und ab dem 15.06.2025 ein Aufnahmestopp für weitere stationäre Patienten vorgesehen.

Das bestehende MVZ Mittelmosel wird als ambulante Versorgungseinrichtung fortgeführt und ausgebaut. Zum Zeitpunkt der Information sind dort rund **zehn Fachärzte** tätig. Das MVZ verfügt über mehrere Fachdisziplinen und soll schrittweise erweitert werden.

Geplante bzw. bestehende medizinische Angebote:

- **Chirurgie:**
  Eine geplante ambulante OP-Zentrumsstruktur für Allgemein- und Gefäßchirurgie kann planmäßig nicht realisiert werden.
- **Anästhesie:**
  Ab dem 01.07.2025 soll eine anästhesiologische Versorgung zunächst an zwei Tagen pro Woche über eine Sitzverlagerung angeboten werden.
- **Hausärztliche Versorgung:**
  Eine Hausärztin ist aktuell tätig. Eine zweite Hausarztstelle soll voraussichtlich zum 01.09.2025 besetzt werden.
- **Gynäkologie und HNO:**
  Diese Fachbereiche sind besetzt. Im HNO-Bereich startet zunächst eine Ärztin, eine weitere wurde in Aussicht gestellt. Ambulante Operationen sind vorgesehen.
- **Gastroenterologie:**
  Aufgrund einer Kündigung ist eine Nachbesetzung erforderlich. Eine temporäre Zwischenlösung wird geprüft.
- **Kardiologie:**
  Ein Sonderbedarf wurde ordnungsgemäß beantragt und sollte am 11.06.2025 im Zulassungsausschuss beraten werden. Der Antrag wurde später zurückgezogen, nachdem der vorgesehene Kardiologe kurzfristig abgesagt hatte. Als Übergangslösung wird eine internistische Versorgung über einen hausärztlich tätigen Internisten im MVZ geprüft.
- **Radiologie:**
  Über einen Sonderbedarf (0,5 Sitze) entscheidet der Zulassungsausschuss am 11.06.2025.
- **Unfallchirurgie/BG-Sprechstunde:**
  Dieses Angebot kann nicht aufrechterhalten werden, da der Unfallchirurg in den Ruhestand ausgeschieden ist.
- **Physiotherapie und SAPV:**
  Diese spezialisierten ambulanten palliativen Versorgungsangebote können aktuell wegen fehlender Mitarbeiter nicht angeboten werden.

- **Hospiz/Kurzzeitpflege:**
  Ein Hospiz mit zunächst 20 Plätzen (perspektivisch 40 Plätze) ist geplant. Der Betrieb kann zum 01.07.2025 beginnen, eine offizielle Eröffnung ist für August 2025 vorgesehen.
- **Weitere geplante Angebote:**
  Vorgesehen sind zusätzliche Angebote in den Bereichen Naturheilkunde, Psychiatrie, Wundversorgung sowie ein Skoliosezentrum.
- **Externe Praxen:**
  Die Versorgung am Standort Zell-Barl soll durch externe Praxen in den Bereichen Dialyse, Augenheilkunde, Allgemeinmedizin und Pädiatrie ergänzt werden. Gespräche zur Erweiterung, u. a. im Bereich Urologie, laufen.

Öffnungszeiten und Notfallregelung:

Das ambulante Gesundheitszentrum soll werktags bis **16 Uhr** geöffnet sein. Eine Verlängerung der Öffnungszeiten bis 22 Uhr wird angestrebt, entsprechende Gespräche laufen.

Sprechstunden für Notfallpatienten sind für sogenannte Alltagsnotfälle vorgesehen. **Eine akute Notfallversorgung soll über Kooperationen mit umliegenden Krankenhäusern in Cochem, Simmern und Wittlich sichergestellt werden.**

Investitionen und Auslastung:

Die Geschäftsführung berichtet über *Investitionen in Millionenhöhe*, unter anderem in moderne Medizintechnik (z. B. ein neues CT). *Perspektivisch sollen 70–80 % der bisherigen Räumlichkeiten des Klinikums genutzt werden*. Ziel ist eine höhere Auslastung durch zusätzliche ambulante Angebote. *Der Standort Zell-Barl wird als langfristiger medizinischer Standort bestätigt.*

02.06.25 · Vorläufiges Augurzky-Gutachten wird im Kreistag vorgestellt

Der Kreistag Cochem-Zell wird am 02.06.2025 über den Stand des Medizinischen Versorgungskonzepts Cochem-Zell informiert, das infolge des positiven Bürgerentscheids in Auftrag gegeben wird. Nach einem Vergabeverfahren erhält das Institute of Health Care Business GmbH (hcb) am 31.03.2025 den Auftrag zur Erstellung des Konzepts.

Parallel zur Konzepterstellung soll geprüft werden, ob eine kommunale Zwischenfinanzierung zur Aufrechterhaltung stationärer Strukturen möglich ist. Hierzu werden beide Krankenhausträger erneut um Stellungnahme gebeten.

Die Marienkrankenhaus Cochem GmbH teilt mit Schreiben vom 10.03.2025 mit, dass ein umfassender Transformationsprozess strukturell notwendig ist. Als Gründe werden u. a. Vorgaben des Gemeinsamen Bundesausschusses (G-BA), fortschreitende Ambulantisierung, demografische Entwicklungen sowie die Einführung von Leistungsgruppen im Rahmen des Krankenhausversorgungsverbesserungsgesetzes genannt. Kurzfristige Zwischenfinanzierungen werden als ungeeignet zur Lösung der Strukturprobleme bezeichnet.

Interesse besteht ausschließlich an einer langfristig tragfähigen medizinischen und wirtschaftlichen Lösung.

Eine Beteiligung an der Aufrechterhaltung nicht zukunftsfähiger Doppelstrukturen wird ausdrücklich ausgeschlossen.

Mit Schreiben vom 20.03.2025 erklärt auch die Katharina Kasper Gruppe GmbH, dass der Transformationsprozess bereits sehr weit fortgeschritten ist und der »Point of no return« erreicht ist. Eine kommunale Zwischenfinanzierung sowie eine Weiterführung des Krankenhausbetriebs werden daher ebenfalls ausgeschlossen.

Aufgrund dieser übereinstimmenden Stellungnahmen beider Krankenhausträger wird festgestellt, dass eine kommunale Zwischenfinanzierung nicht möglich ist.

Für die Erstellung des medizinischen Versorgungskonzepts wird ein Leistungszeitraum von drei Monaten bis zum 30.06.2025 festgelegt. Der Prozess kann nach Abstimmung mit hcb beschleunigt werden, unter anderem durch den Einsatz zusätzlicher Personalressourcen. Bereits in dieser Kreistagssitzung sollen daher die wesentlichen Kernergebnisse des Prüfauftrags durch Prof. Dr. Augurzky vorgestellt werden.

Einordnung: Die in der Vorlage dargestellte Alternativlosigkeit beruht nicht auf rechtlichen Zwängen, sondern auf der Übernahme der Trägerargumentation durch den Kreis.

Zwar lehnen die bisherigen Krankenhausträger eine Zwischenfinanzierung und Weiterführung ab, dies schließt jedoch andere kommunale oder interkommunale Trägerschaftsmodelle nicht aus.

Der Kreis verzichtet darauf, solche Optionen eigenständig zu entwickeln oder umzusetzen, und verengt damit den politischen Handlungsspielraum faktisch selbst.

Die Berufung auf einen »Point of no Return« stellt somit keine objektive Grenze, sondern eine politisch akzeptierte Setzung dar.

Damit wird der kommunale Handlungsspielraum noch vor Abschluss des Versorgungskonzepts strukturell aufgehoben. Das Konzept kann folglich nicht mehr über Alternativen entscheiden, sondern nur noch Folgen eines bereits feststehenden Strukturbruchs beschreiben.

04.06.2025 · Antrag auf Erlass einer einstweiligen Anordnung beim VG Koblenz

Am 04.06.2025 stellt ein Arzt und Notarzt im Ruhestand, unterstützt durch die Initiative Notfallversorgung Mosel-Eifel-Hunsrück, beim Verwaltungsgericht Koblenz einen Antrag auf Erlass einer einstweiligen Anordnung.

Anlass und Ziel des Verfahrens

Gegenstand des Antrags ist die Feststellung, dass mit der Schließung des Klinikums Mittelmosel in Zell zum 30.06.2025 für den Antragsteller keine ausreichende Notfallversorgung mehr gewährleistet ist.

Beklagte

Beklagt wird das Land Rheinland-Pfalz, vertreten durch das Ministerium für Wissenschaft und Gesundheit.

Begründung

Ab 01.07.2025 soll in Zell ein Medizinisches Versorgungszentrum (MVZ) den Krankenhausbetrieb ersetzen.

Nach fachlicher Einschätzung stellt das MVZ kein gleichwertiges Ersatzangebot dar und ermöglicht lediglich die Versorgung von Alltagsnotfällen.

Zentrale stationäre Leistungen (u.a. Kardiologie, Neurologie, Innere Medizin, Unfallchirurgie) entfallen vollständig.

Ein als Gutachten herangezogenes Fachpapier, an dem Notärzte und ein ehemaliger Chefarzt der Zeller Klinik mitgewirkt haben, bestätigt die Gefahr einer unzureichenden Notfallversorgung.

Die Bedarfsanalyse weist auf eine erhebliche Versorgungslücke, eine konkrete Gefährdung der Bevölkerung sowie auf eine nicht beherrschbare Situation im Katastrophenfall hin.

Die Rettungsfahrzeiten würden sich in den Regionen Cochem und Hunsrück nahezu verdoppeln.

Pressemitteilung der Initiative Notfallversorgung:

Gerichtliche Schritte gegen die Schließung des Zeller Krankenhauses eingeleitet

Herr Jürgen Adler, Arzt und Notarzt im Ruhestand, hat am 04.06.2025 beim Verwaltungsgericht Koblenz einen Antrag auf Erlass einer einstweiligen Anordnung gestellt.

Inhalt des Antrages:

Es wird festgestellt, dass bei der Schließung des Klinikums Mittelmosel in 56856 Zell (Mosel) zum 30.06.2025 keine ausreichende Notfallversorgung für den Antragsteller mehr besteht.

Beklagt wird das Land Rheinland-Pfalz, vertreten durch das Ministerium für Wissenschaft und Gesundheit, Mainz.

Am 1. Juli 2025 soll in Zell ein Gesundheitszentrum (MVZ) in Betrieb gehen.

Aus Expertensicht ist das Projekt gescheitert: Das Ambulatorium ist ein Provisorium und kann das Klinikum Mittelmosel nicht ersetzen. Hier wird lediglich eine Versorgung von »Alltagsnotfällen« möglich sein.

Leistungen wie Kardiologie, Neurologie, Innere (Gastroenterologie) und Unfallchirurgie werden nach dem 01. Juli 2025 nicht mehr angeboten. Das

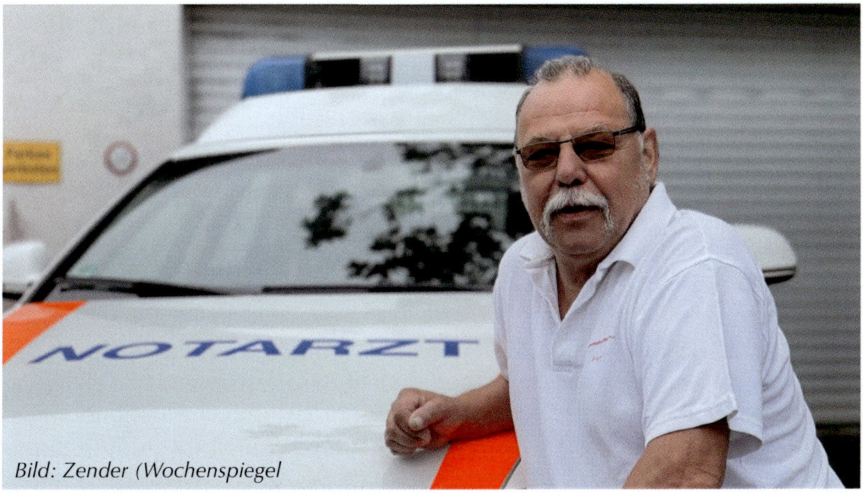

Bild: Zender (Wochenspiegel

Ministerium für Gesundheit RLP, die Kreisverwaltung Cochem-Zell und die beiden Krankenhausträger von Cochem und Zell haben das unglückliche Management zu verantworten.

Erstellt: 04.06.2025 Pressemittteilung Bekanntgabe der Klage Seite 2 von 2

Als Gutachten für das Verfahren vor dem Verwaltungsgericht wird eine Studie herangezogen, an der Notärzte und ein ehemaliger Chefarzt der Zeller Klinik mitgewirkt haben. Daraus geht zweifelsfrei hervor, dass der Antragsteller zu Recht befürchtet, im Notfall nicht mehr ausreichend versorgt zu sein.

Die Bedarfsanalyse ergibt, dass die im Kreis Cochem-Zell bestehende Versorgungslücke durch den Verzicht auf das Klinikum in Zell zu einer gravierenden Notlage mit konkreter Gefährdung der Bevölkerung und zu einer nicht mehr beherrschbaren Krise im Katastrophenfall führen würde.

Die zulässigen Rettungsfahrzeiten von 30 Minuten würden sich in den Regionen Cochem und Hunsrück nahezu verdoppeln.

Der Bürgerentscheid vom 23.02.2025 mit 87,3 % Ja-Stimmen, die Stadt Zell, die Verbandsgemeinde Zell, benachbarte Verbandsgemeinden außerhalb des Landkreises Cochem-Zell und die Ärztekammer unterstützen den Lösungsvorschlag des vorliegenden Gutachtens zum Fortbestand des Krankenhauses in Zell.

Jürgen Adler, Karin Goeres, Dr. Gabriele Klaus, Frank Klaus, Dr. Karl F. Masuhr, Petra Müller, Alexandra Reinhard und Horst Reis

04.06.25 · Presse zum Gutachten: Klinik Zell dicht, aber Notfälle versorgt? *(Rhein Zeitung)*

Kernaussagen von Claudia Rosen (Institut für Health Care Business)

Claudia Rosen erklärt im Artikel, dass sich die medizinische Versorgung in Zell und im Kreis Cochem-Zell durch die neue Konzeption insgesamt sogar verbessern könne. Sie hält die Umwandlung der bisherigen Krankenhausstandorte in ein ambulantes Gesundheitszentrum in Zell und eine stärkere stationäre Versorgung in Cochem für nachvollziehbar und umsetzbar. Nach ihrer Darstellung würden durch die Neuordnung stationäre Behandlungen künftig gebündelt und qualitativ abgesichert, während ambulante Leistungen vor Ort ausgebaut würden. Die bisherige stationäre Versorgung in Zell könne teilweise ambulant ersetzt werden, ergänzt durch stationäre Behandlungen an anderen Standorten. Insgesamt werde dadurch die Versorgung »stabilisiert« und perspektivisch verbessert.

Kernaussagen von Landrätin Anke Beilstein

Landrätin Anke Beilstein betont, dass der Kreis in den vergangenen Monaten eine intensive Debatte über die Zukunft der medizinischen Versorgung geführt habe. Sie stellt klar, dass die Entscheidung zur Schließung des Krankenhauses vom Träger getroffen worden sei und nicht vom Kreis.

Beilstein erklärt, Ziel sei es gewesen, das »Unvorstellbare«, nämlich eine Versorgungslücke, zu verhindern. **Sie äußert sich zuversichtlich, dass mit dem neuen Konzept die Versorgung in der Region sichergestellt werde. Die ambulante Versorgung in Zell solle gestärkt werden, während stationäre Notfälle künftig an anderen Standorten behandelt würden.** Sie kündigt an, dass das Gutachten überprüft werde und das Thema medizinische Versorgung weiterhin politisch begleitet werde. Die Debatte über die Zukunft des Standortes sei aus ihrer Sicht mit Vorlage des Gutachtens jedoch in eine neue Phase eingetreten.

Kernaussagen der Bürgerinitiative

Die Bürgerinitiative äußert im Artikel weiterhin **deutliche Zweifel an der neuen Konzeption**. Sie stellt infrage, ob die medizinische Versorgung, insbesondere im Notfall, ohne ein stationäres Krankenhaus in Zell ausreichend gewährleistet werden kann. **Aus Sicht der Initiative bleibt offen, wie schwere Notfälle zeitnah versorgt werden sollen und ob die längeren Wege zu anderen Krankenhäusern medizinisch vertretbar sind.**

05.06.25 · Ärztin stört Treffen – Rausschmiss in Zeller Klinik

(Rhein Zeitung)

Ortstermin am Klinikum Mittelmosel: Ärztin äußert Kritik an Notfallversorgung

Am 28. Juni 2025 informieren sich politische Vertreter von Stadt, Verbandsgemeinde und Landkreis bei einem Ortstermin am Klinikum Mittelmosel über den Stand des geplanten ambulanten Gesundheitszentrums. Während des Termins äußert eine niedergelassene Ärztin und Notärztin deutliche Kritik an der geplanten Versorgungssituation. Sie weist darauf hin, dass aus medizinischer Sicht insbesondere die Notfallversorgung nach der Schließung des Krankenhauses unzureichend sei. Nach ihren Angaben verlängern sich Anfahrtszeiten im Notfall erheblich, was bei Herzinfarkten, Reanimationen oder schweren Verletzungen lebensentscheidend sein könne. Sie macht geltend, dass das geplante ambulante Angebot keine vollwertige Notfallversorgung ersetzen könne. Die Ärztin beruft sich dabei auf ihre praktische Erfahrung im Rettungsdienst sowie auf medizinische Standards. Sie betont, dass es im Ernstfall um Minuten und Menschenleben gehe und dass aus ihrer Sicht die bestehende Konzeption diese Risiken nicht ausreichend berücksichtige.

Im weiteren Verlauf des Termins kommt es zu einer Auseinandersetzung zwischen der Ärztin und Vertretern der Trägergesellschaft sowie der Verwaltung. Laut Bericht wird die Ärztin aufgefordert, den Ortstermin zu verlassen. Nachdem sie dem nicht nachkommt, wird die Polizei hinzugezogen, um von ihrem Hausrecht Gebrauch zu machen. Die Ärztin verlässt anschließend das Gelände.

Im Artikel wird außerdem berichtet, dass die Ärztin erklärt, sie habe keine Einladung erhalten, sei jedoch aus fachlicher Verantwortung erschienen, um auf aus ihrer Sicht gravierende medizinische Risiken hinzuweisen. Vertreter der Trägergesellschaft verweisen demgegenüber darauf, dass es sich um einen internen Informationstermin handele.

11.06.25 · Mehr Tote im Rettungswagen *(Wochenspiegel, Cochem-Zell)*

Zwei erfahrene Notärzte aus dem Kreis Cochem-Zell warnen vor konkret lebensbedrohlichen Folgen der Schließung des Klinikums Zell. Sie beschreiben verlängerte Transportzeiten, den Wegfall schneller stationärer Notfallbehandlung und erklären, dass dies nach ihrer fachlichen Einschätzung zwangsläufig zu mehr Todesfällen im Rettungsdienst führen wird.

Wortgetreue Zitate aus dem Artikel »Mehr Tote im Rettungswagen« – Wochenspiegel (Mario Zender)

Zitate von Dr. med. Martina Hüttl (Hausärztin und Notärztin)

- »Seit der Schließung des Krankenhauses in Zell ist die stationäre Notfallversorgung im Kreis deutlich geschwächt.«
- »Besonders für Patienten mit akuten Herz-Kreislauf-Erkrankungen kann das lebensgefährlich werden.«
- »Im Ernstfall zählt jede Minute – doch genau diese Minuten fehlen uns jetzt.«
- »Die Menschen müssen weiter transportiert werden, oft über 40 Minuten.«
- »Das kann im schlimmsten Fall den Unterschied zwischen Leben und Tod bedeuten.«

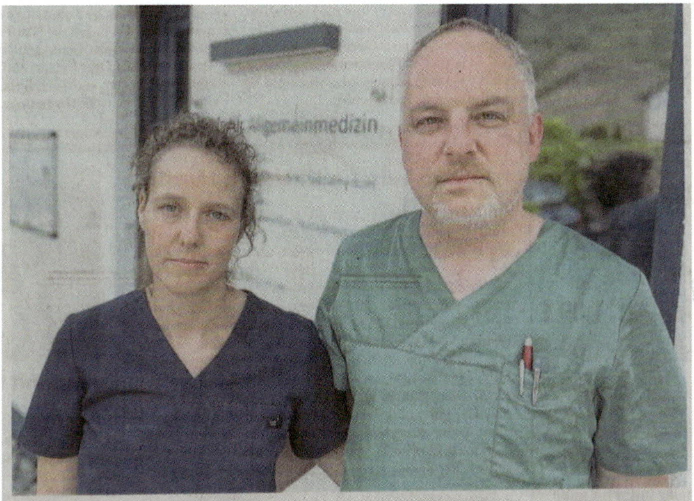

Die Notärzte, Dr. Martina Hüttl und Dr. Gerrit Fischer aus Bremm, sind in großer Sorge um die Sicherheit der Patientinnen und Patienten im Kreis Cochem-Zell. Foto: Zender

Zitate von Dr. med. Gerrit Fischer (Hausarzt und Notarzt)

»Wir beobachten seit der Schließung in Zell eine gefährliche Versorgungslücke.«

»Patienten, die früher schnell im Krankenhaus waren, sind jetzt deutlich länger unterwegs.«

»Das Risiko steigt erheblich, wenn Notfallpatienten erst nach Koblenz oder Mayen gebracht werden müssen.«

»Mehr Zeit im Rettungswagen bedeutet mehr Komplikationen – und ja, auch mehr Todesfälle.«

Zentrale gemeinsame Aussage der beiden Ärzte (Artikelkontext)

»Es wird mehr Tote im Rettungswagen geben, wenn die stationäre Notfallstruktur fehlt.«

11.06.25 · Kommentar Sorgen ernst nehmen *(Wochenspiegel)*

Am Rande bemerkt von Mario Zender

Ein modernes medizinisches Versorgungszentrum in Zell wurde versprochen, mit neuen Fachbereichen und besserer Versorgung. Geblieben ist wenig, zu wenig. Jetzt schlagen zwei Ärzte Alarm. Und das völlig zu Recht. Dr. Martina Hüttl und Dr. Gerrit Fischer sind keine Berufspessimisten. Sie sind Hausärzte. Und sie sind Notärzte. Sie wissen, was es heißt, wenn jemand mit einem Herzinfarkt vor ihnen liegt und der nächste Herzkatheter-Tisch über 40 Minuten entfernt ist. **Wer diese Warnung ignoriert, spielt mit Menschenleben. Die Politik sollte endlich zuhören, nicht nur den Beratern, sondern denen, die täglich schwerkranke Menschen versorgen.**

26.06.25 · Ablehnung Verwaltungsgericht Koblenz

Ablehnungsgründe des Verwaltungsgerichts Koblenz (Beschluss vom 26.06.2025)

Das Verwaltungsgericht Koblenz lehnt den Antrag auf Erlass einer einstweiligen Anordnung ab, weil dem Antragsteller die erforderliche Antragsbefugnis fehle.

Ein individueller Anspruch auf eine bestimmte Form oder einen bestimmten Ort der medizinischen Notfallversorgung lasse sich nicht aus Art. 2 Abs. 2 GG (Recht auf Leben und körperliche Unversehrtheit) ableiten.

Der Staat habe bei der Ausgestaltung der Gesundheitsversorgung einen weiten Einschätzungs- und Gestaltungsspielraum und müsse lediglich sicherstellen, dass die getroffenen Maßnahmen nicht völlig ungeeignet oder völlig unzulänglich seien.

Nach Auffassung des Gerichts sei dies nicht der Fall, da auf Krankenhäuser in Simmern, Cochem und Wittlich, auf zusätzliche Rettungsmittel, einen Rettungshubschrauber sowie auf ein ambulantes Gesundheitszentrum in Zell verwiesen werden könne.

Ein Anspruch auf die Aufrechterhaltung des Klinikums Mittelmosel oder auf eine optimale bzw. wohnortnahe Notfallversorgung bestehe verfassungsrechtlich nicht.

»Krankenhaus Zell schließt, Notarzt im Ruhestand Adler warnt: Notfallversorgung nicht mehr gewährleistet!«

Trotz Gutachten und Eilantrag wird der Vorstoß von Notarzt Jürgen Adler gegen die Schließung des Krankenhauses Zell am 26. Juni überraschend abgelehnt, noch vor Ablauf der gerichtlichen Frist. Das Verwaltungsgericht verweigert eine inhaltliche Anhörung der ergänzten Argumente. Adler prüft nun Widerspruch. »Die Politik hat leichtfertig gehandelt, die Region zahlt nun den Preis«, so der erfahrene Notarzt.

30.06.25 · Letzte Mahnwache am Krankenhaus Zell Schließungstag

Posting auf Facebook:

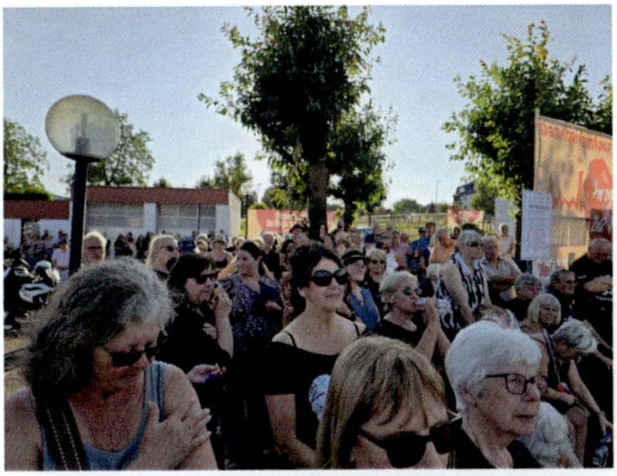

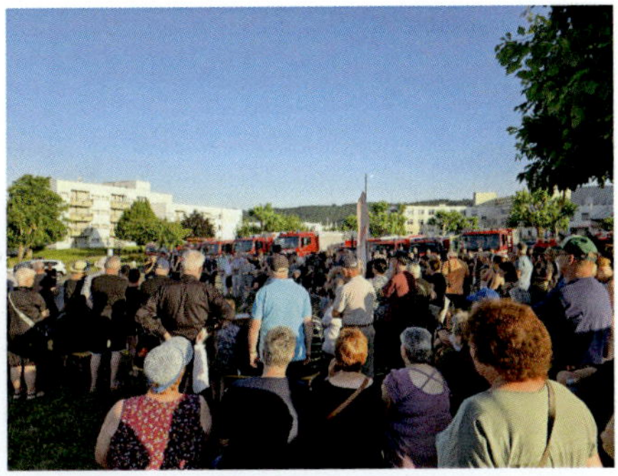

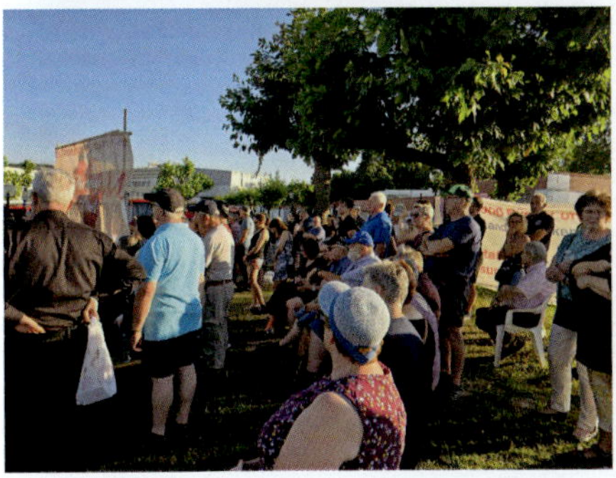

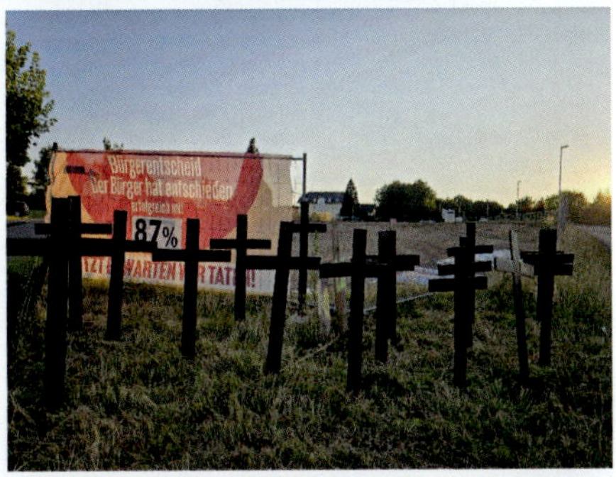
Bürgerentscheid
Der Bürger hat entschieden
87%

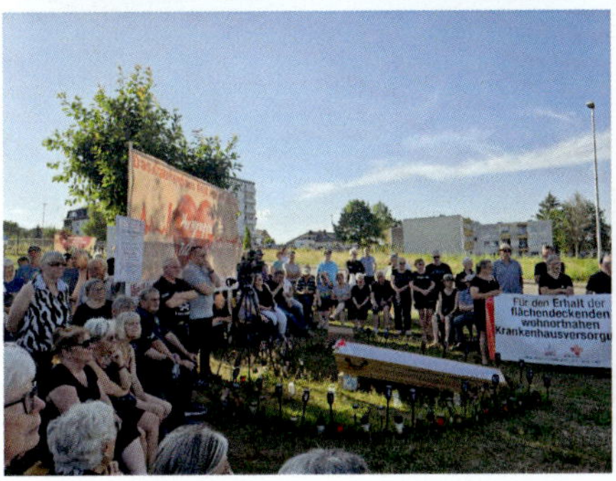
Für den Erhalt der
flächendeckenden
wohnortnahen
Krankenhausversorgu

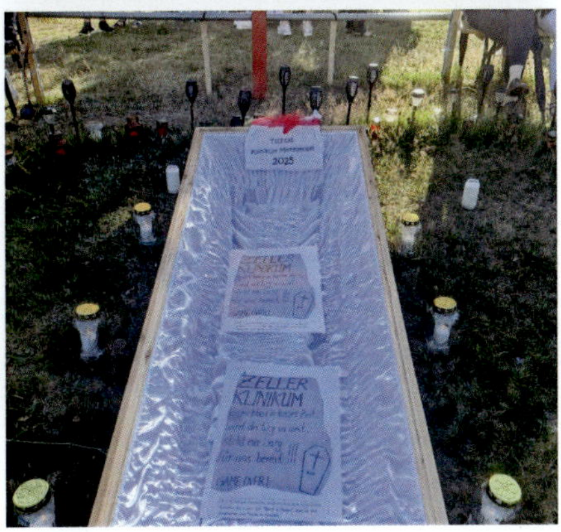
ZELLER
KLINIKUM

Fotos: Bürgerinitiative

»Eindrücke der letzten #Mahnwache an unserem Krankenhaus hier in Zell (Mosel).

Eine Ära geht heute zu Ende, das Zeller Krankenhaus schließt endgültig.

🥹

Traurig und besorgt schauen wir in die Zukunft.

#notfallversorgung #schutzpflichtdesstaates #klage #daseinsvorsorge #ovg #notfallversorgungländlicherraum«

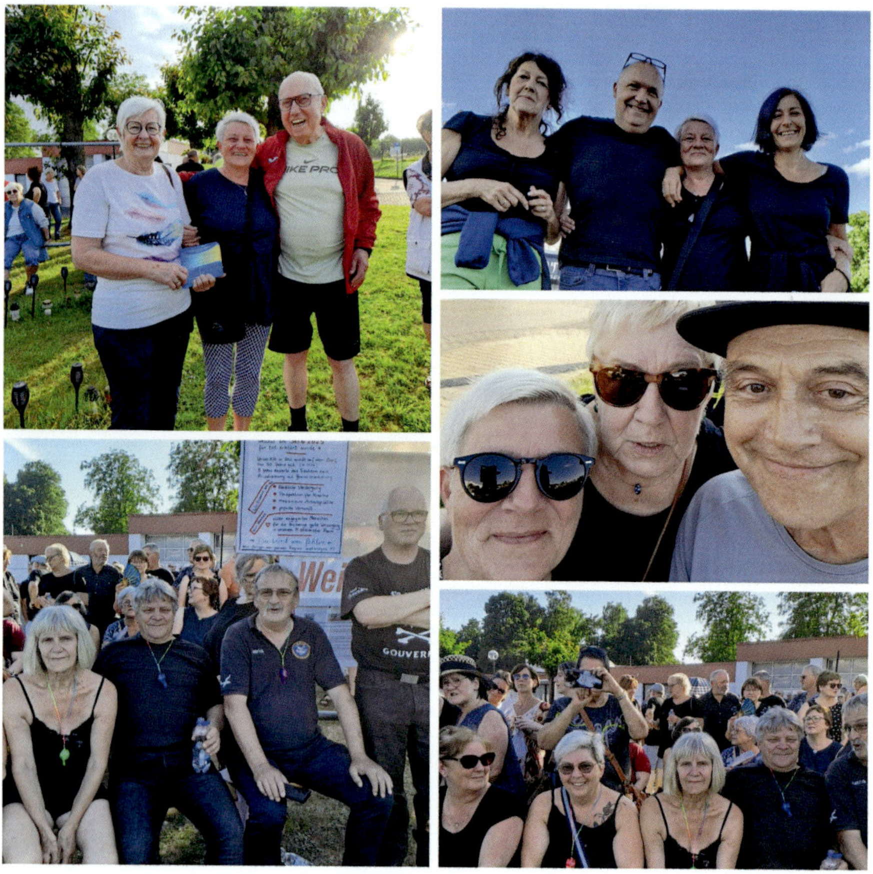

30.06.25 · Das Klinikum Mittelmosel in Zell schließt. Zitate aus Redebeiträgen der letzten Mahnwache am Krankenhaus

Zentrale Aussagen von Dr. med. Gerrit Fischer (Arzt und Notarzt) bei der Mahnwache am 30.06.2025

Dr. Fischer beschreibt die Schließung des Krankenhauses Zell vor dem Hintergrund eines bereits bestehenden massiven Pflege- und Ärztemangels als hochgefährlich. In Rheinland-Pfalz können zahlreiche Planbetten mangels Personal nicht mehr belegt werden; Notaufnahmen sind überlastet, Wartezeiten extrem, Aufnahmestopps Realität. Die Region verliert mit dem Krankenhaus Zell einen unverzichtbaren Anker der Akut- und Regelversorgung.

Er warnt eindringlich, dass Krankheit, Alter und Notfälle politisch keine starke Lobby haben und strukturelle Versorgungsprobleme systematisch verharmlost werden. Die offiziell behauptete »Sicherstellung der Notfallversorgung« stehe in deutlichem Widerspruch zur erlebten Realität im Rettungsdienst und in den Kliniken.

Mit der Schließung gehe nicht nur stationäre Versorgung verloren, sondern auch ein funktionierendes ambulantes Netzwerk: Fachärztliche Angebote, diagnostische Leistungen und niedrigschwellige Zugänge brechen weg. Das verschärft die Versorgungslage weiter und erhöht Risiken für Patientinnen und Patienten.

Dr. Fischer betont, dass Vertrauen in Politik und Demokratie nur durch Ehrlichkeit über die tatsächliche Lage entstehen kann. Die Missachtung des klaren Votums der Bevölkerung beim Bürgerentscheid vertiefe hingegen die Verunsicherung.

Abschließend spricht er den engagierten Unterstützerinnen und Unterstützern ausdrücklich Dank aus. Er würdigt insbesondere den Mut einzelner politischer Vertreter, sich trotz Gegenwinds auf die Seite der medizinischen Vernunft und der Bevölkerung zu stellen, und hält fest: Die Tragweite der heutigen Entscheidungen werde erst in den kommenden Jahren voll sichtbar werden.

Zentrale Aussagen von Jürgen Hoffmann, Verbandsbürgermeister, bei der Mahnwache

Jürgen Hoffmann bezeichnet die Schließung des Krankenhauses Zell als einen schwarzen Tag für die Verbandsgemeinde, die Stadt Zell und die gesamte Region. Trotz eines einjährigen gemeinsamen Einsatzes von Bürgerinnen und Bürgern, Kommunen und politischen Gremien kann die Schließung nicht verhindert werden.

Er stellt klar, dass Verbandsgemeinde, Stadt und Ortsgemeinden alle ihnen möglichen Schritte unternommen haben: Resolutionen, Forderungskataloge, Briefe an Bund, Land, Kreis, Krankenkassen, Kassenärztliche Vereinigung und Krankenhausträger, Gespräche mit Nachbarkommunen, Unterstützung von Demonstrationen, Mahnwachen, Unterschriftensammlungen und des Bürgerbegehrens. Trotz breiter Unterstützung, auch kreisübergreifend, bleiben diese Bemühungen ohne Erfolg.

Hoffmann betont die strukturelle Machtlosigkeit der Kommunen, da zentrale Entscheidungen bei Trägern und übergeordneten Ebenen liegen. Auch alternative Vorschläge, Pilotprojekte zur Notfallversorgung, Gespräche mit anderen Trägern und die Frage nach finanziellen Lösungen führen nicht weiter. Ein in Auftrag gegebenes Rechtsgutachten bestätigt, dass die Schließung juristisch nicht zu verhindern ist.

Der geplante Ausbau eines Medizinischen Versorgungszentrums (MVZ) wird von kommunaler Seite unterstützt, jedoch ausdrücklich kritisch begleitet. Aufgrund des massiven Fachärztemangels sieht Hoffmann keine verantwortbare Möglichkeit, diesen Ausbau abzulehnen.

Die größte Sorge gilt der künftigen Notfallversorgung. Zwar gehen Simulationen von einer Sicherstellung aus, doch ob dies der Realität standhält, bleibt offen. Die Entwicklung wird daher eng und kritisch beobachtet. Kreisübergreifende Gespräche mit den zuständigen Rettungsdienstbehörden werden initiiert, um Verantwortung klar einzufordern.

Abschließend dankt Hoffmann allen engagierten Bürgerinnen und Bürgern, Initiativen, Unterstützern und politischen Mitstreitern ausdrücklich. Er betont, dass der Einsatz notwendig, richtig und unverzichtbar war und dass die weitere Aufmerksamkeit und Unterstützung der Öffentlichkeit dringend gebraucht wird.

Zentrale Aussagen von Hans-Peter Döpgen, Stadtbürgermeister Zell (Mosel), bei der Mahnwache

Hans-Peter Döpgen dankt den Bürgerinnen und Bürgern ausdrücklich für ihren beharrlichen Einsatz bei Wind und Wetter und für das sichtbare Tragen des Bürgerwillens nach außen. Er betont die enge und abgestimmte Zusammenarbeit zwischen Stadt Zell und Verbandsgemeinde im gesamten Verfahren.

Er stellt klar, dass Stadt und Verbandsgemeinde gemeinsam Resolutionen verabschieden und spezialisierte Rechtsgutachten im Gesundheitsrecht beauftragen. Trotz dieser Schritte bleibt die kommunale Handlungsmacht stark begrenzt: Die Stadt Zell wird als Sitzgemeinde nach dem Landeskrankenhausgesetz zwar genannt, bislang jedoch vom zuständigen Ministerium nicht formell angehört. Döpgen kritisiert ausdrücklich, dass gesetzlich vorgesehene Beteiligungsrechte faktisch umgangen werden.

Er weist darauf hin, dass die Schließung nicht an fehlendem Willen oder fehlender Bereitschaft der Kommunen scheitert. Auch eine finanzielle Mitverantwortung zur Abfederung des Defizits wäre, unter großen Anstrengungen, möglich gewesen. Die Ursache sieht er im System selbst: Wenn ein Träger sich aus der stationären Versorgung zurückzieht, geht die Sicherstellungspflicht auf den Landkreis über.

Döpgen stellt die Annahme in Frage, dass das Krankenhaus Cochem allein die Versorgung des Landkreises sicherstellen könne. Er warnt vor zusätzlichen Belastungen durch die gleichzeitige Verlagerung der Notfallversorgung aus Bernkastel nach Wittlich und bezweifelt, dass dort ausreichend Kapazitäten für alle betroffenen Regionen vorhanden sind.

Die größte Sorge gilt der Notfallversorgung. Deshalb führt die Stadt Zell gemeinsam mit benachbarten Kommunen, insbesondere Traben-Trarbach und Bernkastel-Wittlich, Gespräche, um tragfähige Lösungen zu entwickeln. Erste Treffen finden bereits statt, weitere sind terminiert.

Mit einem historischen Rückblick auf die Gründung des Krankenhauses im Jahr 1886 stellt Döpgen den ursprünglichen Gedanken von Nächstenliebe und Daseinsvorsorge der heutigen Ökonomisierung des Systems gegenüber. Er macht deutlich: Die Trauer über den Verlust ist groß, aber Aufgeben kommt nicht in Frage.

Abschließend verspricht er den Bürgerinnen und Bürgern, dass Stadt und Verbandsgemeinde weiter dranbleiben, Verantwortung einfordern und für eine bestmögliche Sicherung der medizinischen Notfallversorgung kämpfen.

01.07.25 · Ein letztes Aufbäumen in Zell und ein Funken Hoffnung

(Rhein-Zeitung, Cochem-Zell)

Am 30. Juni 2025, dem Tag der endgültigen Schließung des Klinikums Mittelmosel in Zell, findet erneut eine Mahnwache vor dem Krankenhaus statt. Rund 250 Menschen versammeln sich, um gegen das Ende der stationären Versorgung zu protestieren und auf die aus ihrer Sicht gravierenden Folgen für die medizinische Notfallversorgung hinzuweisen.

Unterstützt werden sie unter anderem von Feuerwehren aus der Verbandsgemeinde Zell, die mit Fahrzeugen präsent sind und um 20 Uhr mit Sirenen einen eindringlichen Appell an Politik und Verantwortliche richten. Die symbolischen 18 jetzt schwarz lackierten Kreuze stehen dabei jeweils für 1.000 Einwohnerinnen und Einwohner und machen sichtbar, dass die bisherige 24/7-Notfallversorgung mit der Schließung verloren geht.

Mehrere Redebeiträge thematisieren die Sorge, dass Menschen künftig im Notfall nicht mehr rechtzeitig versorgt werden können. Es wird darauf hingewiesen, dass Patientinnen und Patienten nun längere Wege in Kauf nehmen müssen und medizinische Hilfe im Ernstfall zu spät eintreffen könnte. Vertreter der Bürgerinitiative erinnern an den Bürgerentscheid vom Februar 2025, bei dem sich 87,3 Prozent der Abstimmenden für eine Prüfung alternativer Lösungen ausgesprochen haben, sowie an laufende und bereits ausgeschöpfte rechtliche Schritte gegen die Schließung. Gleichzeitig wird betont, dass der Protest trotz der Niederlagen vor Gericht weitergeht.

Der Bürgermeister der Verbandsgemeinde Zell stellt klar, dass der Kampf für eine angemessene Notfallversorgung nicht beendet ist und die Kommune gemeinsam mit der Bevölkerung weiter für Verbesserungen eintreten wird. Auch kritische Stimmen aus der Ärzteschaft kommen zu Wort, die auf strukturelle Defizite und fehlende personelle Ressourcen im neuen Versorgungskonzept hinweisen. Die Mahnwache endet als stilles, aber deutliches Zeichen des Protests und der Trauer über den Verlust eines Krankenhauses mit jahrzehntelanger Geschichte, verbunden mit der Forderung, die medizinische Notfallversorgung in der Region dauerhaft und verlässlich sicherzustellen.

01.07.25 · Krankenhaus geschlossen – aber Protest geht weiter

(Wochenspiegel)

In dunkler Kleidung und spürbarer Betroffenheit versammeln sich gestern Abend zahlreiche Bürgerinnen und Bürger zur 38. und letzten Mahnwache vor dem Klinikum Mittelmosel in Zell. Ein Abschied, doch zugleich ein kraftvolles Signal: Der Widerstand gegen die Schließung des Krankenhauses lebt weiter, nicht nur auf der Straße, sondern auch vor Gericht.

Die gestrige Versammlung markiert den Abschluss einer monatelangen Protestbewegung, die mit einer ersten Kerzenwache im September 2024 beginnt. Daraus entwickelt sich eine regelmäßige Tradition: Jeden Montag kommen Bürgerinnen und Bürger zusammen, um ein Zeichen gegen die drohende Schließung des Krankenhauses zu setzen. Zur letzten dieser Zusammenkünfte sind zahlreiche Ehrengäste geladen. Gekommen sind unter anderem der Stadtbürgermeister von Zell, Hans-Peter Döpgen, VG-Bürgermeister Jürgen Hoffmann, der Bürgermeister der Verbandsgemeinde Traben-Trarbach, Marcus Heintel, sowie eine Abordnung der Bürgerinitiative »Rettet das Kirner Krankenhaus«, örtliche Ärzte und Feuerwehrkräfte.

VG-Bürgermeister Jürgen Hoffmann zeigt sich tief betroffen: »Das Krankenhaus macht zu und das macht mich unendlich traurig.« Die Verbandsgemeinde Zell hat gemeinsam mit der Stadt ein Jahr lang gegen die Schließung gekämpft und »alles in ihrer Macht stehende getan«, wobei »Macht« in diesem Zusammenhang, wie er betont, nur in »dicken Anführungszeichen« zu setzen sei. Für die Zukunft kündigt er an, den Ausbau des geplanten MVZ zu unterstützen, »aber auch kritisch zu begleiten«.

Deutliche Worte findet auch Dr. Gerrit Fischer, erfahrener Haus- und Notarzt: Von einer »absoluten Notsituation« und einem »eklatanten Ärztemangel« spricht er. »Wenn man alt und/oder krank ist, hat man eine schlechte Lobby«, kritisiert er, und setzt nach: »Was wir nicht brauchen, sind Politiker, die uns nicht die Wahrheit auftischen.«

Ein zentrales Thema dieser letzten Mahnwache ist die juristische Auseinandersetzung mit der Klinikschließung. Frank Klaus (Bürgerinitiative) informiert über den aktuellen Stand der Klage des bekannten Notarztes Dr. Jürgen Adler, der 36 Jahre im Zeller Raum tätig war. Am 4. Juni wird beim Verwaltungsgericht Koblenz ein Antrag auf einstweilige Anordnung gegen die Schließung eingereicht.

Das Verfahren wird begleitet von einem medizinischen Gutachten, erstellt unter Mitwirkung von Chef- und Notärzten. Antragsgegner ist das Land Rheinland-Pfalz, vertreten durch das Ministerium für Wissenschaft und Gesundheit (MWG). Obwohl das Gericht den Antragstellern bis zum 27. Juni eine Frist zur ergänzenden Stellungnahme eingeräumt hat, entscheidet es überraschend bereits am 26. Juni, einen Tag vor Fristende, den Antrag abzulehnen. Die zusätzlichen Argumente werden somit nicht mehr berücksichtigt.

»Die Entscheidung des Gerichts wirft unter anderem die Frage auf, warum die vom Gericht selbst gesetzte Frist nicht eingehalten wird.« Eine Beschwerde gegen die Entscheidung ist bis zum 10. Juli möglich, die Begründung müsste bis zum 28. Juli erfolgen. Zusammen möchte man hier den nächsten Schritt gehen. Aktuell wird rechtlich geprüft, ob die Vorgehensweise des Gerichts zulässig war.

Zur Unterstützung der juristischen Schritte werden in Zell und Umgebung Spendenaktionen organisiert, bislang kommen 15.300 Euro zusammen. Damit sei auch der Schritt zum Verwaltungsgericht zumindest finanziell leichter zu bewerkstelligen.

Auch Stadtbürgermeister Hans-Peter Döpgen äußert anschließend seine Sorge um die künftige Notfallversorgung. »Der Fehler liegt einfach im System«, sagt er und berichtet von ersten Gesprächen mit Kollegen aus Traben-Trarbach und Bernkastel-Wittlich.

Mit abgespielter Trauermusik *(time to say goodbye)* endet die letzte Mahnwache vor dem nun geschlossenen Zeller Krankenhaus, »aber der Protest geht weiter!«

05.07.25 · Klinik dicht, Kampf zu Ende? Nein, sagt die VG Zell

(Rhein-Zeitung)

Nach der Schließung des Klinikums Mittelmosel betont die Verbandsgemeinde Zell, dass ihr Einsatz für eine angemessene medizinische Versorgung im Zeller Raum fortbesteht. **Sie bewertet die aktuelle Versorgungslage kritisch und sieht insbesondere bei der Notfallversorgung weiteren politischen und fachlichen Klärungsbedarf.** Die VG verweist darauf, dass die Sicherstellung stationärer Versorgung Aufgabe der öffentlichen Hand ist und nicht allein wirtschaftlichen Entscheidungen der Krankenhausträger überlassen werden darf.

Zugleich signalisiert die VG Zell fortgesetzte Gesprächsbereitschaft mit Landkreis, Land Rheinland-Pfalz und weiteren Akteuren. Alternative Versorgungs- oder Finanzierungsmodelle schließt sie nicht aus, fordert dafür jedoch transparente Analysen und objektive Bewertungen.

07.07.25 · Einreichung Beschwerde beim OVG Koblenz

Am 7. Juli 2025 wird im Verwaltungsrechtsstreit Adler gegen das Land Rheinland-Pfalz beim Verwaltungsgericht Koblenz fristgerecht **Beschwerde gegen den Beschluss vom 26. Juni 2025 eingelegt**. Das Verfahren betrifft Fragen des Krankenhausrechts im Zusammenhang mit der Schließung des Krankenhauses Zell und wird als Antrag nach § 123 VwGO geführt. Die Begründung der Beschwerde wird ausdrücklich angekündigt, aber noch nicht eingereicht. Zur Vorbereitung beantragt der Rechtsanwalt Akteneinsicht in die Gerichtsakte. Zusätzlich wird das Gericht gebeten, die Bedarfsanalyse für das Krankenhaus Zell (verwiesen wird auf Seiten 33 f. der Verwaltungsakte) beizuziehen und ebenfalls zur Einsicht zur Verfügung zu stellen.

11.07.25 · Dank an Generationen – Unsere Mittelmoselklinik ist Geschichte *(Zeller Landnachrichten)*

Der Beitrag des Zeller Stadtbürgermeisters H. P. Döpgen in den Zeller Land Nachrichten blickt auf die fast 140-jährige Geschichte des Krankenhauses Zell zurück, das von seiner Gründung im Jahr 1886 bis zur Schließung im Jahr 2025 ein zentraler Bestandteil der medizinischen Versorgung an der Mittelmosel war.

Über Generationen hinweg habe das Krankenhaus weit mehr als nur medizinische Leistungen erbracht: **Es war ein Ort der Sicherheit, der Hilfe in Notlagen und ein fester Anker für die Bevölkerung der Region sowie für zahlreiche Gäste.**

Hervorgehoben wird, dass die Entwicklung des Krankenhauses stets eng mit dem gesellschaftlichen, medizinischen und technischen Fortschritt verbunden war. Das Haus habe sich immer wieder an neue Anforderungen angepasst und dabei maßgeblich zur stationären und notfallmedizinischen Versorgung beigetragen.

Besonders betont wird die Rolle des Krankenhauses als verlässlicher Bestandteil der Daseinsvorsorge, gerade in einer ländlich geprägten Region. Der Grundtenor des Artikels ist von Dankbarkeit und Wehmut geprägt:

Dank an all jene Generationen von Mitarbeitenden, Ärzten, Pflegekräften und Unterstützern, die das Krankenhaus über Jahrzehnte getragen haben, und zugleich die Feststellung, dass mit der Schließung ein bedeutendes Kapitel regionaler Gesundheitsgeschichte endet. Abschließend macht der Beitrag deutlich, dass mit dem Ende des Krankenhauses nicht nur ein Gebäude verschwindet, sondern ein **Stück Identität, gelebte Verantwortung und medizinische Versorgungssicherheit verloren geht. Die Mittelmoselklinik wird als historisch gewachsenes Symbol für Fürsorge und Gemeinschaft in Erinnerung behalten.**

13.07.25 · SWR Beitrag – Zur Sache RLP

Der Fernsehbeitrag schildert eindrücklich die Folgen der Schließung des Klinikums Mittelmosel für die Bevölkerung in Zell und der Region. Besonders der Wegfall der Notaufnahme wird als gravierender Einschnitt beschrieben, da sich die Fahrzeiten zu geeigneten Krankenhäusern erheblich verlängert haben und äußere Faktoren wie Hochwasser, Großveranstaltungen oder fehlende Klinikkapazitäten zusätzliche Risiken bergen. Anhand konkreter Einzelfälle wird gezeigt, dass es bei akuten Notfällen zu erheblichen Verzögerungen kommen kann, die potenziell lebensbedrohlich sind.

Während die Landesregierung auf eine flächendeckende Notfallversorgung innerhalb von 30 Minuten verweist, stehen dem im Beitrag geschilderte Erfahrungen von Betroffenen, Ärzten und Kommunalvertretern gegenüber. Diese berichten von Unsicherheit, Vertrauensverlust und der Sorge, dass insbesondere der ländliche Raum medizinisch abgehängt wird. Der Beitrag macht deutlich, dass die Schließung des Krankenhauses für viele Menschen nicht nur eine strukturelle Veränderung, sondern eine konkrete Gefährdung im Alltag bedeutet.

22.07.25 · Offener Brief an den Ministerpräsidenten von RLP, Alexander Schweizer

Die Initiative wendet sich in einem offenen Brief an den rheinland-pfälzischen Ministerpräsidenten Alexander Schweitzer und warnt vor einer lebensgefährlichen Lücke in der Notfallversorgung nach der Schließung des Klinikums Mittelmosel in Zell. Sie unterstützt die Klage des langjährigen Notarztes Jürgen Adler, der vor akuten Risiken für die Bevölkerung im Landkreis Cochem-Zell warnt.

Zentrale Kritik ist, dass medizinische Warnungen, die Forderungen des Bürgerentscheids vom 23.02.2025 (87 % Zustimmung) sowie das angebotene Lösungskonzept politisch nicht berücksichtigt werden. Die Initiative betont, dass es im Landkreis keine geeignete Klinik mehr für zeitkritische Akutbehandlungen (Stroke Unit, Herzkatheterlabor, Traumazentrum) gibt und dass Minuten über Leben, Tod oder schwere Behinderung entscheiden.

Kernforderung: Notfallversorgung ist staatliche Daseinsvorsorge und ein Grundrecht. Medizinische Entscheidungen im Einsatzfall dürfen nicht politisch vorgegeben werden; die Entscheidung über Zielklinik und Fahrtroute liegt beim fachlich ausgebildeten Einsatzpersonal vor Ort. Politisch angeordnete Umwege gefährden Leben und sind medizinisch wie rechtlich unzulässig.

25.07.25 · Einreichung Beschwerdebegründung beim OVG

Die Beschwerde rügt zunächst eine Verletzung des rechtlichen Gehörs, da das Verwaltungsgericht vor Ablauf der gesetzten Frist entscheidet und die ergänzende Begründung nicht mehr berücksichtigt. Zudem beanstandet sie, dass das Gericht die Antragsbefugnis zu Unrecht verneint und dabei Zulässigkeit und Begründetheit vermischt: Für die Zulässigkeit genügt die Möglichkeit einer Grundrechtsverletzung aus Art. 2 Abs. 2 GG.

Unter Verweis auf einschlägige Rechtsprechung wird klargestellt, dass bei potenziellen Notfallpatienten die Darlegungsanforderungen nicht überspannt werden dürfen (effektiver Rechtsschutz, Art. 19 Abs. 4 GG). Inhaltlich kritisiert die Beschwerde eine unzureichende Sachverhaltsermittlung und das Fehlen eines tragfähigen Notfallkonzepts des Landes; vorliegend existieren nur pauschale Hinweise (zusätzlicher RTW, Verweis auf Zielkliniken).

Medizinisch wird ausgeführt, dass die benannten Zielkliniken für zeitkritische Notfälle nicht ausreichen: Simmern verfügt über keine Stroke Unit und keinen Herzkatheter, Wittlich überschreitet mit Fahr- und Prozesszeiten (47–60 Minuten plus Vorlauf) die medizinischen Zeitfenster, Cochem hat keine Stroke Unit, und das Gesundheitszentrum Zell ist auf Alltagsnotfälle beschränkt. Zusätzliche Maßnahmen wie weiterer RTW oder Hubschrauber kompensieren diese Defizite nicht verlässlich (Transportstrecken bleiben, zeitliche Begrenzungen und Parallelbindungen).

Abschließend weist die Beschwerde den Vorwurf zurück, es gehe um eine »optimale« Versorgung: Gegenstand sind medizinische Mindeststandards der leitliniengerechten Notfallversorgung bei Herzinfarkt, Schlaganfall und Trauma.

08.08.25 · Beschwerdeerwiderung des Ministeriums für Wissenschaft und Gesundheit RLP

Das MWG beantragt die Zurückweisung der Beschwerde mit der Begründung, der Eilrechtsschutz laufe ins Leere, da das Klinikum seit dem 30.06.2025 geschlossen sei und eine vorläufige Entscheidung keine Nachteile mehr abwenden könne; ein Anordnungsgrund bestehe daher nicht. Zudem fehle die Antragsbefugnis: Eine mögliche Rechtsverletzung sei ausgeschlossen, weil der Staat nur das Untermaßverbot verletze, wenn Maßnahmen völlig ungeeignet oder unzulänglich seien; ein Anspruch auf Versorgung in bestimmter Art oder an einem bestimmten Standort bestehe nicht.

Weiter sieht das MWG das Land nicht als passivlegitimiert: Die Schließung sei Entscheidung der privaten Trägerin; das Land könne eine Wiederaufnahme oder Aufrechterhaltung des Klinikbetriebs rechtlich und faktisch nicht durchsetzen. Für die Sicherstellung der Notfallversorgung seien nach LKG die Landkreise bzw. kreisfreien Städte zuständig.

In der Sache hält das MWG die Notfallversorgung für ausreichend: Leitlinien begründeten keine subjektiv-rechtlichen Höchstgrenzen der Erreichbarkeit; Schlaganfälle und Herzinfarkte würden leitlinienkonform vor allem in Wittlich versorgt, Simmern sei kein Schlaganfall-Ziel, Zell habe keine zertifizierte Stroke Unit gehabt (Fallzahlen/Qualität sprächen für Wittlich). Die Versorgung bemesse sich zudem an Betten, Personal und Erfahrung; insgesamt seien Wittlich, Simmern, Cochem und das Gesundheitszentrum Zell nicht offensichtlich ungeeignet.

Schließlich lehnt das MWG eine Entscheidung im Eilverfahren wegen Vorwegnahme der Hauptsache ab und bestreitet Zeitdruck: Der Landeskrankenhausplan werde erst 2027 neu gefasst; die Schließung sei nicht durch den Plan verursacht, Eilbedürftigkeit daher fernliegend.

14.08.25 · Stellungnahme Notarzt Adler an OVG

Entgegen der Darstellung des Ministeriums hatte das Land maßgeblichen Einfluss auf die Schließung des Klinikums Zell, da es den Planbettenbescheid aufgehoben und damit die Schließung ermöglicht hat. Der staatliche Sicherstellungsauftrag nach dem Landeskrankenhausgesetz bleibt bestehen und kann nicht auf private Träger abgeschoben werden. Das maßgebliche Rechtsverhältnis ist die fortdauernde staatliche Schutzpflicht nach Art. 2 Abs. 2 GG, die sich nach der Schließung realisiert. Für zeitkritische Notfälle ist allein Wittlich leitlinienkonform, aber wegen dauerhaft zu langer Erreichbarkeitszeiten ungeeignet; medizinische Leitlinien haben rechtliche Relevanz. Gutachterlich wird bestätigt, dass ohne das Klinikum Zell eine völlig unzureichende Notfallversorgung besteht.

03.09.25 · Cochemer Klinik stärk zentrale Notaufnahme

(Rhein-Zeitung)

Nach der Schließung des Klinikums Mittelmosel in Zell wird das Marienkrankenhaus Cochem zur zentralen Notaufnahme im Kreis Cochem-Zell ausgebaut. Das Krankenhaus bündelt seine Leistungen insbesondere in der Inneren Medizin, Chirurgie und Geriatrie und verzeichnet steigende ambulante Behandlungszahlen. Bauliche Umstrukturierungen sind vorgesehen, konkrete Details wurden nicht genannt. Hintergrund sind wirtschaftliche Schwierigkeiten im Krankenhauswesen und eine zunehmende Zentralisierung der Notfallversorgung.

Einordnung:

Im Artikel wird ausgeführt, dass die Zentrale Notaufnahme des Marienkrankenhauses Cochem organisatorisch gestärkt und stärker ausgelastet werde.

Konkrete Angaben zu einer Erweiterung der medizinischen Versorgungsstrukturen über das bisherige Leistungsangebot hinaus werden nicht gemacht.

Insbesondere finden sich im Artikel keine Hinweise auf

- eine Ausweitung intensivmedizinischer Kapazitäten,
- die Einrichtung oder den Betrieb eines Herzkatheterlabors,
- die Einrichtung einer zertifizierten Stroke Unit,
- die Etablierung eines Traumazentrums oder vergleichbarer spezialisierter Akutstrukturen.

Die dargestellten Maßnahmen beziehen sich auf organisatorische Anpassungen und die Nutzung bestehender Strukturen.

04.09.25 · Oberverwaltungsgericht – Ablehnung der Beschwerde

Am 4. September 2025 weist das Oberverwaltungsgericht Rheinland-Pfalz den Antrag auf Erlass einer einstweiligen Anordnung zurück. Das Gericht sieht keine Verletzung der staatlichen Schutzpflicht aus Art. 2 Abs. 2 GG. Verfassungsrechtlich geschuldet sei lediglich ein Mindestmaß an Notfallversorgung, nicht eine wohnortnahe oder medizinisch optimale Versorgung.

Nach Auffassung des Gerichts ist die Notfallversorgung im Landkreis durch die Krankenhäuser in Simmern, Cochem und Wittlich sowie durch das Gesundheitszentrum Zell insgesamt ausreichend gewährleistet. Spezialisierte Behandlungen wie bei Herzinfarkt oder Schlaganfall dürfen dem staatlichen Gestaltungsspielraum zufolge auf weiter entfernte Kliniken konzentriert werden; längere Fahrzeiten seien verfassungsrechtlich zulässig.

Medizinische Leitlinien und Zielzeiten gelten nach Ansicht des Gerichts als fachliche Empfehlungen und Planungsziele, begründen jedoch keinen verfassungsrechtlich einklagbaren Mindeststandard. Da kein Anordnungsanspruch besteht und die Klinik bereits geschlossen ist, fehle es zudem an einem Anordnungsgrund. Der Beschluss ist unanfechtbar; die Kosten trägt der Antragsteller.

06.09.25 · Anke Beilstein im Fokus von Hass und Häme
(Rhein Zeitung)

Landrätin Anke Beilstein erklärt, sie sehe sich im Zuge der Krankenhausdebatte massiven persönlichen Angriffen ausgesetzt. In sozialen Netzwerken, insbesondere auf Facebook, verschiebe sich die Diskussion von Sachfragen hin zu Beleidigungen, Diffamierungen und Drohungen. Sie werde öffentlich zur Hauptverantwortlichen für die Krankenhauskrise gemacht.

Aus ihrer Sicht eskaliere die Debatte, weil ungeprüfte Behauptungen als Tatsachen verbreitet und emotional aufgeladene Inhalte schnell weitergetragen würden. Die Facebook-Gruppe »Klinikum Mittelmosel Zell – Unser Krankenhaus muss bleiben« nennt sie als Beispiel für diese Dynamik: Ursprünglich als Meinungsforum gedacht, würden dort Inhalte zunehmend als Fakten wahrgenommen, Korrekturen aber kaum noch beachtet.

Beilstein betont, der Landkreis sei nicht Krankenhausträger und habe die Schließung nicht selbst entschieden. Dennoch werde sie persönlich verantwortlich gemacht und zur Zielscheibe öffentlicher Kritik. Sie beschreibt die Situation als emotional stark belastend und spricht von einer Täter-Opfer-Umkehr.

Gesellschaftlich ordnet sie dies als problematisch für die Demokratie ein: Hass und Desinformation beschädigten die kommunalpolitische Arbeit und untergrüben das Vertrauen in demokratische Institutionen.

08.09.25 · Kreistagssitzung Endversion Gutachten Augurzky

Der Kreistag wird über den aktuellen Stand der medizinischen Versorgung informiert. Grundlage des Berichts ist das Gutachten »Medizinisches Versorgungskonzept«, das nach dem positiven Bürgerentscheid an das Institute of Health Care Business GmbH (hcb) vergeben wird.

Die Kernergebnisse werden bereits am 02.06.2025 durch Prof. Dr. Boris Augurzky und seine Mitarbeiterin vorgestellt. **Nach Auffassung des Kreises**

ist die stationäre Versorgung auch nach der Schließung des Klinikums Mittelmosel weiterhin sichergestellt. Grundlage hierfür ist ein sektorenübergreifendes Versorgungskonzept mit dem Marienkrankenhaus Cochem als stationärem Standort und einem ambulanten Gesundheitszentrum in Zell. Auch die Notfallversorgung, einschließlich zeitkritischer Notfälle wie Herzinfarkt und Schlaganfall, wird weiterhin als gesichert bewertet.

Eine Zwei-Standort-Lösung mit Schwerpunktbildung ist ökonomisch für kleine Krankenhäuser der Grundversorgung nicht tragfähig. Die umliegenden Krankenhäuser verfügen laut Gutachten über ausreichende freie Kapazitäten, um die Patientinnen und Patienten aus dem bisherigen Einzugsbereich Zell aufzunehmen.

Der Verlagerungseffekt, insbesondere in Richtung Wittlich, ist bereits spürbar.

Spezialisierte Kliniken können nach Auffassung des Gutachtens in medizinisch ausreichender Zeit erreicht werden, teils mit höherer Versorgungsqualität.

Im Fazit wird festgestellt, dass mit dem Krankenhausstandort Cochem und dem ambulanten Angebot in Zell die stationäre und notfallmedizinische Versorgung weiterhin gewährleistet ist.

Der Kreis verweist darauf, dass inzwischen zwei Begutachtungen, das hcb-Gutachten sowie das zuvor vorgestellte Notfallkonzept der Rettungsdienstbehörden und der TU Kaiserslautern, diese Einschätzung stützen.

Gleichzeitig wird trotz der Bewertung weiterer Handlungsbedarf eingeräumt.

Landrätin Anke Beilstein kündigt an, den Umsetzungsprozess eng zu evaluieren und sich weiterhin auf Landes- und Bundesebene für Verbesserungen einzusetzen. Dazu zählen Forderungen nach einem nachtflugtauglichen Rettungshubschrauber am Standort Wittlich sowie Gespräche mit den zuständigen Ministerien.

Als konkrete Maßnahme wird hervorgehoben, dass ein zusätzlicher Rettungswagen am Standort Zell ab dem 01.09.2025 in den 24-Stunden-Betrieb überführt wird. Insgesamt stehen damit im Landkreis sechs Rettungswagen an fünf Standorten zur Verfügung, ergänzt durch die Anbindung an einen Telenotarzt. Die zukünftige Sicherstellung der medizinischen Versorgung wird vom Kreis ausdrücklich als dauerhafte Aufgabe vor dem Hintergrund von Krankenhausreform und Fachkräftemangel bezeichnet.

17.09.25 · Kliniken am Limit – Wer überlebt die Krankenhausreform? *(SWR)*

Allgemeine Aussagen zur Krankenhausreform und zur Lage der Kliniken in Rheinland-Pfalz

Der Beitrag zeigt, dass Krankenhäuser zunehmend wirtschaftlich unter Druck geraten und bereits vor Inkrafttreten der Reform Standorte schließen. Die Krankenhausreform setzt auf Bündelung von Leistungen und Konzentration auf weniger, spezialisierte Standorte mit verbindlichen Qualitätsvorgaben. Leistungen dürfen nur erbracht und abgerechnet werden, wenn Personal- und Qualitätsanforderungen erfüllt sind.

Gleichzeitig weist der Beitrag auf Risiken hin: Je stärker die Spezialisierung, desto weniger Standorte bieten bestimmte Behandlungen an, wodurch sich Versorgung in Städten konzentriert und ländliche Regionen längere Wegezeiten in Kauf nehmen müssen. Die bestehende Finanzierungslogik belastet insbesondere Notaufnahmen und kleinere Kliniken, da komplexe Behandlungen und Vorhaltung unzureichend vergütet werden. Die angekündigte Vorhaltefinanzierung erscheint unsicher, während Investitionsdefizite der Länder und schwer korrigierbare Planungsentscheidungen die Situation weiter verschärfen.

Zur Situation in Zell (Mosel), Original Ton aus dem Beitrag, gesprochen von Frau Tatjana Mischke (SWR):

Zuerst schaue ich nach Rheinland-Pfalz. Immer mehr Krankenhäuser schreiben rote Zahlen. Schon vor der Reform müssen viele schließen. Dazu gehört auch das Klinikum Mittelmosel in Zell. In der Kleinstadt an der Mosel hat sich deshalb eine Bürgerinitiative gegründet.

Frau Dr. med. Martina Hüttl (bei der Mahnwache am Klinikum Mittelmosel): »Ich bin die Frau Dr. Hüttel. Ich habe zusammen mit dem Dr. Gerrit Fischer die Hausarztpraxis in Bremen gegründet. Wir waren auch noch gleichzeitig Notarzt, d. h. wir haben einen ganz guten Begriff davon, wie eine Rettungskette aussieht. Ziel ist, ich bring den Patienten stabil in ein Krankenhaus. Das ist meine Aufgabe, meine genuine Aufgabe als Notarzt. Das wird mir einfach jetzt sehr viel seltener gelingen.«

Noch 4 Wochen bis zur Schließung. Dann fällt hier die Notaufnahme weg. Zwar gibt es im Landkreis noch ein 2. Krankenhaus, aber ohne spezielle Ausstattung für die Behandlung von Herzinfarkten.

Dr. med. Gerrit Fischer (Mahnwache): »Wir bleiben zusammen, wir bleiben zusammen stark. Schreibt an die Vertreter der Parteien im Kreistag, dass ihr es nicht mehr möchtet, dass die Dinge schön gefärbt werden, sondern dass die Probleme offen angesprochen werden.«

Die Angst der Menschen ist spürbar. Sie haben Sorge, dass im Notfall Hilfe fehlt. Aus der Sicht des Krankenhauses war die Schließung nicht vermeidbar. Die Personalkosten steigen, und die Patientenzahlen in dem dünn besiedelten Gebiet sind rückläufig. Zwar wird die Notaufnahme regelmäßig angefahren, aber das reicht nicht aus, um das Haus zu finanzieren. Die Bürgerinitiative hat erreicht, dass ein Gutachten erstellt wird. Das soll heute im Kreistag vorgestellt werden.

Landrätin Anke Beilstein ist selbst in die Schusslinie geraten. Ihr wird vorgeworfen, sich zu wenig für den Erhalt der Klinik eingesetzt zu haben. Beilstein: »Ich war erst ein paar Wochen im Amt, als beide Vertreter der Krankenhäuser auf mich zukamen und mir erzählt haben, wie wirtschaftlich schlecht sie dastehen. Und dass der Gedanke im Raum stand, dass beide Krankenhäuser schließen müssen. Das war schon ein Schock.« …

In den vergangenen Wochen wurden erste Schritte unternommen, um die Notfallversorgung trotz der Schließung zu sichern.

Beilstein: »Ich hoffe, dass es gelingt, den Menschen zu vermitteln, dass sie nicht verloren sind, sondern dass wir nach wie vor Strukturen haben werden, in denen auch im Notfall geholfen werden wird.«

Ob das Gutachten überzeugen wird? Auch Vertreter der Bürgerinitiative sind gekommen.

Beilstein: »Ich begrüße Sie ganz herzlich zur heutigen Kreistagssitzung. Ich begrüße auch Herrn Prof. Augurzky.«

Boris Augurzky und sein Unternehmen erstellen regelmäßig Gutachten.

Da die Bundesländer die Krankenhausreform in den kommenden Jahren umsetzen müssen, werden diese gebraucht.

Augurzky: »Wenn die Krankenhausreform wirkt, dann wird es hauptwirtschaftlich für die Krankenhäuser besser.«

Frau Rosen, Mitarbeiterin von Augurzky stellt die vorläufigen Berechnungen des Unternehmens für die Diagnose Schlaganfall und Herzinfarkt vor: »Sobald eine Region innerhalb der relevanten Zeit, diesen 40 min abgedeckt ist, wird sie in der Karte blau dargestellt. Wenn Sie keine weißen Flecken sehen, ist das ein gutes Zeichen. Die Patienten sind in einer angemessenen Zeit versorgt.«

Sie erklärt, dass grundsätzlich jedes Krankenhaus einen Herzinfarkt abrechnen kann. Auch wenn für die qualifizierte Behandlung ein Herzkatheterlabor erreichbar sein sollte. Das Unternehmen empfiehlt weitere Maßnahmen für die zukünftige Versorgung. Und kommt zu dem Fazit: »Zukünftig steuern die Patienten also einen höher spezialisierten Standort an. Trotzdem gibts längere Wegezeiten. Aber eben unter Einhaltung der gesetzlichen Zeit von 40 min.«

Es gibt noch eine lange Diskussion, bis die Experten verabschiedet werden.

Beilstein: »Ganz herzlichen Dank Ihnen, Herr Prof. Augurzky, und Ihnen, Frau Rosen.«

Die Vertreter der Bürgerinitiativesind skeptisch.

Martina Hüttl informiert ihren Kollegen Gerrit Fischer (per Handy): »Ja, ich bin jetzt rausgegangen. Die lassen sich so einlullen von Analysen. Dann kannst du die Defizite nicht direkt ansprechen, die die Analysen aufweisen und dann sind alle wieder ihre guten Dinge.«

Hüttel weiter: »Meine Sorge ist, dass dem Kreistag die Brisanz nicht klar ist, dass die Brisanz nicht begriffen wird, was passiert, wenn die Reanimierten-Versorgung wegbricht. Die Analyse spricht von 40 min Fahrzeit. Das stimmt nicht.«

Die Notärztin hat Sorge, dass sie Patienten mit Schlaganfall oder Herzinfarkt in Zukunft schlechter versorgen kann.

Warum haben Dr. Hüttl und Dr. Fischer Bedenken? Von Liesenich aus starten wir eine Testfahrt (PKW), ohne Blaulicht. So empfiehlt es der Gesetzgeber.

Dr. Fischer: »Wenn ich einen schweren Herzinfarkt habe, und ich sehe den schon im EKG, einen sogenannten Stemie (ST-Hebungs-Myokardinfarkt – die schwerste Form des Herzinfarkts), dann sollte der möglichst schnell in ein Herzkatheterlabor.«

Wo wäre so eine Behandlung möglich? Von hier ist jeder Katheterplatz über 50 min entfernt. Ähnlich wäre es bei einer Stroke-Unit. Die Wahl fällt auf Wittlich. Wie lange werden wir tatsächlich brauchen? Die Zeit läuft.

Dr. Fischer: »Wir müssen jetzt nach Wittlich. Wir haben jetzt einen schweren Herzinfarkt-Patienten.«

Ohne Ampeln und mit hohem Tempo auf der Landstraße. Ein Rettungswagen mit Patient wäre nicht viel schneller.

Nach 21 min fahren wir am Krankenhaus Zell vorbei. Dr. Fischer: »Wenn man jetzt den Weg nach oben noch mitzählt, wären wir direkt dort in der Notaufnahme. Wir könnten Patienten direkt auf den Katheter Tisch legen.«

Bei Herzinfarkt oder Schlaganfall zählt jede Minute. Je länger Gehirn- oder Herzmuskeln nicht durchblutet sind, umso größer der Schaden. Fischer:

»Wenn das fortschreitet, wird der Herzinfarkt im jetzigen Zeitfenster immer größer und größer.

Hüttl: »Es tauchen auch mehr Komplikationen auf, man kann z. B. Herzrhythmusstörungen auf einmal bekommen.«

Fischer (angekommen Krankenhaus Wittlich): »Hier sind wir im Grunde an der Schranke. Wir sind jetzt bei 51 min und 45 Sekunden, d. h. bei knapp 52 Minuten Stopp. Ja, knapp 52 Minuten, das ist relativ realistisch.«

52 Minuten. Wie gut ist die Versorgung dann noch in der Region? Ich bin verabredet mit einem Analysten. Wie beurteilt er die Situation? Maximilian Schmid ist Ökonom und macht Berechnungen für Krankenhäuser und Ministerien.

Mischke: »Das ist das strittige Gutachten quasi.« Für eine neue Analyse habe ich in den vergangenen Wochen abgefragt, wie die Krankenhäuser in der Region für die Behandlung von Herzinfarkten ausgestattet sind.

Mischke: »Was würden Sie für die Herzinfarktversorgung rechnen? Wie sähe Ihre Berechnung aus?«

Hier werden ausschließlich Standorte berücksichtigt, die rund um die Uhr eine gute Ausstattung für die Behandlung von Herzinfarkten haben.

Maximilian Schmid: »Mit dem Wegfall des Klinikum Mittelmosels würden zukünftig lediglich 28 % der Bevölkerung noch in 30 Minuten ein Versorgungsangebot finden. In 40 Minuten wären es 2/3 der Bevölkerung, ca. 64.000 Personen. Die Erreichbarkeit wird sich für die Bevölkerung in den beiden Landkreisen Cochem-Zell und dem Rhein-Hunsrück-Kreis verschlechtern.«

Im Notfall zählt jede Minute. In der Region müssen die Menschen mit spürbar längeren Fahrzeiten rechnen.

Boris Augurzky nimmt sich Zeit für ein Interview. Ich frage nach Wegezeiten bei Schlaganfall. Seine Mitarbeiterin hat 40 min gerechnet. Unser Test ergab 50 min.

Augurzky: »Naja, das Gutachten sagt, wir kriegen das hin. Wichtig ist ja erst mal, dass es in dieser Region solche Angebote gibt, die man erreichen kann.«

Mischke: »Die man im Moment mit einer Fahrzeit von über 50 min erreichen kann.«

Augurzky: »Ja, das ist dann in dem Fall, wenn Sie jetzt nur zum Zertifizierten fahren. Das ist in dem Fall, wenn ich es richtig sehe, Wittlich. Ja, genau, dann können da 50 min passieren. Und dann ist für mich die Frage, wie kriege ich das runter? Mit welchen Verkehrsmitteln? Bis zu Helikopter.«

Schriftlich erklärt er später, bei der Zeitangabe 40 min habe man sich an Blaulichtfahrten orientiert. Die Behandlung in einer Stroke-Unit sei auch bei längeren Fahrzeiten zu empfehlen. Die Golden Hour als Versorgungsstandard sei gewährleistet. In Zell werden zukünftig nur noch ambulante Leistungen angeboten. Nachts und am Wochenende bleiben die Praxen geschlossen. **Eine Lösung dafür gab es bis zum Ende unserer Dreharbeiten nicht.**

Heute wird das Krankenhaus geschlossen. Viele Menschen, die mit diesem Ort verbunden sind, wollen sich verabschieden. Einer von ihnen hat gegen die Schließung einen Eilantrag beim Oberverwaltungsgericht Koblenz eingereicht. Viele befürchten durch die Schließung im Notfall, nicht ausreichend-versorgt zu sein.

Rolf Braden wurde hier nach einem Herzinfarkt das Leben gerettet.

Braden: »Ich war tot und wurde wieder animiert im Krankenhaus. Wenn es das Krankenhaus nicht gäbe, wäre ich weiterhin tot.« Frau Braden: »Der Mensch zählt nichts mehr, auf dem Land schon gar nicht. In den Städten ist die Versorgung okay, möchte ich mal so sagen. Aber wer auf dem Land wohnt, der hat verloren.«

Im September entscheidet das Oberverwaltungsgericht, dass es keinen Anspruch auf eine spezielle Schlaganfall- oder Herzinfarktversorgung innerhalb von 60 min gibt.

Schriftlich äußert sich das Gesundheitsministerium in Mainz: »Der Landesregierung ist eine bedarfsgerechte Notfallversorgung sehr wichtig. Nahezu jeder kann innerhalb von 30 Minuten ein Krankenhaus mindestens der Grundversorgung erreichen.«

Schauen wir auf die Fakten. Wir haben in Deutschland rund 1.800 Krankenhausstandorte. Im Verhältnis zur Einwohnerzahl mehr als jedes andere Land in Europa. In ländlichen Gebieten fehlen Angebote, die in den Städten oft doppelt sind. Auf was können wir wirklich verzichten, ohne die Versorgung zu gefährden?

Ich frage noch einmal Maximilian Schmid.

Schmid: »Wir haben mit den Daten die Möglichkeit zu berechnen, bei welchem Wegfall der Krankenhausstandorte die Versorgungssicherheit nicht gefährdet wäre.«

Blicken wir nach Baden-Württemberg.

Die Versorgung bei Herzinfarkt ist insgesamt gut. In den Städten sind viele gleiche Angebote nebeneinander. Sodass das Ergebnis lautet, wir könnten tatsächlich auf einige Standorte verzichten.

Schmid: » Und dann kommen wir auf diese Anzahl von Krankenhausstandorten. Wenn wir nur auf einen Bruchteil der Erreichbarkeit verzichten würden, könnten wir einen großen, ökonomischen Hebel ansetzen, um den Krankenhausstandorten, die wir wirklich brauchen, mehr Mittel zukommen zu lassen.«

Wenn wir nicht alles doppelt und dreifach zahlen, haben wir am Ende mehr Geld für die Häuser, die wir tatsächlich brauchen. Aber die Frage ist, kommt das Geld auch wirklich da an, wo es gebraucht wird? Wir wissen schon, gerade die kleinen und ländlichen Häuser geraten leicht in finanzielle Not.

... Frau Mischke: »Am Ende einer langen Recherche fällt meine Zwischenbilanz gemischt aus. Ich bin überzeugt, dass diese Reform nötig ist. Aber wenn nicht schnell Lösungen in den ländlichen Gebieten gefunden werden, ist die Versorgung von vielen Menschen womöglich gefährdet. Spätestens dann, wenn fehlerhafte Entscheidungen nicht korrigiert werden.«

23.09.25 · Ein Teil der Menschen war nicht mehr erreichbar

(Rhein-Zeitung)

Die Landrätin Anke Beilstein beschreibt die Debatte um die Schließung des Klinikums Mittelmosel als stark emotionalisiert und von Angriffen in sozialen Netzwerken geprägt. Sie betont, frühzeitig auf die wirtschaftliche Lage hingewiesen und notwendige, »schmerzhafte Fakten« benannt zu haben. In sozialen Medien würden Erwartungen verzerrt und Sachverhalte falsch dargestellt. Trotz persönlicher Belastung sieht sie sich in der Verantwortung, sachlich zu bleiben. Die Notfallversorgung stellt sie als weiterhin gesichert dar und verweist auf ergänzende Maßnahmen und Reformprozesse.

Wörtliche Zitate von Landrätin Anke Beilstein

Zur Debatte und öffentlichen Kritik

> »Rund um die Klinikschließung in Zell habe ich eine beispiellose Hetzkampagne in den sozialen Netzwerken erlebt.«

> »Ein Teil der Menschen war nicht mehr erreichbar.«

Zu ihrer Rolle und Kommunikation

»Es war mir wichtig, den Menschen die schmerzlichen Fakten ehrlich zu benennen.«

»Die Trägerentscheidung konnte rechtlich nicht mehr rückgängig gemacht werden.«

»Ich habe den Anspruch, trotz allem sachlich zu bleiben.«

Zu sozialen Medien und Bürgerinitiativen

»Es wurden falsche Hoffnungen geweckt.«

»Es wurde emotionalisiert und teilweise Panik geschürt.«

»Sachverhalte wurden in den Gruppen nicht richtiggestellt.«

Zu persönlicher Belastung

»Das war für mich persönlich eine sehr belastende Situation.«

»Wenn man über Monate in übelster Manier beschimpft wird, öffentlich als jemand dargestellt wird, dem Menschenleben egal sind, dann macht das etwas mit einem.«

Zur eigenen Verantwortung

»Ich hätte alles den Krankenhausträgern überlassen und mich an die Spitze der Empörung stellen können.«

»Aber das wäre nicht ehrlich gewesen.«

»Meine Aufgabe war es, die Sachlage zu beurteilen und danach zu handeln.«

Zur Notfallversorgung

»Die Zusage eines zusätzlichen Rettungswagens und die küstenregelmäßige Überwachung der Gesamtsituation waren notwendig.«

»Ich werde auch weiterhin den Finger in die Wunde legen, wenn es um strukturelle Bedingungen im ländlichen Raum geht.«

Zu Erwartungen der Bevölkerung

»Die Erwartung einer Rundum-Sorglos-Versicherung vom Staat ist historisch gewachsen.«

»Wir sind hoch verschuldet, und die Herausforderungen sind größer denn je.«

»Politik bedeutet auch, unbequeme Entscheidungen zu treffen

24.09.25 · Gegendarstellung der Initiative Notfallversorgung MEH zum RZ Artikel vom 23.09.25 *(Facebook)*

Die Initiative weist die Darstellung einer »beispiellosen Hetzkampagne« zurück und betont, dass ihr Engagement von Beginn an auf Sachlichkeit, Deeskalation und konstruktiven Dialog ausgerichtet gewesen sei. Emotionale Beiträge einzelner Personen seien Ausdruck existenzieller Betroffenheit gewesen, nicht Ergebnis organisierter Hetze.

Die Initiative stellt klar, dass die drohende Schließung des Klinikums Zell erst durch Medienberichterstattung öffentlich bekannt wurde und nicht durch eine frühzeitige, offene Kommunikation seitens der Landrätin. Ziel des Bürgerengagements sei nie der pauschale Erhalt des Krankenhauses, sondern eine objektive Prüfung der Versorgungslage, einschließlich alternativer Modelle, Übergangsfinanzierungen, Kooperationen und Pilotprojekte gewesen. Der Bürgerentscheid habe diese Prüfaufträge ausdrücklich eingefordert. Zur Zusammenarbeit wird ausgeführt, dass die Initiative über Monate dialogbereit gewesen sei und es Gespräche mit der Landrätin gegeben habe, jedoch kein kontinuierlicher, strukturierter Austausch stattgefunden habe. Wiederholte Gesprächs- und Kooperationsangebote seien aus Sicht der Initiative nicht dauerhaft aufgegriffen worden; die Kommunikation habe überwiegend aus der Distanz stattgefunden. Die Initiative widerspricht der Darstellung, es habe nach der Kündigung des Trägers keine Handlungsmöglichkeiten mehr gegeben, und verweist auf Beispiele aus anderen Regionen mit Zwischenfinanzierungen, kommunalen Kooperationen oder alternativen Trägermodellen. Zudem wird kritisiert, dass die vom Kreis beauftragte Analyse nicht unabhängig gewesen sei und sich primär an wirtschaftlichen Kriterien orientiert habe, während die fachlich bestätigte Lücke in der Notfallversorgung im Landkreis Cochem-Zell unberücksichtigt geblieben sei.

Abschließend fordert die Initiative eine faire, ausgewogene Berichterstattung sowie eine politische Kommunikation, die Transparenz, Respekt, Beteiligung und sachlich-kritische Auseinandersetzung ernst nimmt.

Wörtliche Zitate aus der Erklärung der Initiative, über die Aussagen der Landrätin hinaus:

> »Zivilcourage gab es in der Bürgerinitiative reichlich: Wiederholte Sachlichkeitsappelle, konstruktive Gespräche, auch mit der Landrätin und vieles mehr. Es existieren Beispiele aus Rheinland-Pfalz, in denen Zwischenfinanzierungen, Genossenschaftsmodelle oder kommunale Kooperationen Handlungsspielräume zum Erhalt von Krankenhäusern geschaffen haben. Pauschal zu behaupten, es habe hier keine Optionen

gegeben, nachdem der Träger aufgekündigt hatte, ist deshalb sachlich falsch.«

»Als das Bürgerbegehren gestartet war, hätte der Kreistag bereits vor dem eigentlichen Bürgerentscheid die Möglichkeit gehabt, objektive Analysen in Auftrag zu geben. Diese Chance wurde nicht genutzt, stattdessen hat man zwei Monate abgewartet, bis der Bürgerentscheid stattgefunden hatte.
Und es wurde immer wieder gebetsmühlenartig betont, dass der Bürgerentscheid die Schließung nicht verhindern werde. Erst Ende Februar wurden Untersuchungen beauftragt, doch auch hier leider nicht im Sinne einer unabhängigen Analyse.
Stattdessen erhielt eine GmbH unter Leitung von Prof. Dr. Boris Augurzky den Auftrag, einem Gesundheitsökonomen, der vor allem wirtschaftliche Rentabilität bewertet, aber die von allen anderen Sachverständigen, Not- und Fachärzten, auch von einigen Kommunal- und Landespolitikern erkannte Lücke der Notfallversorgung im Kreis Cochem-Zell ignoriert.«

13.10.25 · Einreichung der Verfassungsbeschwerde, Begründung

VERFASSUNGSBESCHWERDE zur Sicherung der Notfallversorgung

Initiative fordert: Medizinische Standards müssen Maßstab staatlicher Verantwortung sein.

Der Notarzt Jürgen Adler reicht mit Unterstützung der Initiative Notfallversorgung Mosel-Eifel-Hunsrück Verfassungsbeschwerde ein. Dieses juristische Verfahren ist ein Signal an die Politik und an die Gesellschaft. Wir akzeptieren nicht länger, dass Menschen auf dem Land im Notfall schlechtere Überlebenschancen haben.

Die Schließung des Klinikums Mittelmosel führt dazu, dass für zeitkritische Notfälle wie Herzinfarkt und Schlaganfall keine leitliniengerechte Notfallversorgung mehr gewährleistet ist. Die staatliche Schutzpflicht aus Art. 2 Abs. 2 Satz 1 GG umfasst auch präventive Vorsorge und verpflichtet zur Sicherstellung eines funktionierenden Rettungssystems, insbesondere wenn Leben und körperliche Unversehrtheit betroffen sind. Nach anerkannten medizinischen S3-Leitlinien ist eine maximale Prähospitalzeit von 60 Minuten einzuhalten; diese wird bei Verweisung auf weiter entfernte spezialisierte Kliniken systematisch überschritten. Die Fachgerichte verkennen die grundrechtliche Relevanz dieser Leitlinien, indem sie sie als bloß medizinisch wünschenswert relativieren und die konkreten Risiken verlängerter Transportzeiten unberück-

Bundesverfassungsgericht · Schlossbezirk 3 · 76131 Karlsruhe

Bundesverfassungsgericht

Herrn Rechtsanwalt

Erster Senat
Geschäftsstelle
Tel.: +49 721 / 9101 - 378
Fax: +49 721 / 9101 - 382

Aktenzeichen: 1 BvR 2100/25 (bitte angeben)
Ihr Zeichen: 021/25
Datum: 16.10.2025

Verfassungsbeschwerde des Herrn Jürgen Adler, Blankenrath, vom 13. Oktober 2025

Sehr geehrter Herr Rechtsanwalt

die o.g. Verfassungsbeschwerde ist am 13.10.2025 beim Bundesverfassungsgericht eingegangen und unter dem Aktenzeichen

1 BvR 2100/25

eingetragen. Bei weiterem Schriftverkehr wird um Angabe dieses Aktenzeichens gebeten.

Mit freundlichen Grüßen
Uhr
Amtsinspektorin

- Dieses Schreiben wurde mit Hilfe der Informationstechnik gefertigt und ist ohne Unterschrift gültig -

sichtigt lassen. Die pauschale Berufung auf Qualitätsgewinne durch Zentralisierung überschreitet den verfassungsrechtlich zulässigen Gestaltungsspielraum, da Qualität ohne rechtzeitige Erreichbarkeit keinen Lebensschutz bietet. Bei plötzlich eintretenden Notfällen können Betroffene weder ausweichen noch sich selbst schützen, sodass sich die staatliche Schutzpflicht zu einer konkreten Handlungspflicht verdichtet. Deren Nichterfüllung begründet eine strukturelle Verletzung von Art. 2 Abs. 2 Satz 1 GG.

14.10.25 · Pressemitteilung der Initiative Notfallversorgung, Einreichung der Verfassungsbeschwerde

ORIGINAL Pressemitteilung

Zell, 14. Oktober 2025

Die Initiative Notfallversorgung Mosel-Eifel-Hunsrück reicht Beschwerde beim Bundesverfassungsgericht ein.

VERFASSUNGSBESCHWERDE zur Sicherung der Notfallversorgung

Initiative fordert: Medizinische Standards müssen Maßstab staatlicher Verantwortung sein.

Der Notarzt Jürgen Adler hat mit Unterstützung der Initiative Notfallversorgung Mosel-Eifel-Hunsrück Verfassungsbeschwerde eingereicht. Dieses juristische Verfahren ist ein Signal an die Politik und an die Gesellschaft. Wir akzeptieren nicht länger, dass Menschen auf dem Land im Notfall schlechtere Überlebenschancen haben.

Schutzpflicht des Staates – Gestaltungsspielraum darf nicht zur Lebensgefahr werden.

Nach den bisherigen Entscheidungen des Verwaltungs- und Oberverwaltungsgerichts sei die Notfallversorgung in der Region durch die Kliniken in Simmern, Cochem und Wittlich gewährleistet.

Die Realität spricht eine ganz andere Sprache: Die Notfallversorgung im Landkreis Cochem-Zell ist unzureichend und seit Schließung des Klinikums Mittelmosel in Zell am 30. Juni 2025 völlig unzulänglich. Viele Gemeinden im Hunsrück und in der Region Cochem sind von dieser Notlage betroffen.

Bei Herzinfarkt oder Schlaganfall entstehen Fahrzeiten von bis zu einer Stunde. Die geltende 30-Minuten-Richtlinie für die RTW-Fahrten zum geeigneten Krankenhaus wird von der Landesregierung komplett außer Acht gelassen.

Die Hilfsfristen dürfen nicht nach dem Ermessen der Behörden willkürlich verlängert und zum Schaden der Kranken überdehnt werden, »Es kann nicht sein, dass Menschen im Notfall völlig unzureichend versorgt werden und der Staat zugleich behaupten darf, das sei noch ausreichend«, so Notarzt Jürgen Adler. »Der Schutz des Lebens und der körperlichen Unversehrtheit darf kein dehnbarer Begriff sein. Er ist der Kern unseres Grundgesetzes.«

Medizinische Leitlinien sind der Maßstab, nicht das rechtliche Minimum.

Die Initiative fordert, dass der Gestaltungsspielraum des Staates bei der Daseinsvorsorge an medizinischen Leitlinien auszurichten ist.

Diese Leitlinien, etwa zur Behandlung von Herzinfarkten oder Schlaganfällen, definieren wissenschaftlich eindeutig, was notwendig ist, um Leben zu retten und zu bewahren.

»Wenn der Staat seine Schutzpflicht ernst nimmt, dann muss das, was medizinisch notwendig ist, auch rechtlich verbindlich sein«, betont die Initiative. »Leitlinien sind keine Empfehlung, sie sind Ausdruck von Verantwortung, Wissen und Ethik. Sie müssen zum Maßstab politischen Handelns werden.«

Die Verfassungsbeschwerde zur Sicherung der Notfallversorgung ist ein Signal der Verantwortung und des Widerstands gegen Willkür und Wissenschaftsfeindlichkeit. Mit der Verfassungsbeschwerde geht es vor allem um Menschenwürde und Gerechtigkeit. Wir sehen nicht länger zu, wie sich Versorgungslücken zu Lebensgefahren ausweiten. Schon der Bürgerentscheid vom 23.02.2025 hat den Protest der Bevölkerung unmissverständlich artikuliert.

Wir sagen: Es reicht. Gesundheitliche Chancengleichheit darf nicht vom Wohnort abhängen. Was an der Mosel geschieht, betrifft ganz Deutschland.

»Wir tun das nicht nur für uns hier an der Mosel«, heißt es aus der Initiative, »wir tun es für alle, die darauf vertrauen, dass sie im Notfall zeitnah und medizinisch adäquat versorgt werden. Denn jedes Leben zählt, überall.«

Jürgen Adler, Karin Goeres, Dr. Gabriele Klaus, Frank Klaus, Claudia Kölsch, Petra Müller, Alexandra Reinhard und Horst Reis

28.10.25 · Notaufnahme Wittlich kämpft mit Folgen der Zeller Klinikschließung *(Trierischer Volksfreund)*

Der Artikel beschreibt, dass die Notaufnahme des Krankenhauses Wittlich seit der Schließung des Klinikums Mittelmosel in Zell deutlich stärker belastet ist. Durch den Wegfall der Zeller Klinik hat sich das Einzugsgebiet der Notaufnahme vergrößert, was zu spürbar steigenden Patientenzahlen geführt hat. Die Notaufnahme versorgt nun zusätzlich viele Patientinnen und Patienten aus dem früheren Versorgungsbereich von Zell.

Mitarbeiter berichten von einer zunehmenden Arbeitsdichte, höherem organisatorischem Aufwand und angespannten Abläufen, insbesondere in Spitzenzeiten. Die Situation wird als dauerhaft herausfordernd beschrieben, nicht als kurzfristige Übergangsphase.

Belastungswirkungen durch die Zeller Klinikschließung

- Die Notaufnahme in Wittlich übernimmt faktisch Versorgungsaufgaben eines zusätzlichen Krankenhauses, ohne dass parallel eine strukturell gleichwertige Entlastung geschaffen wurde.
- Es kommt zu längeren Wartezeiten und einer höheren gleichzeitigen Belegung, insbesondere bei nicht planbaren Notfällen.

- Der Wegfall der wohnortnahen Notaufnahme in Zell führt dazu, dass mehr Patientinnen und Patienten direkt Wittlich anfahren, auch bei zeitkritischen oder komplexen Fällen.
- Die Belastung betrifft nicht nur medizinische Abläufe, sondern auch Pflegepersonal, ärztliche Bereitschaften und organisatorische Schnittstellen.

Diese Punkte werden im Artikel als problematisch oder riskant erkennbar:

- Strukturelle Überlastung: Die Notaufnahme stößt phasenweise an ihre Belastungsgrenzen, da sie für diese zusätzliche Versorgungsmenge ursprünglich nicht ausgelegt war.
- Personalbeanspruchung: Die dauerhaft erhöhte Fallzahl verstärkt den Druck auf Personal, was langfristig die Stabilität des Betriebs gefährden kann.
- Fehlende Kompensation: Der Artikel macht deutlich, dass die Schließung des Zeller Krankenhauses nicht mit einem vollwertigen Ausgleich in Wittlich verbunden war.
- Risiko für Versorgungsqualität: Auch wenn die Versorgung weiterhin gewährleistet wird, wird erkennbar, dass die Belastung die Abläufe anfälliger macht, insbesondere bei gleichzeitigem Auftreten mehrerer Notfälle.

04.11.25 · Fernsehbeitrag Verfassungsbeschwerde wegen Notfallversorgung *(SAT-1)*

Nach der Schließung des Klinikums Mittelmosel thematisiert ein Beitrag von Sat.1 Regional die aus Sicht von Ärzten und der Bürgerinitiative erheblich verschlechterte Notfallversorgung im Landkreis Cochem-Zell.

Der pensionierte Notarzt Jürgen Adler schildert im Beitrag, dass sich die Transportzeiten zu geeigneten Krankenhäusern deutlich verlängert haben. Für viele Patienten betrage die Fahrzeit nach Wittlich 40 bis 50 Minuten, obwohl für zeitkritische Notfälle wie Herzinfarkt oder Schlaganfall eine Richtzeit von 30 Minuten gilt. Adler bezeichnet die aktuelle Situation als medizinisch nicht akzeptabel und sieht die Versorgung der Bevölkerung gefährdet.

Im Beitrag spricht außerdem Frank Klaus, Mitglied der Initiative. Er erklärt wörtlich sinngemäß, dass nur noch rund 28 Prozent der Bevölkerung des Landkreises Cochem-Zell innerhalb der 30-Minuten-Frist ein geeignetes Krankenhaus erreichen können. Klaus betont dabei ausdrücklich, dass es nicht genügt, irgendein Krankenhaus zu erreichen, sondern dass entscheidend sei, ein für schwere Notfälle spezialisiertes Krankenhaus (z. B. für Herzinfarkt oder Schlaganfall) rechtzeitig zu erreichen.

Frank Klaus wörtlich: **»Es hilft nicht, dass er in ein Krankenhaus gebracht wird, sondern in ein geeignetes, das so ausgerichtet ist, dass er bei diesen schweren Fällen dieses Krankenhaus auch adäquate Hilfe leisten kann. Und 28 Prozent der Bevölkerung im Kreis Cochem-Zell kann jetzt nur innerhalb dieser 30 Minuten Frist zu einem geeigneten Krankenhaus gebracht werden. Der Rest hat eine Fahrzeit, die darüber hinausgeht. Und somit sprechen wir hier über eine erhebliche Lücke in der Notfallversorgung.«**

Jürgen Adler berichtet weiter, dass er zunächst vor dem Verwaltungsgericht Koblenz und anschließend vor dem Oberverwaltungsgericht Rheinland-Pfalz geklagt habe. Beide Gerichte hätten die Klagen abgewiesen und auf bestehende Kliniken in Cochem, Simmern und Wittlich verwiesen. Aus Sicht Adlers und der Initiative seien diese Häuser jedoch entweder nicht ausreichend spezialisiert oder für viele Menschen zu weit entfernt.

Im Beitrag wird abschließend dargestellt, dass Jürgen Adler Verfassungsbeschwerde beim Bundesverfassungsgericht in Karlsruhe eingelegt hat. Der Eingang der Beschwerde wurde bestätigt; eine Entscheidung steht noch aus.

12.11.25 · Flyer »Wir schweigen nicht« – Initiative Notfallversorgung Mosel Eifel Hunsrück

Die Initiative Notfallversorgung sammelt Berichte von Notfallsituationen und ruft mit einem Flyer zur Mitwirkung der Bevölkerung auf.

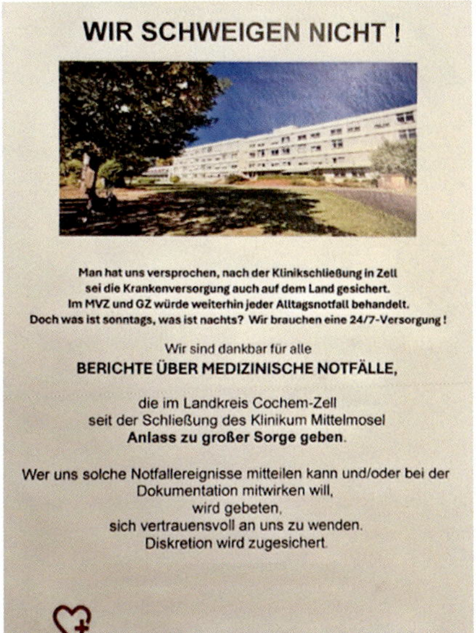
WIR SCHWEIGEN NICHT !
Man hat uns versprochen, nach der Klinikschließung in Zell sei die Krankenversorgung auch auf dem Land gesichert.
Im MVZ und GZ würde weiterhin jeder Alltagsnotfall behandelt.
Doch was ist sonntags, was ist nachts? Wir brauchen eine 24/7-Versorgung !
Wir sind dankbar für alle
BERICHTE ÜBER MEDIZINISCHE NOTFÄLLE,
die im Landkreis Cochem-Zell
seit der Schließung des Klinikum Mittelmosel
Anlass zu großer Sorge geben.
Wer uns solche Notfallereignisse mitteilen kann und/oder bei der
Dokumentation mitwirken will,
wird gebeten,
sich vertrauensvoll an uns zu wenden.
Diskretion wird zugesichert.
Initiative Notfallversorgung Mosel – Eifel – Hunsrück

01.12.25 · Nichtannahme der Verfassungsbeschwerde ohne Begründung

Bundesverfassungsgericht

Bundesverfassungsgericht · Schlossbezirk 3 · 76131 Karlsruhe

Herrn Rechtsanwalt

Bundesverfassungsgericht
Schlossbezirk 3
76131 Karlsruhe

Briefpost
Postfach 1771
76006 Karlsruhe

Paketpost
An der Waldschule 12
76149 Karlsruhe-Neureut

Tel.: +49 721 / 9101 - 0
Fax: +49 721 / 9101 - 382

bverfg@bundesverfassungsgericht.de
www.bundesverfassungsgericht.de

Ihr Zeichen: 021/25

Datum: 26.11.2025

Sehr geehrter Herr Rechtsanwalt,

anliegend wird Ihnen die Entscheidung mit dem Aktenzeichen 1 BvR 2100/25 übersandt.

Entscheidungen des Bundesverfassungsgerichts werden vor der Veröffentlichung oder Übermittlung an Dritte grundsätzlich anonymisiert. Prozessbevollmächtigte können schriftlich die Aufhebung der Anonymisierung ihrer Daten in der Entscheidung beantragen. Im Übrigen wird auf die Datenschutzerklärung des Bundesverfassungsgerichts verwiesen.

Mit freundlichen Grüßen
Geschäftsstelle des Ersten Senats

- Dieses Schreiben wurde mit Hilfe der Informationstechnik gefertigt und ist ohne Unterschrift gültig -

BUNDESVERFASSUNGSGERICHT

- 1 BvR 2100/25 -

In dem Verfahren
über
die Verfassungsbeschwerde

des Herrn Jürgen A d l e r,
Südstraße 13-15, 56865 Blankenrath,

- Bevollmächtigter:

gegen a) den Beschluss des Oberverwaltungsgerichts Rheinland-Pfalz vom 4. September 2025 - 7 B 10795/25.OVG -,

b) den Beschluss des Verwaltungsgerichts Koblenz vom 26. Juni 2025 - 3 L 574/25.KO -

hat die 3. Kammer des Ersten Senats des Bundesverfassungsgerichts durch

die Richter Radtke,

Wolff

und die Richterin Meßling

gemäß § 93b in Verbindung mit § 93a BVerfGG in der Fassung der Bekanntmachung vom 11. August 1993 (BGBl I S. 1473)
am 18. November 2025 einstimmig beschlossen:

Die Verfassungsbeschwerde wird nicht zur Entscheidung angenommen.

Von einer Begründung wird nach § 93d Abs. 1 Satz 3 BVerfGG abgesehen.

Diese Entscheidung ist unanfechtbar.

Radtke Wolff Meßling

Grund: Beglaubigung
Unterzeichnet von: Schönherr, Tarifbeschäftigte
Datum: 01.12.2025

06.01.26 · Krankenhaus Cochem bedroht *(Wochenspiegel, Cochem-Zell)*

Das Marienkrankenhaus Cochem rechnet für das laufende Jahr mit einem Millionenverlust und steht damit vor erheblichen finanziellen Schwierigkeiten. Trotz bereits umgesetzter Sparmaßnahmen und betriebswirtschaftlicher Anpassungen gelingt es dem Krankenhaus nach Angaben der Geschäftsführung nicht, wirtschaftlich kostendeckend zu arbeiten. Als Ursachen werden vor allem steigende Kosten, unzureichende Erlöse im bestehenden Vergütungssystem sowie die strukturellen Nachteile kleiner Krankenhäuser genannt. **Die Krankenhausleitung erklärt, dass eine langfristige Sicherstellung der wohnortnahen medizinischen Versorgung ohne Unterstützung der öffentlichen Hand kaum möglich sei.** Der Artikel ordnet die Situation in einen allgemeinen Kontext ein, wonach viele kleinere Krankenhäuser in Rheinland-Pfalz und bundesweit unter ähnlichem finanziellem Druck stehen.

Kommentar von Mario Zender

Der Kommentar von Mario Zender ordnet die Entwicklung grundsätzlich und politisch ein und versteht die Lage des Marienkrankenhauses als Symptom eines systemischen Versagens der Krankenhaus- und Gesundheitspolitik.

Zentrale Thesen des Kommentars

Die finanziellen Probleme des Marienkrankenhauses kommen nicht überraschend, sondern sind absehbare Folge politischer Entscheidungen.

Die Region habe nach der Schließung des Krankenhauses Zell keine tragfähige, gleichwertige Alternative erhalten.

Es werde erwartet, dass ein strukturell begrenztes Krankenhaus Aufgaben übernimmt, für die es weder ausgestattet noch finanziell abgesichert ist.

Die Landespolitik habe sich aus der Verantwortung zurückgezogen und verweise stattdessen auf bundespolitische Rahmenbedingungen.

Die Situation zeige exemplarisch, wie ländliche Regionen in der Gesundheitsversorgung systematisch ausgedünnt werden.

Zentrale Zitate aus dem Kommentar

»Nicht wieder nur zusehen.«

»Was sich hier abzeichnet, ist kein Betriebsunfall, sondern das Ergebnis jahrelanger politischer Untätigkeit.«

»Wer einen Standort schließt, muss sagen, wie die Versorgung danach gesichert werden soll und zwar realistisch.«

»Es reicht nicht, Verantwortung weiterzureichen, wenn am Ende niemand mehr handlungsfähig ist.«

»Die Frage ist nicht mehr, ob reagiert werden muss, sondern ob man es diesmal rechtzeitig tut.«

Einordnung:

Mit den massiven finanziellen Problemen des Marienkrankenhauses Cochem gerät nun auch der letzte verbliebene stationäre Versorgungsanker im Kreis ins Wanken.

Nachdem das Klinikum Mittelmosel geschlossen und nachgelagerte Ersatzstrukturen nur kurzlebig waren, zeigt sich, dass die verbleibende Klinik weder strukturell noch finanziell in der Lage ist, die entstandenen Versorgungslücken zu kompensieren.

11.01.26 · Kurzzeitpflege Mittelmosel schließt nach nur sechs Monaten *(Wochenspiegel live)*

Die Kurzzeitpflege Mittelmosel in Zell schließt zum 31. Januar 2026 bereits nach nur sechs Monaten Betrieb, da es dem Träger trotz intensiver Bemühungen nicht gelungen ist, den gesetzlich vorgeschriebenen Personalschlüssel dauerhaft zu erfüllen. Betroffen sind vor allem pflegebedürftige Menschen, die nach Krankenhausaufenthalten oder zur Entlastung von Angehörigen kurzfristig auf einen stationären Pflegeplatz angewiesen sind.

Das benachbarte Hospiz St. Josef bleibt bestehen und soll seine Kapazitäten im ersten Quartal 2026 von sechs auf neun Plätze erweitern; Mitarbeitenden der Kurzzeitpflege werden alternative Arbeitsplätze im Hospiz oder im Seniorenzentrum Mittelmosel angeboten. Als weitere Gründe für die Schließung nennt der Träger eine geringere Nachfrage als erwartet, häufige kurzfristige Absagen mit daraus resultierenden Auslastungslücken sowie den hohen Eigenanteil, den viele Pflegebedürftige finanziell nicht tragen können.

Zitate Marion Zender:

»Wer Vertrauen verspielt, darf sich über Personalmangel nicht wundern.«

»Vertrauen entsteht nicht durch Imagebroschüren oder neue Einrichtungen, sondern im Alltag, in schweren Phasen, in ehrlichen Gesprächen.«

»Wer in Umbruchzeiten Mitarbeitende verunsichert oder verliert, darf sich später nicht wundern, wenn dieselben Menschen sich anderswo nach stabileren Bedingungen umsehen.«

»Personalbindung ist eine Führungsaufgabe, und zwar eine zentrale.«

Einordnung:

Der Wochenspiegel-Beitrag dokumentiert, dass ein zentraler Baustein des als »Gesundheitszentrum« verstandenen Nachfolgemodells des Krankenhauses Zell bereits nach kurzer Zeit scheitert. Zugleich wird deutlich, dass frühere Strukturbrüche und Vertrauensverluste langfristige Auswirkungen haben und die Versorgungssicherheit in der Region weiter erodiert.

17.01.26 · Schlaganfall im Hunsrück? Jetzt wird es schwierig
(Rhein Zeitung)

Sonntag, 18. Januar 2026, 15:04

Im Kreis Cochem-Zell entwickelt sich die medizinische Versorgung, insbesondere die Luftrettung, zu einem zentralen Thema im beginnenden Landtagswahlkampf. Anlass ist der seit Jahresbeginn nachtflugtaugliche ADAC-Rettungshubschrauber »Christoph 77«, der rund um die Uhr einsatzbereit ist und ab Einbruch der Dunkelheit ganz Rheinland-Pfalz abdecken soll. Der Hubschrauber ist am Uniklinikum Mainz stationiert.

Die CDU kritisiert diesen Standort. Ihr Landtagskandidat Jens Münster erklärt, Mainz liege am Rand des Landes und führe für Regionen wie Mosel, Eifel und Hunsrück zu langen Anflugzeiten, die Patientinnen und Patienten bei Schlaganfall, Herzinfarkt oder schweren Unfällen nicht zur Verfügung stünden. Ein einzelner 24/7-Hubschrauber reiche für ein Flächenland nicht aus. Durch Klinikschließungen und den Abbau von Notaufnahmen hätten sich die Wege zur spezialisierten Versorgung zusätzlich verlängert. Die CDU fordert deshalb mehrere 24/7-Luftrettungsstandorte, bevorzugt zentraler gelegene Orte wie Wittlich oder Simmern.

Die ADAC-Luftrettung bestätigt, dass perspektivisch auch andere Standorte für einen 24/7-Betrieb geprüft werden. Grundlage soll eine laufende Auswertung der Einsatzdaten sein; eine erste Analyse ist nach sechs Monaten vorgesehen.

Zu den konkreten Flugzeiten von »Christoph 77« wird ausgeführt:

- 110 Kilometer: ca. 32 Minuten
- 70 Kilometer: ca. 21 Minuten
  Dies entspricht etwa der Luftliniendistanz Mainz–Zell.

Medizinisch wird auf die »goldene Stunde« beim Schlaganfall verwiesen. Fachärzte empfehlen, dass zwischen Symptombeginn und Ankunft in der Klinik maximal 30 Minuten liegen sollen.

Ein Landesgutachten vom März 2025 stellt fest, dass 89 % der Bevölkerung in Rheinland-Pfalz eine Stroke Unit innerhalb von 30 Minuten erreichen. **Der Landkreis Cochem-Zell gehört ausdrücklich nicht dazu. Längere Fahrzeiten bestehen insbesondere in den nordwestlichen Grenzregionen, im Landkreis Cochem-Zell** und im Grenzbereich zu Hessen. Für diese Regionen empfehlen die Gutachter den Ausbau bzw. Anschluss an das telemedizinische Netzwerk TemeS-RLP.

Eine Studie des Science Media Center (November 2024) nennt folgende reale Fahrzeiten zur nächsten Stroke Unit:

- Altstrimmig: 55,7 Minuten
- Peterswald-Löffelscheid: 48,5 Minuten
- Altlay: 45,8 Minuten
- Briedern: 47,1 Minuten
- Cochem: 41,1 Minuten
- Zell: 35,5 Minuten

Die empfohlene Zielzeit von 30 Minuten wird damit in weiten Teilen des Kreises überschritten.

Das Verbundkrankenhaus Bernkastel/Wittlich verfügt über eine Stroke Unit, die im vergangenen Jahr auf elf Betten erweitert wurde. Dort werden inzwischen rund 1000 Schlaganfallpatienten pro Jahr behandelt; an einzelnen Tagen treffen bis zu acht Patienten ein. Das Einzugsgebiet wächst durch weitere Klinikschließungen.

In Wittlich ist außerdem der Rettungshubschrauber »Christoph 10« stationiert. Er erreicht:

- 30 Kilometer in ca. 9 Minuten
- 50 Kilometer in ca. 15 Minuten

Dieser Hubschrauber ist jedoch **nicht nachtflugtauglich und fliegt nur von Sonnenaufgang bis Sonnenuntergang**.

22.01.26 · Wie stellen wir die gesundheitliche Versorgung im Land sicher? *(Zur Sache RLP)*

Originalauschnitte:

»Die Krankenhauslandschaft muss sich verändern, sagen Experten. Statt vielen kleinen Kliniken, die alles anbieten und nicht wirtschaftlich sein, soll es große spezialisierte Zentren geben, so die Idee der Krankenhausreform. Ergänzend könne man ambulante oder teilstationäre Angebote für Notfälle schaffen.

Doch wie es ist, wenn das Krankenhaus nicht mehr da ist, wissen die Menschen in Zell an der Mosel seit über einem halben Jahr. Auch hier hatte man gekämpft, vergeblich. Statt dem Krankenhaus gibt es nur noch ein sogenanntes Gesundheitszentrum.

Frank Klaus von der Initiative erzählt mir, die medizinische Versorgung habe in der Region massiv abgenommen.

Herr Klaus: Weil dieses Gesundheitszentrum letztendlich nur Alltagsnotfälle behandelt und das auch nur während der Woche bis 16 Uhr. Doch wer ein richtiges Krankenhaus brauche, könne hier nicht mehr versorgt werden.

Klaus: Bei einem Notfall wie zum Beispiel Herzinfarkt zählt ja jede Minute. Und die Situation heute ist, dass wir teilweise 40 bis 50 Minuten auf dem Weg sind, um in ein geeignetes Krankenhaus zu kommen.

Was es heißt, wenn medizinische Hilfe sehr lange dauert, musste Melanie Schmitz aus Zell auf dramatische Weise miterleben. Wir sind mit ihr im Ruhewald Hödeshof in Traben-Trarbach. Hier liegen ihre Eltern begraben.

Ihre Mutter hatte einen Darmverschluss. Als es ihr wieder besser ging, kam sie in Kurzzeitpflege. Doch dort verschlechterte sich plötzlich ihr Zustand, aber das Krankenhaus Zell gab es ja nicht mehr. Was dann begann, war eine unvorstellbare Odyssee.

Melanie Schmitz **wählte um halb zwei mittags den Notruf.** Der Rettungswagen kam erst eineinhalb Stunden später. Warum dauerte das so lang? Warum dauerte das anderthalb Stunden?

Frau Schmitz: Da war keiner verfügbar. Die waren alle unterwegs, die haben längere Anfahrzeiten jetzt und durch die Schließung von Zell.

Als der Rettungswagen endlich da war, fehlte ihm ein EKG. Es musste ein zweiter gerufen werden und schließlich noch ein Notarzt eingeflogen. Doch ins Krankenhaus ging es noch lange nicht.

Frau Schmitz: Der erste Krankenwagen, der kam, hat schon rumtelefoniert und nirgendswo eine Klinik bekommen, die meine Mutter aufgenommen hätte. Dann hat der Notarzt angefangen zu telefonieren und ich meine auch der Pilot ... Also die haben lange, lange telefoniert und wir waren dann letztendlich erst **um sieben Uhr in Wittlich.**

Doch dort konnte man für ihre Mutter nichts mehr tun. Sie starb um 22 Uhr. Ob ihre Mutter noch leben würde, wenn es das Krankenhaus in Zell noch gäbe, kann nicht bewiesen werden. Aber es bleibt bei vielen die Unsicherheit. Kann in einem Notfall rechtzeitig geholfen werden?

...

In Zell, da ist das Krankenhaus zu, wir haben es gesehen. Und da gibt es ein Gesundheitszentrum. Vielleicht noch mal zur Erklärung. Eine Regioklinik ist ein regionales Krankenhaus mit stationärer und operativer Versorgung. Ein Gesundheitszentrum macht hauptsächlich ambulante Behandlungen verschiedener Fachrichtungen unter einem Dach. Das Gesundheitszentrum ist hier also nur die Grundversorgung.

Was bei einem Notfall passieren kann, das haben wir gesehen.

Herr Hoch, fünf Stunden hat es bei der Dame gedauert, vom Notruf bis sie dann tatsächlich im Krankenhaus war. Wie kann das denn sein, dass es keine freie Notaufnahme in der Nähe gibt? Sind die anderen Kliniken gar nicht darauf vorbereitet, dass es dieses Krankenhaus gar nicht mehr so gibt, wie es früher war?

Minister Clemens Hoch:

Also wir erleben jeden Tag, dass es für den Notfall, der ganz plötzlich eingeliefert wird, zum Beispiel der schwere Autounfall, natürlich in den Kliniken auch immer die Notaufnahme gibt. Es ist ein tragischer Fall, der da so abgelaufen ist. Ich kann aber medizinisch nicht beurteilen, was dahinter stand und wie die Informationslage war der Rettungsmittelbesatzung und des Notarztes vor Ort. Und es ist sehr bedauerlich, dass es so ist.

Ob das was mit der Schließung dort zu tun hat, das müssen dann die Verantwortlichen vor Ort entscheiden. Wir haben aber dort ja in Zell die Situation, dass es im gleichen Landkreis in Cochem noch ein Krankenhaus gibt für Grundversorgung. Und es gibt in Wittlich einen Schwerpunktversorger, wo auch der Rettungshubschrauber stationiert ist, also in unmittelbarer Nähe, sodass wir aus unserer Sicht gesagt haben, dieses Konzept des Trägers, wir konzentrieren uns auf den anderen Standort in Cochem. Wir haben in Wittlich die große Versorgung und haben eine ambulante Versorgung, die ja nicht vom Land getragen wird oder vom Landkreis, sondern aus den niedergelassenen Systemen, dass das für die Notfälle ausreicht.«

23.01.26 · Kreis will nachtflugfähigen Hubschrauber *(Rhein-Zeitung)*

Im Mittelpunkt des Artikels steht die Positionierung der CDU im Landkreis Cochem-Zell zur Notfallversorgung nach der Schließung des Klinikums Mittelmosel.

Landrätin Anke Beilstein (CDU) und der CDU-Landtagsabgeordnete Jens Münster fordern neue Strukturen, um die medizinische Versorgung im ländlichen Raum sicherzustellen.

Anke Beilstein erklärt, ein einzelner nachtflugtauglicher Rettungshubschrauber in Mainz reiche nicht aus, um die Bevölkerung in Cochem-Zell angemessen zu versorgen. Der Kreis arbeite deshalb darauf hin, dass ein nachtflugfähiger Hubschrauber auch für den hiesigen Bereich zum Einsatz kommt. Zugleich kritisiert die Kreisverwaltung gegenüber dem Land eine »kalte Strukturbereinigung im stationären Bereich«, die beendet werden müsse.

Auch Jens Münster unterstreicht, dass ein einzelner 24/7-Hubschrauber für ein Flächenland wie Rheinland-Pfalz nicht ausreicht, um eine verlässliche Notfallversorgung sicherzustellen. Er unterstützt damit die Forderung nach zusätzlichen luftrettungsgestützten Kapazitäten.

Als Begründung verweisen Kreis und CDU-Vertreter auf ein Gutachten der Landesregierung aus März 2025, das für den Landkreis Cochem-Zell überdurchschnittlich lange Fahrzeiten, insbesondere für Schlaganfallpatienten, feststellt. Die empfohlene Erreichbarkeit einer Stroke Unit innerhalb von 30 Minuten sei in Teilen des Kreises nicht mehr gegeben, eine Folge der Schließung des Krankenhauses in Zell.

Neben dem Ausbau der Luftrettung nennt die Kreisverwaltung als weiteren Ansatz den möglichen Anschluss an das telemedizinische Netzwerk TemeS-RLP, um fehlende stationäre Strukturen teilweise zu kompensieren.

Einordnung:

Kosten eines nachtflugtauglichen Rettungshubschraubers

Die von der CDU vorgeschlagene Stationierung eines nachtflugtauglichen Rettungshubschraubers wird als Maßnahme zur Verbesserung der Notfallversorgung diskutiert. Eine solche Lösung ist jedoch mit erheblichen Kosten verbunden. Die Anschaffung eines entsprechenden Hubschraubers liegt bei rund 10 bis 15 Millionen Euro, hinzu kommen jährliche Betriebskosten von etwa 5 bis 10 Millionen Euro. Über einen Zeitraum von 20 Jahren entstehen so Gesamtkosten von etwa 100 bis 200 Millionen Euro.

Damit übersteigen die Kosten dieser Einzelmaßnahme deutlich die Aufwendungen, die für den Weiterbetrieb eines regionalen Krankenhauses über mehrere Jahre erforderlich gewesen wären. Der Hubschrauber ersetzt zudem keine stationäre Versorgung, sondern kann lediglich ergänzend wirken.

Die Diskussion macht deutlich, dass nach der Schließung des Krankenhauses Zell sehr kostenintensive Ersatzlösungen in den Fokus rücken, während eine vergleichsweise kostengünstigere strukturelle Grundversorgung vor Ort aufgegeben wurde.

Januar 2026 · Medizinische Leistungen im Gesundheitszentrum

(Quelle: Webseite des GZ)

Gesundheitszentrum Zell, angekündigter Ausbau und tatsächliche Entwicklung

Das Gesundheitszentrum Zell ist als tragende Säule der medizinischen Versorgung nach der Schließung des Klinikums Mittelmosel vorgesehen. Angekündigt wurden ein deutlicher Ausbau ambulanter Angebote, zusätzliche Facharztsitze, insbesondere im Bereich der Kardiologie, erweiterte Öffnungszeiten bis in die Abendstunden (22 Uhr) sowie eine ambulante Anlaufstelle auch für akute Versorgungsbedarfe.

Tatsächlich zeigt sich jedoch eine gegenteilige Entwicklung. Statt eines Ausbaus ist das Leistungsangebot des Gesundheitszentrums geschrumpft. Mehrere der öffentlich angekündigten Maßnahmen werden nicht umgesetzt. Bestehende Angebote werden reduziert oder eingestellt; einzelne Versorgungsbereiche, darunter auch die Kurzzeitpflege, sind inzwischen wieder geschlossen.

Das heutige Angebot des Gesundheitszentrums liegt damit nicht nur deutlich unter den ursprünglichen Ausbauzusagen, sondern unterschreitet auch den Versorgungsumfang des früheren MVZ zu Zeiten des Klinikums Mittelmosel.

MVZ Mittelmosel | Leistungen

Alexianer
KATHARINA KASPER MEDIZIN
Medizinisches Versorgungszentrum Mittelmosel

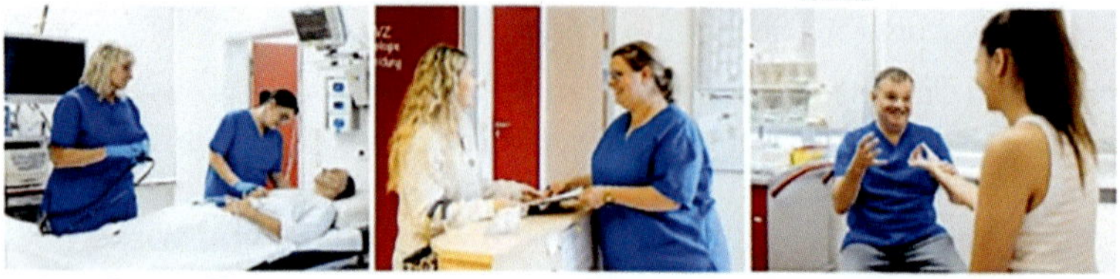

Standort Zell

Allgemeinmedizin	Tel.: 06542 97-1466	
Sprechstundenzeiten:		
Montag	07:30 - 12:00 Uhr	13:00 - 16:00 Uhr
Dienstag	07:30 - 12:00 Uhr	13:00 - 16:00 Uhr
Mittwoch	07:30 - 13:00 Uhr	
Donnerstag	07:30 - 12:00 Uhr	13:00 - 18:00 Uhr
Freitag	07:30 - 13:30 Uhr	

Chirurgie	Tel.: 06542 97-1235
Sprechstundenzeiten:	
Montag bis Freitag	08:00 - 12:00 Uhr
Montag, Dienstag und Donnerstag	14:00 - 17:00 Uhr

Gastroenterologie	Tel.: 06542 97-1234
Sprechstundenzeiten:	
Montag und Mittwoch	08:00 - 13:00 Uhr
Donnerstag und Freitag	08:00 - 13:00 Uhr

Gefäßchirurgie	Tel.: 06542 97-1235

Bitte vereinbaren Sie vor Ihrem Besuch einen Termin.
Terminvereinbarung unter 06542 97-1235.

Gynäkologie	Tel.: 06542 97-1456	
Sprechstundenzeiten:		
Montag	08:00 - 11:00 Uhr	13:00 - 16:00 Uhr
Dienstag	08:00 - 12:30 Uhr	14:00 - 18:00 Uhr
Mittwoch	OP-Tag / keine Sprechstunde	
Donnerstag	08:00 - 12:30 Uhr	14:00 - 18:00 Uhr
Freitag	08:00 - 12:00 Uhr	

HNO	Tel.: 06542 97-1455	
Sprechstundenzeiten:		
Montag	keine Sprechstunde	
Dienstag	08:00 - 13:00 Uhr	13:45 - 18:00 Uhr
Mittwoch	08:00 - 12:45 Uhr	13:15 - 16:45 Uhr
Donnerstag	08:00 - 13:00 Uhr	13:45 - 18:00 Uhr
Freitag	08:00 - 14:00 Uhr	

Radiologie	Tel.: 06542 97-1398
Sprechstundenzeiten:	
Montag bis Mittwoch	07:30 - 16:00 Uhr
Donnerstag	07:30 - 18:00 Uhr
Freitag	07:30 - 14:00 Uhr

Standort Traben-Trarbach

Allgemeinmedizin	Tel.: 06541 707-330	
Sprechstundenzeiten:		
Montag	07:30 - 12:00 Uhr	14:00 - 17:30 Uhr
Dienstag	07:30 - 12:00 Uhr	13:30 - 16:00 Uhr
Mittwoch	07:30 - 12:00 Uhr	
Donnerstag	07:30 - 12:00 Uhr	13:30 - 16:00 Uhr
Freitag	07:30 - 12:00 Uhr	

Chirurgie	Tel.: 06541 707-500
Sprechstundenzeiten:	
Montag bis Mittwoch	07:45 - 12:45 Uhr
Montag bis Mittwoch	13:15 - 16:15 Uhr
Donnerstag	keine Sprechstunde
Freitag	07:45 - 13:15 Uhr

MVZ Mittelmosel | Barlstraße 7 | 56856 Zell/Mosel

Abbildung: Homepage Alexianer

Fazit:

Was ist geblieben von all den Absichtserklärungen, den Versprechen und den vollmundigen Ankündigungen, die Notfallversorgung im Kreis sicherzustellen und die Folgen der Schließung des Krankenhauses in Zell abzufedern? Von den »neuen Wegen«, den »Pilotprojekten« und der politisch geforderten 24/7-Notfallversorgung am Standort Zell? Vom angekündigten Ausbau der bestehenden MVZ-Strukturen zu einem zukunftsweisenden MVZ Plus?

Geblieben ist ein im Vergleich zu früher deutlich reduziertes Angebot: Ein MVZ Minus, nun »Gesundheitszentrum« genannt. Ein einzelner Rettungswagen, dessen Präsenz kaum die Lücke eines vollwertigen Notfallstandorts schließen kann. Und Telemedizin, ausgerechnet in einem Kreis, der bis heute von Funklöchern durchzogen ist und in dem digitale Versorgung an physische Grenzen stößt.

Die Realität nach der Schließung zeigt, wie weit Anspruch und Wirklichkeit auseinanderliegen.

Wo einst ein Krankenhaus stand, das Menschen Sicherheit gab, bleibt heute ein Fragment dessen zurück, was versprochen wurde. Die Verantwortung dafür ist politisch und sie bleibt bestehen.

Dieses Schlusswort markiert nicht das Ende einer Geschichte, sondern den Beginn einer Aufgabe: Die Erinnerung wachzuhalten, die Folgen sichtbar zu machen und die Forderung nach verlässlicher, wohnortnaher Gesundheitsversorgung nicht verstummen zu lassen.

Die Bürgerinnen und Bürger unserer ländlichen Region, aber auch die Gäste, die der Landkreis bei zwei Millionen Übernachtungen im Jahr beherbergt, brauchen dringend wieder eine stationäre Versorgung, eine Notaufnahme, ein neues Krankenhaus.

Mit neuen Entscheidungsträgern lässt sich das leicht umsetzen, weil das Land mehr als drei Milliarden aus dem Transformationsfonds dafür bereithält, wenn es diese Gelder derzeit auch vor allem für den Betrieb von Großkliniken und Kleinststandorten (»Regio-Kliniken«) ausgeben will.

Die Initiative wird nicht nur daran erinnern, sondern auch weiterhin am Plan für ein neues Klinikum in Zell mitarbeiten.

Alexandra Reinhard

Der erste Bürgerentscheid in der Geschichte des Landkreises Cochem-Zell

Der Bürgerentscheid zur Entwicklung eines »gemeinsamen Versorgungskonzeptes im Landkreis Cochem-Zell« stellt ein Instrument direkter Demokratie dar. Gegenstand der Abstimmung am 23. Februar 2025 war nicht allein die stationären Krankenversorgung, sondern die Forderung nach einer objektive Analyse unter Einbeziehung alternativer stationärer Konzepte und Pilotprojekte mit Schwerpunkten der stationären Notfallversorgung.

Anlass für den Bürgerentscheid war die Absicht des Krankenhausträgers, den stationären Betrieb des Klinikums Mittelmosel in Zell zur Mitte des Jahres 2025 einzustellen und den Standort strukturell neu auszurichten. In diesem Zusammenhang wurde von Teilen der Bevölkerung und Mandatsträgern gefordert, vor der Umsetzung eine unabhängige Analyse der Auswirkungen auf die medizinische Versorgung im Landkreis vorzunehmen.

Bürgerbegehren für mehr Transparenz und Objektivität vor einer Schließung des Krankenhauses in Zell

Das Klinikum Mittelmosel in Zell ist für die regionale Gesundheitsversorgung unverzichtbar. Beim Wegfall des Krankenhauses als stationärer Versorgung drohen tausenden Bürgerinnen und Bürgern in dringenden Notfällen unzumutbar lange Wege. Die Pläne zur Schließung des Krankenhauses wurden aber ohne Beteiligung der Betroffenen und ohne Darlegung verständlicher und objektivierbarer Argumente beschlossen und vom Landkreis als kommunalem Organ akzeptiert. Es braucht aber mehr Transparenz und Objektivität, was letztlich nur mit objektiven Analysen auf Basis eines externen Gutachtens erreicht werden kann.

Voraussetzung für die Durchführung eines Bürgerentscheids ist ein Bürgerbegehren mit einer gesetzlich festgelegten Mindestanzahl an Unterstützungsunterschriften. Dieses Quorum richtet sich nach der Einwohnerzahl des Landkreises.

Seit Oktober 2024 wurden von vielen Helfern Unterstützungsunterschriften im Kreis Cochem-Zell gesammelt und mehr als 7.000 Unterschriften zur Prüfung bei der Kreisverwaltung vorgelegt. Da das gesetzliche Quorum fristgerecht erreicht und überschritten worden war, wurde das Bürgerbegehren als zulässig anerkannt.

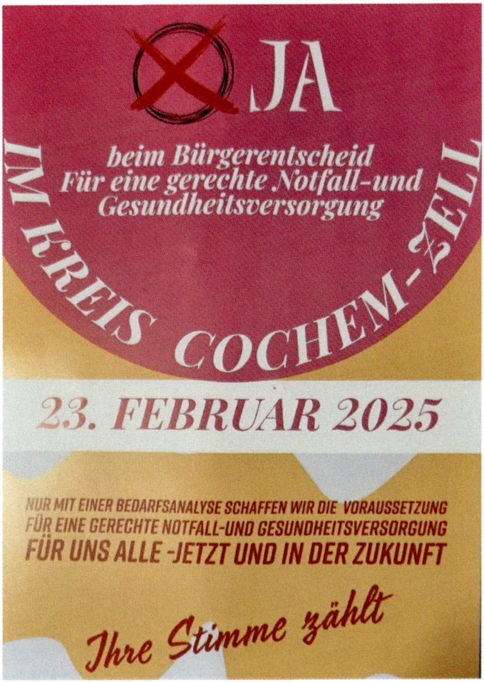
JA
IM KREIS COCHEM-ZELL
beim Bürgerentscheid
Für eine gerechte Notfall-und
Gesundheitsversorgung
23. FEBRUAR 2025
NUR MIT EINER BEDARFSANALYSE SCHAFFEN WIR DIE VORAUSSETZUNG
FÜR EINE GERECHTE NOTFALL-UND GESUNDHEITSVERSORGUNG
FÜR UNS ALLE -JETZT UND IN DER ZUKUNFT
Ihre Stimme zählt

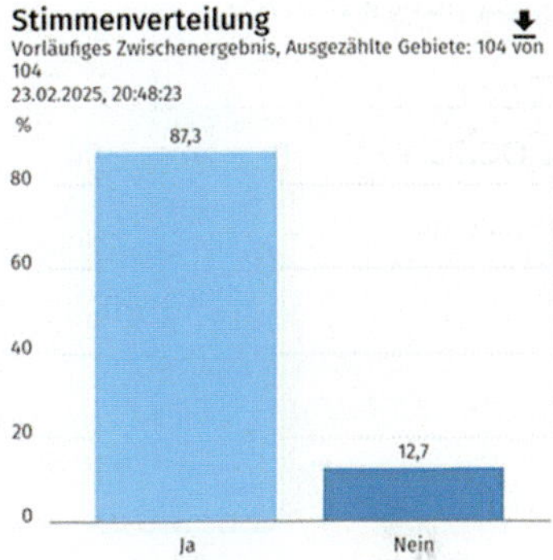

Ergebnistabelle

Vorläufiges Zwischenergebnis, Ausgezählte Gebiete: 104 von 104
23.02.2025, 20:48:23

	Stimmen	Anteil
Ja	32.797	87,3 %
Nein	4.784	12,7 %
Gültige Stimmen	37.581	98,0 %
Ungültige Stimmen	758	2,0 %

Die Abstimmungsfrage lautete:

»Soll der Kreis Cochem-Zell die Möglichkeit eines gemeinsamen Versorgungskonzeptes auf der Grundlage objektiver Analysen und unter Einbeziehung alternativer stationärer Konzepte und Pilotprojekte (Bildung von Schwerpunkten der stationären Notfallversorgung) prüfen und bis zum Abschluss der damit einhergehenden Untersuchungen und Verhandlungen auf eine Zwischenfinanzierung ggf. unter kommunaler Beteiligung hinwirken und die so gewonnene Zeit nutzen, um offensichtliche Unklarheiten auszuräumen?«

Der Bürgerentscheid fand zeitgleich mit der Bundestagswahl am 23. Februar 2025 statt und ergab 87,3 % Ja-Stimmen bei einer Wahlbeteiligung von 77 %. Der Bürgerentscheid war somit erfolgreich.

Gemäß den gesetzlichen Vorgaben entfaltet ein erfolgreicher Bürgerentscheid die Wirkung eines Kreistagsbeschlusses. Die Kreisverwaltung ist damit verpflichtet, den in der Abstimmungsfrage formulierten Auftrag umzusetzen. Der Bürgerentscheid, ein verfahrensorientiertes und auf Transparenz zielendes Beteiligungsinstrument, ist der erste Bürgerentscheid in der Geschichte des Landkreises Cochem-Zell.

Jürgen Adler

Die Sterberate steigt

Im Frühjahr 2025, einige Monate vor der Schließung des Zeller Krankenhauses, wurde der Betrieb bei bereits reduziertem medizinischem Angebot aufrechterhalten, obwohl schon einige Fachärzte abgewandert waren. Insbesondere kardiologische Eingriffe (Herzkatheteruntersuchungen) konnten fast immer durchgeführt werden, denn der Chefarzt der Inneren Abteilung, Dr. Kirmanouglu, war ansprechbar und mit stark gestiegenem Einsatz nahezu ununterbrochen abrufbereit.

Auch die zielgerichtete Versorgung von Schlaganfallpatienten erfolgte weiterhin mit Unterstützung der radiologischen Praxis. Die Akutkranken wurden nach CT oder MRT – Untersuchungen von den Internisten versorgt und im Fall einer intrazerebralen Blutung nach Stabilisierung des Patienten in auswärtige Krankenhäuser verlegt. Aber es gab immer wieder Schwierigkeiten, die Akutkranken in entsprechenden Kliniken wie Wittlich, Trier oder Koblenz unterzubringen.

Der Kardiologe Dr. Kirmanoglou schilderte die aus seiner Sicht dramatischen Konsequenzen einer Schließung des stationären Betriebs. Konkreter Anlass war ein Notfall, der exemplarisch die Versorgungslage verdeutlichte. Er habe viele Herzkatheteruntersuchungen durchgeführt, darunter seien 500 Eingriffe bei akuten Herzinfarkten gewesen, die schnell hätten versorgt werden müssen.

O-Ton: »Da kam am Samstagmittag ein Bürger aus Zell mit zunehmenden Brustschmerzen zu uns in die Klinik. In der Diagnostik sahen wir, dass er einen beginnenden Herzinfarkt hat. Wir konnten ihn leider nicht selber versorgen, aufgrund von Personalengpässen, die durch die Kündigungsprobleme entstanden sind. Sonst wäre das früher gar kein Problem gewesen.«

Er habe Krankenhäuser in Wittlich, Trier und Koblenz angerufen, die, aufgrund mangelnder Intensivbetten bzw. mangelnder Kapazitäten abgelehnt hätten. Der Rettungsdienst habe geholfen.

»Nach langer Diskussion hat sich das Krankenhaus in Wittlich bereit erklärt, den Patienten zu übernehmen und zu versorgen. Das war die Versorgungssituation am Samstag. Ich weiß nicht, wie das dann aussehen soll ab dem Sommer, wenn wir komplett vom Netz gehen.«

Im Herbst 2025, drei Monate nach der Schließung der stationären Einrichtung am 30. Juni 2025, gab es letztlich keinerlei Versorgung von Notfallpatienten mehr. Das so genannte Gesundheitszentrum (GZ) war nur anfangs weiter ärztlich besetzt, doch das änderte sich sehr rasch. Letztlich ist die Patientenversorgung dort nicht besser, sondern eher schlechter als in jeder der umliegenden Hausarztpraxen. Eine Versorgung außerhalb der Öffnungszeiten der niedergelassenen Hausärzte ist nicht mehr möglich: Deshalb muss der Transport jetzt in eines der benachbarten Kliniken mit deutlich längeren Fahrzeiten erfolgen. Die vorgeschriebene Fahrtzeit von gesetzlich vorgegebenen 30 Minuten (!) wird in den meisten Fällen jeweils überschritten, teilweise sogar verdoppelt. Dies verschlechtert natürlich das Outcome der Herzinfarkt- und Schlaganfallpatienten, so dass damit sowohl die Zahl der nachfolgenden Berentungen als auch die Sterberate erhöht wird.

Arne Houben

X mal Glück gehabt

Am 19.10.2010, während wir in unserem Fachwerkhaus in Briedel an der Mosel am Mittagstisch saßen, verstopfte ein Blutgerinnsel eine Ader in meinem Gehirn: Ich hatte einen Schlaganfall. Mir fiel das Messer aus der Hand und ich schaute verwirrt meine Ehefrau an. Jetzt hatte ich zum ersten Mal Glück, weil sie nicht nur eine sehr liebe, sondern auch sehr kluge Frau ist. Sie hatte meinen herunterhängenden Mundwinkel gesehen und sofort geschaltet, dass es jetzt schnell gehen musste. Wortlos ging sie zum Telefon und rief den Notarzt an. Wieder hatte ich Glück. Dr. Adler aus Blankenrath war frei und brauchte nur gut 10 Minuten, um bei uns zu sein. Ich erinnere mich noch wie ich von ihm auf der Liege festgeschnallt wurde. Und wieder hatte ich Glück. Im Zeller Krankenhaus war ein Platz frei. Mit Blaulicht ging es dorthin. Eine vorinformierte Stroke Unit (Schlaganfallstation) erwartete mich. Ich wurde untersucht, um eine Gefäßverletzung im Gehirn auszuschließen und man begann die Verstopfung durch eine Lyse aufzulösen. Mir steht noch vor Augen, wie ich in meinem Krankenbett lag und alle mich anstarrten. Ich wollte reden aber es kam nichts, ich konnte nicht mehr sprechen. Durch Gesten erbat ich mir Stift und Papier um auf diesem Weg zu kommunizieren. Aber es kam nur Gekrakel heraus, ich konnte auch nicht mehr schreiben. Deprimiert und verzweifelt, schlief ich ein. Mitten in der Nacht wurde ich wach und hatte das Gefühl, dass es mir besser ging. Ich nahm Kuli und Papier vom Nachtisch. Meine Finger funktionierten wieder und während ich die Namen Melanie, Johanna und Arne aufs Papier schrieb, liefen mir die Tränen übers Gesicht. Auch meine Sprache war wieder da. Weitere Untersuchungen ergaben, dass nichts zurückgeblieben war. Ich hatte wirklich viel Glück gehabt.

Dass ich nicht zum Pflegefall wurde, sondern jeden Werktag munter ins Büro fahre, um einen Verlag zu führen und Bücher zu produzieren, verdanke ich der Klugheit meiner Frau, der Fixigkeit von Dr. Adler und der Kompetenz der Stroke Unit im Zeller Krankenhaus – und ich verdanke es der damaligen Regierung und Verwaltung die sich von »Sparzwängen« noch nicht dazu bringen ließ, das Krankenhaus zu schließen.

Warum um Himmelswillen, muss ein Landkrankenhaus sich wirtschaftlich tragen? Das ist weder besonders christlich noch sehr sozial gedacht. Und während drei Millionen Euro Defizit als Begründung dazu herhalten müssen, das Zeller Krankenhaus zu schließen, findet die Kreisverwaltung nichts dabei, ein Vielfaches der Summe in den Nahverkehr zu stecken. Der darf also defizitär sein, während das Krankenhaus geschlossen wird. Ärzte, Schwestern, Fach- und Pflegekräfte werden entlassen, während Busfahrer importiert werden müssen.

Egal wie man es dreht und wendet, die Notfallversorgung auf dem Land im Kreis Cochem-Zell verschlechtert sich deutlich. Warum können wir in einem so reichen Land wie Deutschland unsere Standards in dieser Beziehung nicht halten? Es mag ja sein, dass es in den Metropolen und großen Städten besser geht, bei uns auf dem Land wird es schlechter. Wir werden vergessen. Ich hatte eben Glück, im Jahre 2010 zu leben, als Gevatter Tod bei mir anklopfte, und nicht im Jahr 2026.

Arne Houben, Briedel

Gabriele und Frank Klaus

Dank

Zu allererst möchten wir uns bei allen Mitarbeiterinnen und Mitarbeitern des Klinikums Mittelmosel in Zell bedanken, die sich über viele Jahre hinweg mit großem Engagement für das gesundheitliche Wohlergehen der Menschen in der Region eingesetzt haben.

Rund 230 Beschäftigte haben zuletzt in unterschiedlichen Funktionen, in Pflege, Medizin, Verwaltung, Technik, Service und weiteren Bereichen, dazu beigetragen, dass das Klinikum Mittelmosel ein verlässlicher Bestandteil der regionalen Gesundheitsversorgung war. Ihr täglicher Einsatz, ihre fachliche Kompetenz und ihre Bereitschaft, Verantwortung zu übernehmen, haben die Arbeit des Hauses getragen und geprägt.

Für viele Menschen an der Mosel war das Klinikum über Jahre hinweg ein wichtiger Anlaufpunkt in Krankheit, Not und Unsicherheit. Die geleistete Arbeit, der Einsatz unter oft herausfordernden Bedingungen und die Verbundenheit mit der Region verdienen hohe Anerkennung und ausdrücklichen Respekt.

Wir danken darüber hinaus allen Menschen, die sich auf ganz unterschiedliche Weise für den Erhalt des Zeller Krankenhauses und insbesondere für eine verlässliche medizinische und notfallmedizinische Versorgung im ländlichen Raum eingesetzt haben. Unser Dank gilt jedem Einzelnen, den Engagierten in der Initiative, den Ärztinnen und Ärzten, den Unterstützerinnen und Unterstützern, den Bürgermeistern, ebenso wie all jenen, die Flyer verteilt, Gespräche geführt, Briefe geschrieben, an der Mahnwache teilgenommen und sie gestaltet haben, Leserbriefe verfasst oder Veranstaltungen im Hintergrund organisiert haben.

Das Engagement der Bürgerinnen und Bürger war beeindruckend. Viele haben sich selbst organisiert, Verantwortung übernommen und gezeigt, wie viel Kraft und Solidarität in der Bevölkerung dieser Region steckt. Wir alle sind persönlich betroffen vom drohenden und nun eingetretenen Verlust eines zentralen Teils der Daseinsvorsorge.

Auch wenn das Zeller Krankenhaus am Ende geschlossen wurde, bleibt festzuhalten: **Es wurde alles versucht.**

Der Einsatz, die Ausdauer und der Zusammenhalt so vieler Menschen verdienen großen Respekt und aufrichtigen Dank.

Karl F. Masuhr

Materialien: Gerichtsakten (Auszüge) und Gutachten zur Verwaltungsgerichtsklage und Verfassungsbeschwerde

1. Antrag auf Erlass einer einstweiligen Anordnung Verwaltungsgerichtsverfahren mit Gutachten 4. Juni 2025

Gerichtliche Schritte gegen die Schließung des Zeller Krankenhauses eingeleitet.

Verwaltungsgericht
Koblenz
Deinhardpassage 1
56068 Koblenz

DATUM 4.06.2025
AKTENZEICHEN 021/25

Antrag auf Erlass einer einstweiligen Anordnung

des Herrn Jürgen Adler, Südstraße 13 – 15, 56865 Blankenrath,

in der Klage gegen Land Rheinland-Pfalz, vertreten durch das Ministerium für Wissenschaft und Gesundheit. Gegenstand des Antrags ist die Feststellung, dass mit der Schließung des Klinikums Mittelmosel in Zell zum 30.06.2025 für den Antragsteller keine ausreichende Notfallversorgung mehr gewährleistet ist.

I. Begründung:

Ab 01.07.2025 soll in Zell ein Medizinisches Versorgungszentrum (MVZ) den Krankenhausbetrieb ersetzen. Nach fachlicher Einschätzung stellt das MVZ kein gleichwertiges Ersatzangebot dar und ermöglicht lediglich die Versorgung von Alltagsnotfällen. Zentrale stationäre Leistungen (u.a. Kardiologie, Neurologie, Innere Medizin, Unfallchirurgie) entfallen vollständig.

II. Zur Rechtslage

1. Zulässigkeit des Antrages

Die Antragsbefugnis des Antragstellers nach § 42 Abs. 2 VwGO in analoger Anwendung ergibt sich aus einer Verletzung der staatlichen Schutzpflicht nach Art. 2 Abs. 2 Satz 1 GG.

Der Antragsteller macht geltend, dass durch die zum 30.06.2025 geplante Schließung des Klinikums Mittelmosel und seine Herausnahme aus dem Landeskrankenhausplan seine medizinische Notfallversorgung nicht mehr sichergestellt ist.

Der Antragsteller kann geltend machen, dass die als Kompensation für die Schließung vorgesehenen Maßnahmen völlig unzureichend sind und erheblich hinter dem Schutzziel zurückbleiben (vgl. OVG Magdeburg, Beschluss vom 24.04.2023 – 1 L 51/22, BeckRS 2023, 9904; Rdnr. 22).

Daher darf das Klinikum Mittelmosel nicht aus dem Landeskrankenausplan herausgenommen werden.

Die geltend gemachte Rechtsverletzung für den Antragsteller besteht schon jetzt und nicht erst ab Schließung des Klinikums Mittelmosel zum 30.06.2025. Denn der Krankenhausträger hat schon jetzt und bereits vor dem 30.06.2025 infolge der angekündigten Streichung des Klinikums aus dem Landeskrankenhausplan damit begonnen, Abteilungen des Klinikums aufzulösen, die zur Notfallversorgung beitragen.

Das allgemeine Rechtsschutzbedürfnis für den Antragsteller liegt auch vor.

Vor dem Hintergrund, dass die Diskussion über die Schließung des Klinikums Mittelmosel schon seit längerem auch öffentlich geführt wird und der Gesundheitsminister sich eindeutig hinter die Absichten des Betreibers des Klinikums Mittelmosel gestellt hat, war nicht zu erwarten, dass der Minister seine Haltung vor einer Inanspruchnahme des Gerichts noch ändern würde.

Ein als Gutachten herangezogenes Fachpapier, an dem Notärzte und ein ehemaliger Chefarzt der Zeller Klinik mitgewirkt haben, bestätigt die Gefahr einer unzureichenden Notfallversorgung. Die Bedarfsanalyse weist auf eine erhebliche Versorgungslücke, eine konkrete Gefährdung der Bevölkerung sowie auf eine nicht beherrschbare Situation im Katastrophenfall hin. Die Rettungsfahrzeiten würden sich in den Regionen Cochem und Hunsrück nahezu verdoppeln.

Das Gutachten enthält ein neues Konzept, das von der Stadt Zell und der Ärztekammer als Beitrag zur Sicherstellung der medizinische Versorgung in vollem Umfang unterstützt worden ist. Die Kliniken in Cochem und Zell können kooperierend weiterbestehen, wenn sie gemäß den aktuellen Vorgaben des Krankenhausversorgungsverbesserungsgesetzes (KHVVH) die Bedingungen der neuen Vorhaltefinanzierung erfüllen.

2. Gutachterliche Stellungnahme zur medizinischen Notfallversorgung im Landkreis im Landkreis Cochem-Zell

Zusammenfassung: Aufgrund eines Bürgerentscheids beschloss der Kreistag Cochem-Zell, ein »Gemeinsames medizinisches Versorgungskonzept« zu erstellen.[1] In diesem Kontext wurde auch ein Projekt zur »Sicherstellung der akuten Notfallversorgung« präsentiert.[2] Am 1. Juli 2025 soll in Zell ein Gesundheitszentrum (GZ) eröffnet werden. Aus Expertensicht ist das Projekt gescheitert. Dieses Ambulatorium ist ein Provisorium und kann das Klinikum Mittelmosel nicht ersetzen. Denn das GZ müsste sich auf die ambulante Betreuung von »Alltagsnotfällen« beschränken. Trotz digitaler Vernetzung würden sich die zulässigen Rettungsfahrzeiten von 30 Minuten in den Regionen Cochem und Hunsrück nahezu verdoppeln. Das vorliegende Gutachten enthält ein neues Konzept, das von der Ärztekammer als Beitrag zur Sicherstellung der medizinische Versorgung unterstützt wird. Die Kliniken in Cochem und Zell können – kooperierend – weiterbestehen, wenn sie gemäß der Krankenhausreformgesetzgebung die Bedingungen der neuen Vorhaltefinanzierung erfüllen. Eine Reihe von Leistungsgruppen (LG) ist nachzuweisen, vor allem die LG 08.2 (Kardiologie mit Herzkatheterlabor) und die LG 26.2 (Stroke Unit) im Zeller Klinikum sowie die LG 20.1 (Urologie) und die LG 27.1 (Geriatrie) im Krankenhaus Cochem. Damit ist die Notfallversorgungslücke in den Regionen Cochem und Hunsrück zu schließen.

2.1 Einleitung

Das Krankenhausreformgesetz bietet Möglichkeiten der Transformation, die im Landkreis Cochem-Zell aktuell umzusetzen sind. Doch die Bevölkerung ist verunsichert, weil die Krankenversorgung nicht gesichert ist. Dazu erklärte der Bundesärztekammerpräsident im Mai 2025: »Unser Gesundheitswesen steuert ungebremst auf einen Versorgungsnotstand zu, wenn wir nicht entschlossen gegensteuern.«[3]

---

1 Kreistagsbeschluss Cochem-Zell nach positivem Bürgerentscheid vom 23.02.2025. Im Juli 2025 soll das gemeinsame Versorgungskonzept veröffentlicht werden.

2 Ein Projekt zur »Sicherstellung der akuten Notfallversorgung« wurde am 31.03.2025 von der KV Cochem vorgestellt.

3 https://www.aerzteblatt.de/news/reinhardt-ohne-reformen-droht-ein-versorgungsnotstand-f6cf5d57-3568-4be3-9512-24d057b03a5b

Die **Abbildung 1** (siehe Umschlagklappe hinten) zeigt die Notfallversorgungslücke, eine »Infarktzone« im Landkreis Cochem-Zell (Ausschnitt der Abbildung 25 der PD-Berater-Studie »Zur Krankenhauslandschaft Rheinland-Pfalz«). Die Fahrzeiten zur stationären Notfalltherapie sind zu lang. Von der grün gefärbten Region (»bis unter 30 PKW-Minuten«) hebt sich ein großes, hellgelb markiertes Gebiet (»40 bis unter 60 Minuten) ab (vgl.Abb. 3).

Eine Studie der MVF-Versorgungsforschung kommt zu dem Ergebnis, dass das deutsche Gesundheitssystem von Unterversorgung bedroht und damit »in eine tiefe Krise« geraten sei. Gravierende Mängel sind Krankenhausschließungen, fehlende Facharzttermine, Lieferungsengpässe bei Arzneimitteln und rasante Kostensteigerungen.[4]

Demgegenüber bewerten die Krankenkassenverbände, die besonders den Fachkräftemangel beklagen, die Notfallversorgung in RLP »als gut« bis »sehr gut«.[5] Dies widerspricht den Warnungen der Bundesärztekammer und allen evidenzbasierten Leitlinien medizinischer Fachgesellschaften. Die Notfallversorgung, insbesondere die Notfallrettung in Rheinland-Pfalz, weist »große Defizite« auf.«[6]

Das Bundesgesundheitsministerium (BMG) konstatiert: »Die Überlebenschancen bei einem Herz-Kreislauf-Stillstand liegen in Deutschland in manchen Regionen bei 20 Prozent – in anderen nur bei zwei Prozent. Der Herzstillstand außerhalb des Krankenhauses ist nach wie vor ein großes Problem für die öffentliche Gesundheit, das für eine beträchtliche Anzahl von Todesfällen in Deutschland verantwortlich ist. Zu 120.000 Betroffenen pro Jahr wird der Rettungsdienst gerufen. In 60.000 Fällen können Reanimationsversuche unternommen werden. Nur 11 Prozent der Betroffenen überleben solch einen Notfall.«[7] In der Klinik sind die Überlebenschancen wesentlich höher: Bei 50 % der Reanimationsversuche kann ein Spontankreislauf nach Herz-Stillstand wiedererlangt werden.[8]

---

4 https://www.monitor-versorgungsforschung.de/abstract/unterversorgung-im-deutschen-gesundheitswesen-das-unterschaetzte-problem/?cookie-state-change=1747613762412

5 https://www.nachrichten-kl.de/2025/03/27/krankenkassenverbaende-unterstuetzen-die-erkenntnisse-des-vorgelegten-gutachtens-des-landes-rheinland-pfalz-zur-regionalen-krankenhausversorgung/

6 https://www.swr.de/unternehmen/kommunikation/pressemeldungen/notfall-rettung-2024-100.html

7 https://www.bundesgesundheitsministerium.de/service/begriffe-von-a-z/h/herz-kreislauf-stillstand.html

8 https://www.reanimationsregister.de/downloads/oeffentliche-jahresberichte/oeffentliche-jahresberichte-innerklinische-reanimation/313-innerklinischer-jahresbericht-2023/file.html

2.2 Problem und Ziel

Die Notfallversorgung im Landkreis Cochem-Zell soll untersucht werden, um die Lücken der ambulanten und stationären Notfallversorgung zu ermitteln, die es insbesondere nach Maßgabe des Krankenhausversorgungsverbesserungsgesetzes (KHVVG) zu schließen gilt. Die gutachterliche Stellungnahme stützt sich auf den Krankenhausplan Rheinland-Pfalz und auf Daten des Statistischen Landesamts von Rheinland-Pfalz, des Statistischen Bundesamts, des Krankenhausreports (2024) und des Wissenschaftlichen Instituts WIdO (2025). Das Gutachten setzt sich sowohl mit einem von der Kreisverwaltung in Cochem vorgestellten Notfallversorgungskonzept als auch mit zwei wissenschaftlichen Studien auseinander, die in den letzten Jahren das Gesundheitswesen in Rheinland-Pfalz analysiert haben:

- Das Gutachten zur »Zukunft der Krankenhausstrukturen in Rheinland-Pfalz und Saarland«, erstellt im Auftrag der Krankenkassen vom hcb, Institute for Health Care Business GmbH« (2024)
- Die Studie »Zur Krankenhauslandschaft Rheinland-Pfalz, erstellt im Auftrag der Landesregierung RLP (als Gesellschafter) von dem PD-Berater der öffentlichen Hand GmbH« (2025).

2.3 Analyse der Unterversorgung im Landkreis Cochem-Zell

Zur Darlegung des Versorgungsproblems soll die Gesundheitssicherung im ländlichen Raum anhand quantitativ und qualitativ exakt beurteilbarer Kriterien, insbesondere was die Notfallversorgung im Kreis Cochem-Zell betrifft, analysiert werden, um die Frage zu beantworten, ob die Schließung eines der beiden Krankenhäuser aus medizinischer Sicht vertretbar wäre oder ob damit nicht die Regionen Cochem und Hunsrück in eine noch größere Versorgungslücke geriete. Nachfolgend sollen sieben Fragen beantwortet werden:

1 Wie entstand die Notfallversorgungslücke im Landkreis?

2 Können beide Krankenhäuser im Kreis erhalten bleiben?

3 Wie ist die Versorgungslücke zu schließen?

4 Welche Leitlinien dienen der Notfallversorgung vor Ort?

5 Welche Auswirkungen hat der Bürgerentscheid auf die Planung?

6 Ist ein Perspektivwechsel auf eine patientengerechte Notfallpraxis möglich?

7 Ist das Gesundheitszentrum eine Alternative der stationären Notfallversorgung?

2.3.1 Zur Entstehung der Notfallversorgungslücke

a) Aufgrund des ineffizienten DRG-Fallpauschalen-Systems klagen 70 bis 80 % aller Kliniken über Finanzierungsdefizite, so auch beide Krankenhäuser im Kreis Cochem-Zell. Nach dem Plan der Krankenhausträger, die »Alexianer« in Münster und die »Dernbacher Gruppe«, sollten die bei der laufenden Modernisierung des Zeller Krankenhauses entstandenen Kosten, mittels fortschreitender Ambulantisierung des Standorts ausgeglichen werden.[9] Besondere medizintechnische Investitionen waren die Einrichtung des Herzkatheter-Labors im Jahr 2024 und eines neuen CT (2025).
Trotz der Aussicht auf Finanzierung der Krankenhäuser, die von der Reformgesetzgebung intendiert ist, wurden im Klinikum Mittelmosel allmählich Betten abgebaut. Die Stroke Unit (SU) sollte der Inneren Abteilung als Intermediate Care (IMC) zugeordnet werden. Das Zeller Krankenhaus verfügte als eine der ersten Kliniken der Bundesrepublik über eine staatlich geförderte Station für Frührehabilitation und eine Stroke Unit. Beide Bettenstationen wurden erweitert.[10] Die hohe Sterblichkeit der Patientinnen und Patienten mit Schlaganfall, die häufig zugleich herzkrank sind, wurde auf diese Weise in Zell – wie deutschlandweit – signifikant reduziert. Das BMG fasste den Heilerfolg der Stroke Unit in den Satz: »Würden alle Patientinnen und Patienten nach einem Schlaganfall in einem Krankenhaus mit Stroke-Unit behandelt werden, könnten zusätzlich rund 5.000 Menschen den Schlaganfall im ersten Jahr überleben.«
Zusammen mit der Radiologie (CT und MRT) ist auch die Notfallversorgung im Dienst rund um die Uhr gewährleistet, solange die Notaufnahme, das Traumazentrum, die Intensivstation und die Bettenstationen der Chirurgie und der Inneren Medizin geöffnet sind. Das gilt für alle Notfälle, für Unfallverletzte ebenso wie für Akutkranke mit Herzinfarkt und Hirninfarkt. Neben den genannten Abteilungen wurden folgende Belegstationen eingerichtet: Frauenheilkunde und Geburtshilfe, HNO, Augenheilkunde, Kinderheilkunde und darüber hinaus eine Dialyse-Station (im Verbund mit der Dialyse-Praxis in Cochem). Das auch überregional angesehene Klinikum Mittelmosel in Zell mit seinem Traumazentrum wurde zweimal zertifiziert. Eine Reihe von Ärztinnen und Ärzten der Kli-

9 Einrichtung eines– hypothetisch weniger kostspieligen – ambulanten Gesundheitszentrums (GZ) mit Hospiz

10 Krankenhausplan RLP, S. 202.

nik übernahm nach erfolgreichem Abschluss ihrer Facharztweiterbildung leitende Stellen in anderen Kliniken.[11]

b) Die Landrätin Anke Beilstein setzte sich nach intern geführten Gesprächen mit den Geschäftsführern beider Kliniken für ein Ambulatorium (»MVZ plus« bzw. »Gesundheitszentrum«) in Zell ein. Bei einer Sitzung des Kreistags Cochem-Zell am 10.09.2024 hatte der Träger des Klinikum Mittelmosel mitgeteilt, im Lauf des Jahres 2025 die stationäre Versorgung am Standort Zell aufzugeben und das Klinikum Mittelmosel, »aufbauend auf der bereits vorhandenen MVZ-Struktur, in ein großes ambulantes Gesundheitszentrum umzuwandeln«.[12] Diese Entscheidung wurde von der Kreisverwaltung als »unumkehrbar« bezeichnet. Damit verzichtete die Kreisverwaltung in Cochem auf die vom Gesundheitsminister mehrfach angesprochene Investition in den Zeller Standort als Krankenhaus. Eine Trägerschaft des Kreises wurde nicht erwogen. Bei der Kreistagssitzung am 08.01.2025 wies die Landrätin nicht auf die zunehmende *Versorgungslücke* in der gesamten Region Cochem und im Raum Hunsrück hin (vgl. Abbildung 1 und Tabelle 3), sondern hob stattdessen die *»Finanzlücke«* der Zeller Klinik hervor, ohne auf die Folgen der Covid-19-Pandemie und Einschränkungen durch die steigenden Energiekosten einzugehen. Am 31.03.2025 erklärte die Landrätin in Cochem vor dem Kreisausschuss: »Viele Menschen im Zeller Raum befürchten insbesondere bei Herzinfarkten eine Versorgungslücke.« Die Kreisverwaltung und die Geschäftsführung des Marienkrankenhauses verkannten offenbar die Versorgungslücke, in der sie sich selbst befanden.

c) Die Bedarfsanalyse ergibt jedoch, dass die in den Regionen Cochem und Hunsrück bestehende Versorgungslücke – nach dem Verzicht auf das Klinikum in Zell – zu einer gravierenden Notlage mit zunehmender Gefährdung der Bevölkerung und zu einer nicht mehr beherrschbaren Krise der Krankenversorgung,[13] vor allem im Katastrophenfall[14] führen würde (vgl. S.19).

d) Die unterdurchschnittliche Bettendichte in der gesamten Moselregion Trier ist für die *Notfalltherapie der Kinder und Jugendlichen und der*

11 Kliniken von Blaubeuren und Dillenburg, Daun, Wittlich, und Bernkastel bis Trier und von Magdeburg bis Berlin.

12 https://www.cochem-zell.de/aktuelles/medizinische-versorgung-im-landkreis/ abgerufen am 30.05.2025

13 Im KHVVG wird die kostenintensive Vorbereitung der Krankenhäuser auf den Katastrophenfall noch nicht berücksichtigt.

14 Bundesärztekammer (BÄK): Konzept der Notfallversorgung (2024)

Akutkranken mit Herzinfarkt und Hirninfarkt besorgniserregend. In diesem Gebiet können auch die angrenzenden Krankenhausstandorte mit ausgelasteten Notfalleinrichtungen in anderen Landkreisen und Bundesländern die Fahrzeit von über 40 Minuten nicht kompensieren.[15]

e) An der Krise der Kinder- und Jugendmedizin lässt sich exemplarisch darlegen, dass die stationären Leistungen der kinderärztlichen Notfallmedizin in der Region Cochem-Zell unverzichtbar sind und nicht, wie geplant, durch ein ambulantes Gesundheitszentrum – ohne 24-Stunden-Dienst – ersetzt werden kann. Das Zeller Krankenhaus hatte eine Kinderabteilung mit zwei Fachärzten vorgehalten (vgl. Tab.1). Derzeit ist noch ein Kinderarzt im MVZ tätig. Nach Angaben des Gesundheitsministeriums von RLP sind bis zu 70 % der stationären Aufnahmen von Kindern Notfälle.[16] Doch Laut (hcb)-Studie ist bei der kinderärztlichen Versorgung in Rheinland-Pfalz »fast jeder fünfte Einwohner bis 18 Jahre von einer künftigen Unterversorgung bedroht«. Das Ministerium räumte ein, dass es sich bei der Bettendichte von 2,1 Betten je 10.000 Einwohner verschätzt habe, da die Geburtenrate anstieg. Die Bettendichte ist in den Versorgungsregionen an der Nahe (3,1) überdurchschnittlich groß, während sie in der Moselregion Trier weniger als halb so groß ist (1,5).

f) Jede objektive Bedarfsanalyse kommt daher zu dem Ergebnis, dass angesichts dieser Notlage eine Schließung des Krankenhauses in Zell nicht zielführend wäre. »Eine Reduzierung des Versorgungsangebotes würde eine weitere Verschärfung der Situation implizieren.«[17]

2.3.2 Gründe für den Erhalt beider Krankenhäuser im Kreis

a) Der Kreis Cochem-Zell beherbergt die meisten Touristen in Rheinland-Pfalz. Mehr als 18.000 Einheimische und viele Gäste in der Verbandsgemeinde Zell – bei fast zwei Millionen Übernachtungen pro Jahr im Landkreis – sind potenziell von der Krankenhauskrise betroffen. Während der Saison legen täglich zwei bis acht Hotelschiffe (Kreuzfahrtschiffe) mit je 150–200 Gästen zur Übernachtung in Cochem, Beilstein und Zell an.

b) Für die Notfallpraxis entscheidend ist die demografische Entwicklung, d. h. die steigende Lebenserwartung und damit das Erkrankungsalter im Landkreis: Laut einer RKI-Studie ist besonders die zunehmende Zahl der

15 PD-Berater-Studie, S. 104

16 Krankenhausplan RLP: »Hoher Anteil an notfallmäßigen Aufnahmen (z. B. in der Kinder- und Jugendmedizin), S. 26ff.

17 PD-Berater-Studie, S. 211.

40 – 79-Jährigen unter den Einwohnern (und Touristen) gefährdet: Die Schlaganfallprävalenz in diesem Alter beträgt 3% (♀ 2,5 %; ♂ 3,3 %), steigt aber in der Dekade von 70 bis 79 Jahren an (♀ 6 % ♂ 8 %).

c) Die Zahl der für *tödliche Schlaganfälle* ursächlich verantwortlichen Herzrhythmusstörungen, bezogen auf eine vergleichbare Einwohnerzahl, ist im ländlichen RLP mehr als doppelt so hoch wie in Stadtgebieten. Das gilt auch für die Zahl der tödlich verlaufenden Herzinfarkte und die an akuter Herzschwäche (Insuffizienz) sterbenden Kranken. (s. a. Tabelle 1).

d) Nach Angaben des Wissenschaftlichen Instituts WIdO erleiden jährlich 320 je 100.000 Menschen einen Herzinfarkt. In Deutschland treten circa 250.000 Schlaganfälle pro Jahr auf. Das entspricht einer Ein-Jahres-Prävalenz von 317/100.000 Einwohner.

d) Da 30 % der Schlaganfälle von Herzkrankheiten ausgehen, basiert die klinische Akutversorgung der älteren Bevölkerung weitgehend auf dem Vorkommen und dem Erkrankungsrisiko, der Prävalenz und der Inzidenz beider Notfälle, zumal Hirninfarkte und Herzinfarkte auf Durchblutungsstörungen mit Thrombosen und Thromboembolien beruhen.

Tabelle 1:

Epidemiologie	**Notfall Herzinfarkt**	**Notfall Hirnfarkt**
Jährlich mehr als 300 Herzinfarkte und Hirninfarkte je 100.000 Einwohner	Eine anhaltende und akut lebensbedrohliche Durchblutungsstörung des Herzmuskels, die verursacht duch Blutgerinnsel in den Herzkranzgefäßen, zum Absterben des Gewebes führt.	Eine akute Störung der Blutversorgung des Gehirns meist aufgrund eines Gefäßverschlusses, der zum Absterben des Gewebes führt.
Zahl der Erkrankungen:	Herzinfarkte	Hirninfarkte
LK Cochem Zell	170	1.100
Rheinland-Pfalz	9.400	61.000
Deutschland 2023	186.100	1.232.000

2023 waren im Landkreis Cochem-Zell 170 Menschen an einem Herzinfarkt und 1.100 Menschen an einem Schlaganfall erkrankt. Zur aktuellen Situation der beiden Kliniken im Kreis Cochem-Zell (s. a. Tabelle 2).

Tabelle 2: Vergleich der Krankenhäuser von a) Zell und b) Cochem hinsichtlich der Fachrichtungen und Bettenkapazität.

Tabelle 2: Versorgungsauftrag gemäß Krankenhausplanung RLP (2019 – 2025)				
a) Krankenhaus **Zell**				b) Krankenhaus **Cochem**
Innere Medizin	86	(6SE)	(PA6)	40
Neurologie	30	(4SE)	(FR7)	
Chirurgie	33			40
Intensivmedizin/Anästhesie	7			6
Urologie Gynäkologie Geriatrie Interdisziplinäre Versorgung: Orthopädie, HNO, Kinderheilkunde	10			14 3 40
Vollstationäre Versorgung **Insgesamt**	**166**			**143**

a) Am **Standort Zell** sieht die Planung des Gesundheitsministeriums u. a. insbesondere eine Stroke Unit, Frührehabilitation und eine Palliativstation vor (Krankenhausplan RLP, S. 202). Hier sind auch interdisziplinäre Abteilungen der Fachgebiete Augenheilkunde, Gynäkologie, HNO, Urologie, Kinder- und Jugendmedizin geplant.[18]

b) Am **Standort Cochem** sind im Unterschied zum Standort Zell 40 Betten für Geriatrie, 14 Betten für Urologie und 3 Betten für Gynäkologie vorgesehen.[19] Da das Marienkrankenhaus in Cochem v. a. über die Voraussetzungen für die speziellen Leistungsgruppen 20.1 Urologie, 27.1 Geriatrie verfügt, kann sich nach Bündelung der kooperierenden Leistungen beider Kliniken ein ausreichend weites Spektrum der stationären Grund- und Notfallversorgung im Kreis Cochem-Zell entwickeln, sofern weitere Bedingungen der Transformation erfüllt werden, damit beide Krankenhäuser erhalten bleiben.
Somit wäre auch die Notfallversorgungslücke in der Region Cochem zu schließen. Laut PD-Berater-Studie sind hier besondere Barrieren zu überwinden: »Die Mittelgebirgsregionen – darunter die Eifel und der Huns-

18 Krankenhausplan RLP 2.2.3.3, S. 20.

19 Krankenhaus-Planung RLP, S. 138.

rück [...) – prägen die räumliche Struktur des Bundeslandes. Die Flüsse und die sie begleitenden Täler bilden zwar bedeutende Verkehrskorridore, stellen jedoch auch natürliche Barrieren dar, die in einigen Gebieten die Erreichbarkeit medizinischer Einrichtungen für die Bevölkerung erschweren können.«
Hinzukommt der große Reiseverkehr im Urlaubsgebiet von Cochem-Zell, das im kleinsten Landkreis das höchste Touristenaufkommen von RLP verzeichnet. Permanente Ursachen für Staubildungen sind die Steigungen und Kurven der Strecken in der Moselregion Cochem-Zell (vgl. Abb. 3) Die Engstellen an Kreuzungen und besondere Fahrbahnverengungen auf Brücken verursachen häufig Staus bei einer großen Zahl an Pendelbussen und Wohnmobilen.

Abbildung 3 (siehe Umschlagklappe hinten): Zu den regionalen Besonderheiten gehören Straßen entlang von Moselschleifen über Brücken, Serpentinen und fern der Autobahn. Die in der Hauptsaison stark frequentierten Verkehrswege stehen in der Nachsaison nicht selten *unter Hochwasser*, so dass die Zufahrt zum Krankenhaus in Cochem tagelang erschwert sein kann. Zur höher gelegenen Zeller Klinik mit freier RTW-Zufahrt und Hubschrauberlandeplatz gibt es zwei Auffahrten, die von Traben-Trarbach und den Hunsrückgemeinden über die Zeller Moselbrücke und von Cochem aus über Sankt Aldegund und Bullay gut erreichbar ist.

Nach einem regionalem Stau mit stockendem Verkehrsfluss kann es zu einem irreversiblen »Verkehrsinfarkt« kommen. Dieser Begriff ist der medizinischen Terminologie entlehnt, die bei zerebralen Durchblutungsstörungen ein reversibles Areal der Infarktzone (Penumbra) von dem abgestorbenen Hirngewebe, der Narbe des Infarktgebiets (Infarct Core) unterscheidet (vgl. Abb. 5). Der Begriff »Versorgungslücke« (Abb. 1 +2) stimmt im Fall eines drohenden Hirn- oder Herzinfarkts mit dem »Stau« der regionalen Blutversorgung überein. Nur bei rascher Intervention lässt sich der Stau beheben.

Abbildung 1 + 2 (siehe Umschlagklappe hinten): Abbildung 1 ein vergrößerter Ausschnitt der Abbildung 2: Randzonengebiet Cochem unter der Lupe. Die Notfallversorgungslücke ist blassgelb (= Fahrzeiten von 40 bis unter 60 Minuten). Cochem an der Moselschleife (blau), Simmern im Hunsrück und Boppard am Rhein (blau) liegen am Rand eines toten Winkels der Notfallmedizin.

Die Grafiken der Fahrzeitstudie zeigen (vgl. Abbildungen 1 und 3), dass sich von der grün gefärbten Region ein hellgelb markiertes Gebiet abhebt. Dieser großflächige Bereich kennzeichnet die Notfallversorgungslücke im Landkreis Cochem-Zell (vgl. Tabelle 3 und Kästen I und II).

98 % der Einwohnerinnen und Einwohner von RLP erreichten den nächstgelegenen Standort mit mindestens einer Notfallstufe 1 in weniger als 30 Minuten, doch: »Einzig im Versorgungsgebiet Trier waren längere Fahrzeiten ersichtlich.« Bei diesem Versorgungsgebiet handelt sich nicht um die Stadt Trier, sondern – wie es wiederum Grafiken der PD-Berater-Studie belegen,[20] – um die Region beiderseits des Moselverlaufs von Trier nach Koblenz, ein unterversorgtes Gebiet, das von der Stadtgrenze Trier bis in den Landkreis Cochem-Zell reicht.

Tabelle 3 a und b: Die Fahrzeiten wurden vom sciencemediacenter[21] exakt berechnet und belegen damit eine bisher vielfach übersehene Notfallversorgungslücke im Kreis Cochem-Zell (vgl. die rechten Bildhälften der Abbildungen 2 und 3).

Tabelle 3a: Fahrzeiten in der Region Cochem

Ort	Einwohnerzahl	Fahrzeit in Minuten
Bruttig -Fankel	1127	45,22
Ediger-Eller	902	35,00
Cochem	4977	49,83
Ernst	534	44,93
Zell	3935	35,54
Sehnheim	558	40,54
Grenderich	368	41,73

20 PD-Berater-Studie 2025, S. 25f.

21 Sciencemediacenter: Schlaganfallversorgung-in-Deutschland-interaktive Karten zu Stroke-Units und Fahrzeiten

Tabelle 3b: Fahrzeiten in der Region Hunsrück

Ort	Einwohnerzahl	Fahrzeit in Minuten
Altlay	427	45,8
Altstrimmig	323	55,7
Ernst	534	44,9
Kirchberg	4081	40,0
Liesenich	309	53,1
Mastershausen	1008	48,5

I. Die hcb-Gutachter Boris Augurzky et al. (2024) greifen auf eine Regelung zurück, die das »Betroffenenmaß« zur Beurteilung der Versorgungssituation in der Region in der Weise definiert, dass »eine Gefährdung der flächendeckenden Versorgung für basisversorgungsrelevante Leistungen« vorliegt, wenn »durch die Schließung des Krankenhauses [...] zusätzlich mindestens 5000 Einwohnerinnen und Einwohner PKW-Fahrzeiten von mehr als 30 Minuten aufwenden müssen, um das nächste Krankenhaus zu erreichen.« Auch nach Berechnungen der PD-Berater-Studie »Zur Krankenhauslandschaft Rheinland-Pfalz«(2025), ist »eine flächendeckend gute Erreichbarkeit des Versorgungsangebotes« derzeit für die Bevölkerung nicht gewährleistet.«

II. In Rheinland-Pfalz LP wurden im Jahr 2023 rund 17.000 Schlaganfälle an 76 Standorten behandelt: »96 % der Bevölkerung in Rheinland-Pfalz konnten eine Stroke Unit innerhalb von 40 Minuten erreichen.« Die Standorte waren durchweg innerhalb der zulässigen 30 Minuten erreichbar, aber »eine Ausnahme davon ergab sich im Landkreis-Cochem-Zell.« Die Situation in der Versorgungsregion Hunsrück ist besonders kritisch.[22]

2.3.3 Wie ist die Versorgungslücke im Raum Cochem und Hunsrück zu schließen?

a) Eine Voraussetzung für den Erhalt der Kliniken ist, dass die im Bürgerentscheid erwähnte Zwischenfinanzierung bis zur Umsetzung des Krankenhausversorgungsverbesserungsgesetzes (KHVVG) vom Land und Landkreis zugesagt wird. Darüber hinaus wird aufgrund einer Rechtsverordnung vom 21. März 2025 die Modernisierung der Krankenhaus-

22 PD- Studie »Zur Krankenhauslandschaft Rheinland-Pfalz, S. 306.

strukturen mit insgesamt bis zu 50 Milliarden € über einen Transformationsfonds gefördert. Für eine Laufzeit von 10 Jahren werden ab 2026 Fördermittel zur Verfügung gestellt. Auf Rheinland-Pfalz entfallen mehr als zwei Milliarden Euro. Laut Gesetz sind u. a. »für Stroke Units, Intensivmedizin und Notfallversorgung« zusätzliche Mittel zu gewähren. Die Abrechnung über DRG-Fallpauschalen wird jetzt durch eine Vorhaltepauschale in Höhe von 60 % ergänzt. Demnach geht es nicht mehr darum, wie viele Patientinnen und Patienten mit bestimmten Krankheitsbildern in einer Klinik behandelt werden. Vielmehr sollen die Krankenhäuser bereits Vergütungen für das Vorhalten der Leistungen und zusätzlich für einzelne Behandlungen bekommen. Damit wird nicht mehr allein die Quantität, sondern auch die Qualität der Krankenversorgung gefördert.

b) Das entscheidende Kriterium der beschlossenen Krankenhausreform ist nach Augurzky et al. (2023) die Klassifikation der Leistungen der Kliniken und die Bildung von Leistungsgruppen (LG), »um das Leistungsspektrum des jeweiligen Krankenhauses festzulegen und pro Leistungsgruppe Vorhaltebudgets zuzuweisen. Die LG sollen dabei jeweils Leistungen zusammenfassen, deren Erbringung ähnliche (Mindest-)Anforderungen an personelle Qualifikationen und technische Ausstattung voraussetzen.« Ausnahmeregeln für kleine Krankenhäuser sollen die flächendeckende Versorgung besonders in ländlichen Regionen sichern. Jeder Krankenhausstandort wird einer bundeseinheitlichen Versorgungsstufe (Level) zugeordnet (Tabelle 4): »Krankenhäuser, die eine sektorenübergreifende Versorgung und in der Regel keine Notfallmedizin erbringen, werden dem Level 1i zugeordnet. In Abgrenzung davon leisten Level 1n-Krankenhäuser die Basisversorgung von Patientinnen und Patienten, inklusive der Notfallmedizin. Kliniken, die dem Level 2 zugewiesen werden, erbringen eine erweiterte Versorgung von Patientinnen und Patienten. Unter die Versorgungsstufe 3 fallen Krankenhäuser, die eine umfassende Versorgung sicherstellen. Beim Level 3U handelt es sich um Standorte an Hochschulkliniken, die zusätzlich alle Anforderungen der Versorgungsstufe 3 erfüllen.«

Da das Krankenhaus in Cochem über eine große geriatrische Abteilung, aber über keine Schlaganfalleinheit verfügt, besteht ein weiterer Grund für die Nutzung und Erweiterung der für das Klinikum Zell eingerichteten und der Inneren Abteilung zugeordneten Erstbehandlungseinheit für Schlaganfälle. Eine Stroke Unit könnte zur Akutversorgung beider Krankenhäuser genutzt werden, wenn die Kranken weiterhin von erfahrenen Mitarbeiterinnen und

Tabelle 4: Leistungsspektrum nach Krankenhaus-Report 2024

	Leistungsspektrum				Verpflichtende weitere Ausstattung	Ärztl. Anwesenheit außerhalb Kernarbeitszeiten
	Innere Medizin/Chirugie	Andere Fächer (Leistungsbereiche)	Notaufnahme	Intensivmedizin		
Ii	Mind. 1; keine eigenen Betten; allg. Akutpflegebetten	Ggf. Allgemeinmedizin, allgemeinfachärztliche Versorgung	KEINE	KEINE	Labor, Ultraschall, Röntgen	Mind. fachärztliche Rufbereitschaft
In	Basisbehandlung Innere UND Chirurgie, eigene Betten	Ggf. weitere, auch Geriatrie oder Palliativmedizin	Basis	≥ 6 Betten	+ CT, telemed. Anbindung, Hubschrauberlandeplatz	Bereitschaft; FÄ Rufbereitschaft
II	Mind. je 3 Leistungsgruppen, darunter immer Kardiologie	Mind. 5 weitere, darunter Gynäkologie	Erweitert	≥ 10 Low-care- & ≥ 10 High-care-Betten	+ MRT, Angiographie, Endoskopie, Stroke Unit	Innere/Chirurgie/Notaufnahme/Intensiv 24/7; FÄ Rufbereitschaft
III	Mind. je 5 Leistungsgruppen	Mind. 8 weitere	Umfassend	≥ 20 Low-care- & ≥ 20 High-care-Betten	+ Studienzentren ...	Innere/Chirurgie/Notaufnahme/Intensiv 24/7; FÄ Rufbereitschaft

Mitarbeitern rund um die Uhr betreut werden. Sie verfügen über die notwendigen Geräte für das Monitoring in der Intermediate Care (IMC) der Zeller Klinik. Auch ein Tele-Konsil einer neurochirurgischen und kardiologischen Klinik ist möglich. Nach dem »Heidelberger Handbuch für Stroke Units«[23] sind bei exakter Dokumentation der Leistungen keine Finanzierungsdefizite zu befürchten.

2.3.4 Leitlinien zur Analyse der Notfalldiagnostik und Therapie vor Ort

Die folgenden, auf medizinischen Leitlinien basierenden Daten, eignen sich zur Analyse der Notfalldiagnostik und Therapie.

a) Die Europäischen Leitlinien der Notfallmedizin und Reanimation sind richtungweisend. [24] Sie umfassen die Epidemiologie des Kreislaufstillstands, die Erste Hilfe, die Maßnahmen der Wiederbelebung Erwachsener, ferner Reanimation und Akutversorgung von Neugeborenen, des leblosen Kindes und alle lebensrettenden Maßnahmen bei Jugendlichen und Erwachsenen.

b) Im Tag- und Nachtdienst der Notfallmedizin spielen neben schweren Verkehrs- und Betriebsunfällen, darunter Kopfverletzungen nach Stürzen eine wichtige Rolle, auch alle Schockzustände, Ohnmachten und die epileptischen Anfälle,[25] in erster Linie aber die akuten Gefäßkrankheiten.

23 Ott, A: Handbuch Stroke, Heidelberg, Unit Version 01.2020.

24 8 Gavin D. Perkins et al: Leitlinien des European Resuscitation Council: Notfall und Rettungsmedizin 24:274–345, 2021.

25 https://link.springer.com/article/10.1007/s10049-016-0187-0 abgerufen am 30.6.2025

Zu den häufigsten Todesursachen zählen akute Thrombosen und Thromboembolien der Gefäße, des Herzens, des Gehirns und der Lunge.

c) Bei älteren Erwachsenen stellen, wie erwähnt, die akuten Herzinfarkte und Schlaganfälle aufgrund der mit zunehmendem Alter steigenden Inzidenz die häufigsten tödlich verlaufenden Notfälle dar. Die Ursachen der Durchblutungsstörungen sind fortschreitende arteriosklerotische Wandveränderungen (thrombotische Plaques) der Herzkranzgefäße bzw. Hirnarterien (vgl. Tabelle 1).
Bei einer Durchblutungsstörung des Herzmuskels, besonders bei begründetem Verdacht auf Herzinfarkt und typischem EKG-Befund, kann die Reperfusionstherapie mit prästationärer Lyse vom Notarzt eingeleitet werden. In der klinischen Kardiologie wird die primär-perkutane Koronarintervention eingesetzt, um ein eingeengtes oder verschlossenes Herzkranzgefäß nach angiografischer Diagnose mithilfe der Katheter-Technik zu öffnen (Ballondilatation und Stentimplantation). Zur radiologischen Rekanalisation bei akuten Schlaganfällen (Thrombektomie) s. u. Oberstes Behandlungsprinzip ist es, durch eine schnelle Revaskularisierung des Infarktareals den ischämisch bedingten Untergang von Gewebe zu verhindern.

Abbildung 4: Zeitintervalle in der präklinischen Notfallversorgung. (FMS=Status Funkmeldesystem). Aus: Eckpunktepapier zur notfallmedizinischen Versorgung der Bevölkerung.

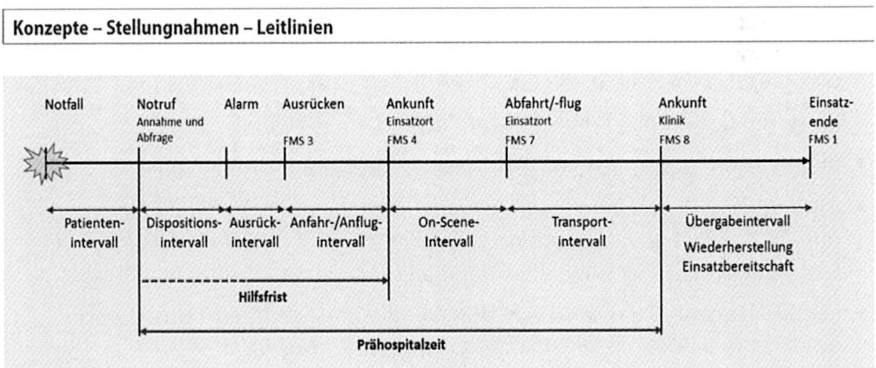

»Für die Notfallversorgung ist neben der Hilfsfrist (Zeitintervall vom Eingang des Notrufs in der Leitstelle bis zum Eintreffen der ersten Rettungskräfte vor Ort) besonders die Prähospitalzeit (Zeitintervall vom Eingang des Notrufs in der Leitstelle bis zur Ankunft des Patienten im geeigneten Krankenhaus) als zentrale Planungsgröße zu beachten: »Da eine definitive Versorgung von akut lebensbedrohlichen Notfällen oft erst in der Klinik möglich ist, sollte die Prähospitalzeit als zentrale Planungsgröße eine bestimmte, medizinisch begründbare Höchstgrenze nicht übersteigen.«[26]

Notfallmedizinisch wird die ersten Stunde nach einem Notfall als »Golden Hour« bezeichnet. Der Begriff bezieht sich auf »die kritische erste Stunde« nach einem Schlaganfall, Herzinfarkt oder Trauma: »In diesem Zeitraum ist die Wahrscheinlichkeit am höchsten, dass durch schnelle und effektive Behandlung langfristige Schäden minimiert werden oder das Leben des Patienten gerettet werden kann.«[27]

Abbildung 5: Ausbreitung Hirninfarktzone nach Gefäßverschluss. *Infarktkern* (schwarz). Das den Infarktkern umgebende Hirngewebe, das potenziell gerettet werden kann, ist die Penumbra (blau).

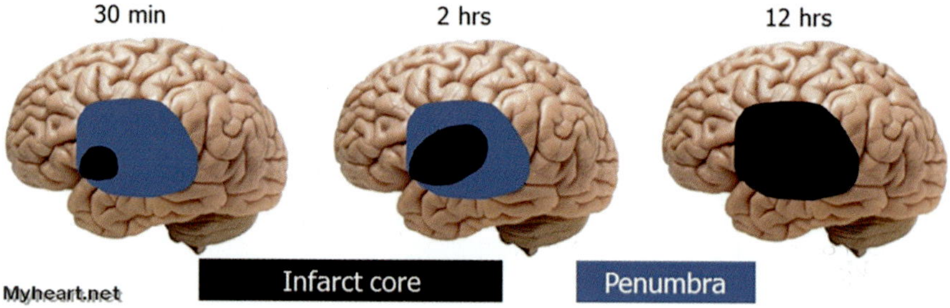

- Mit jeder Minute nach einem Schlaganfall kann ein Verlust von Hirngewebe verbunden sein, der zu Lähmungen und Sprachstörungen führt.
- Jeder Schlaganfall und jeder Herzanfall ist ein Notfall.
- Jede Minute zählt, um vor Ort Leben zu retten.
- 85 % der Schlaganfälle beruhen auf Thrombosen oder Thromboembolien, 1/3 vom Herz ausgehend. Ultraschall-, CT-, MRT-,EEG- und EKG-Untersuchungen sichern die Diagnose der Grundkrankheit.
- Mittels Thrombolyse wird das Blut verdünnt und damit Hirngewebe gerettet, je früher, desto erfolgreicher (Abbildung 5).
- Dies geschieht sofort nach der CT- oder MRT-Untersuchung vor Ort, sobald eine Hirnblutung ausgeschlossen ist.

26 https://link.springer.com/article/10.1007/s10049-016-0187-0 abgerufen am 30.06.2025
27 PD-Berater-Gutachten 2025, S. 106).

- In 6 – 8 % der Schlaganfälle aufgrund von Hirngefäß-Thrombosen kommt eine radiologische Rekanalisation in Frage: Die Thrombektomie sollte innerhalb von 6 Stunden nach dem Auftreten eines Schlaganfalls vorgenommen werden. Später können Verengungen der äußeren Hirnarterien gefäßchirurgisch behandelt werden.
- Blutungen des Gehirns gehören zu den schweren, aber selteneren Schlaganfallursachen, die mithilfe von CT und MRT diagnostiziert und intensivmedizinisch behandelt werden. Schlaganfallkranke mit komplizierender Hirnblutung (selten) werden nach einem Telekonsil umgehend wie schwer Unfallverletzte per Hubschrauber in eine neurochirurgische Klinik verlegt.

2.3.5 Auswirkungen des Bürgerentscheids auf die weitere Planung

Am 23.02.2025 wurde im Landkreis Cochem-Zell über ein Bürgerbegehren mit der Forderung nach einer Bedarfsanalyse der Krankenversorgung mit folgendem Wortlaut abgestimmt: »Soll der Kreis Cochem-Zell die Möglichkeiten eines gemeinsamen Versorgungskonzeptes auf der Grundlage objektiver Analysen und unter Einbeziehung alternativer stationärer Konzepte und Pilotprojekte (Bildung von Schwerpunkten der stationären Notfallversorgung) prüfen und bis zum Abschluss der damit einhergehenden Untersuchungen und Verhandlungen auf eine Zwischenfinanzierung ggf. unter kommunaler Beteiligung hinwirken und die so gewonnene Zeit nutzen, um offensichtliche Unklarheiten auszuräumen?«

Der Bürgerentscheid mit 87 % Ja-Stimmen kommt einem Beschluss des Kreistags Cochem-Zell gleich. Das Ziel ist die objektive Analyse der Krankenversorgung im Landkreis und damit auch ein aktueller Anlass, den Fortbestand beider Krankenhäuser zu begründen. Die Kreisverwaltung datierte den Abgabetermin eines Gutachtens auf den 30. Juni 2025, das heißt den Zeitpunkt der vom Betreiber beabsichtigen Schließung der Zeller Klinik. Bei der Kreistagssitzung in Cochem vom 31. März 2025 wurde der Auftrag zur Erstellung eines »Medizinischen Versorgungskonzeptes Cochem-Zell« an den Volkswirt Boris Augurzky vergeben,[28] der im Auftrag der Krankenkassen seit 2022 an einer Studie des Institute for Health Care Business (hcb) mitgewirkt hatte.[29] Doch der Gesundheitsminister Clemens Hoch hatte bereits eine Woche zuvor das

---

28 Der Auftrag zur Erstellung eines »Medizinischen Versorgungskonzeptes« infolge des positiven Ergebnisses des Bürgerentscheids wurde an das »Institute of Health Care Business GmbH« (hcb) vergeben.

29 Zukunft der Krankenhausstrukturen in Rheinland-Pfalz und Saarland, erstellt im Auftrag der Krankenkassen von hcb, Institute for Health Care Business GmbH.

Ergebnis des von ihm im Jahr 2024 in Auftrag gegebenen Gutachtens befürwortet.[30] Dabei handelt es sich um die Studie »Zur Krankenhauslandschaft Rheinland-Pfalz«, die von der PD-Berater-Gesellschaft der öffentlichen Hand der Landesregierung im März 2025 vorgelegt wurde.

Der Gesundheitsminister erklärte dazu: »Die Krankenhausreform des Bundes zielt darauf ab, die medizinische Versorgung patientengerechter zu gestalten, Krankenhäuser finanziell zu stabilisieren, spezialisierte Behandlungen zu fördern und die flächendeckende gesundheitliche Versorgung, insbesondere in ländlichen Regionen, sicherzustellen. Der Minister bekräftigte dies mit der Erklärung, er wolle »eine hochwertige Gesundheitsversorgung für alle Menschen in Rheinland-Pfalz« garantieren – unabhängig davon, ob sie in der Stadt oder auf dem Land leben.« Mit dem vorliegenden Gutachten zur Krankenhauslandschaft liege »eine umfassende Analyse der gegenwärtigen Versorgungsstrukturen« vor. Auch die Krankenkassenverbände unterstützen diese Studie als Grundlage für den Landeskrankenhausplan 2026ff.[31]

Insofern wäre eine Schließung des Zeller Krankenhauses ausgeschlossen. Denn die Notfallversorgungslücke in der Region Cochem ist nur dann zu schließen, wenn beide Krankenhäuser erhalten bleiben und unverzüglich, d. h. im Juni 2025 kooperierende Leistungsgruppen beantragen, die sich nicht auf eine ambulante Minimallösung zur Betreuung von »Alltagsnotfällen« in Zell beschränken. Daran ändern auch nichts die von aktuellen Ereignissen und neuen gutachterlichen Stellungnahmen überholten Studien des Volkswirts Boris Augurzky, der nach einer Präsentation zu Anfang Juni ein Gutachten im Juli 2025 vorlegen sollte.

Die Bedarfsanalyse vor Ort hat vielmehr spezielle Umstände der ländlichen Gebiete zu berücksichtigen. Da die Region Cochem-Zell nicht nur ***im Hochwassergebiet*** des Moseltals, sondern auch *zwischen den Flugplätzen Hahn und Büchel* liegt, ist besondere Vorsorge geboten und beste ***Gesundheitssicherung für den Katastrophenfall*** erforderlich. Die Bundesärztekammer warnte ausdrücklich vor mangelnder Vorsorge im Katastrophenfall: »Akute Krisen der jüngeren Vergangenheit wie die Corona-Pandemie oder auch die Flut im Ahrtal haben gezeigt, dass die Akut- und Notfallversorgung in der Krisensituation besondere Bedeutung erlangt und dass in einem System mit ohnehin beschränkten Kapazitäten eine Bewältigung von Katastrophenlagen

30 https://gesundheit.rlp.de/media/pages/storage/4135caef94-1743084296/Pra%CC%88sentation%20Gutachten%20AfG.pdf

31 https://www.nachrichten-kl.de/2025/03/27/krankenkassenverbaende-unterstuetzen-die-erkenntnisse-des-vorgelegten-gutachtens-des-landes-rheinland-pfalz-zur-regionalen-krankenhausversorgung/

ungleich schwerer ist. Es ist daher zwingend notwendig, ein System zu etablieren, das für den Katastrophenfall gewappnet ist.«

Aus medizinökonomischer Perspektive ist die Frage, wie viele Standorte je Leistungsgruppe bedarfsnotwendig sind, nach früheren Ausführungen des zum Vorausbericht am 2. Juni 2025 von der Kreisverwaltung geladenen Gutachters Boris Augurzky mit der »Distanz zum nächstgelegenen Krankenhaus« zu beantworten. Dabei sei wichtig, »welche minimale Fallzahl« im Rahmen einer Vorhaltefinanzierung gerechtfertigt sei: »Mindestens ein Fall pro Woche beziehungsweise mindestens 50 Fälle pro Jahr halten wir aus Sicht einer Vorhaltefinanzierung für mindestens notwendig.«[32] Nach Auffassung des BMG (2025) kann jedoch ein Krankenhausstandort in einem Kalenderjahr »auch dann eine Vorhaltevergütung für Leistungen erhalten, wenn an diesem Standort im vorvergangenen Kalenderjahr nicht ausreichend Behandlungsfälle erbracht wurden.«

Dazu präsentierte die Kreisverwaltung in Cochem die folgenden, von Rettungsdiensten ermittelten Daten: Von 2841 Notfalleinsätzen in »nächstgelegene Zielkrankenhäuser« des LK Cochem-Zell im Jahr 2024 erreichten 275 ein Krankenhaus in Koblenz, 419 das KH Wittlich, jedoch insgesamt 1958 die Kliniken von Zell und Cochem, davon allein 752 das KH-Zell. Im Jahr 2024 wurde bei den erwähnten 752 dringlichen Notfalleinsätzen wegen des Verdachts auf Herzinfarkt das Krankenhaus Zell 172-mal angefahren. Bei 117 Notfalleinsätzen im Landkreis gab es den Einsatzcode »Brustschmerz oder Verdacht auf Herzinfarkt« und 44-mal »Luftnot«.

Die Terminologie dieses Pilotprojekts, die z. B. mit Begriffen wie »Notfalleinsätze in nächstgelegene Zielkrankenhäuser« und »Einsatzcode Brustschmerz« auskommt, mag aus der Vogelperspektive einer Rettungsdienstbehörde notfalls auch zur Begründung der Luftrettung ausreichen, dient aber vorwiegend der Orientierung der Landes- und Kreisbehörde an den Begriffen »Auslastung«, »Ambulantisierung« und »Zentralisierung«. Damit tun sich nicht nur Finanzierungs- und Regelungslücken, sondern auch Wissenslücken in den Verwaltungen auf, die sich nicht prioritär an der klinischen Notfallpraxis einer Intensivstation und einer interventionellen Kardiologie oder einer Stroke Unit ausrichten. Denn nach dem Eckpunktepapier zur Notfallmedizinischen Versorgung in der Prähospitalphase *und* in der Klinik verfügten z. B. nicht die »nächstliegenden«, sondern die *qualifizierten* »Zielkrankenhäuser«, wie das Klinikum Mittelmosel, über eine interventionelle Kardiologie mit PCI und eine Stroke Unit in 24 Stunden CT-Bereitschaft.[33] Alle Meldebil-

32 Eckpunktepapier. Notfall und Rettungsmedizin 5, 2016, S. 393.

33 Eckpunktepapier. Notfall und Rettungsmedizin 5, 2016, S. 393.

der der Rettungseinsätze im Landkreis unterliegen künftig einem Monitoring. Doch nach einer Notfallmeldung soll kein RTW mehr den Standort Zell, sondern Krankenhäuser anderer Landreise anfahren und zudem nur den Bedarf 24/7 des RTW, also *des fahrenden Außendienstes,* gewährleisten. Dabei ist den Behörden bekannt, dass »Meldebilder« noch keine ICD-Diagnosen sind.

Die Forderungen der Bürgerinitiative (BI) nach dem Erhalt des Klinikum Mittelmosel sind auch insofern sachlich begründet, als statt der erforderlichen klinischen Notfalltherapie jetzt »die nicht dringenden« Behandlungen in den Vordergrund rücken. Solche Alltagsnotfälle, die sonst hausärztlich zu versorgen sind, könnten nach Auffassung der Betreiber bei flexiblen Arbeitszeiten durch ein MVZ bzw. GZ ambulant betreut werden. Diese spezielle Terminologie, besonders die Sprachregelung für den Umgang mit Alltagsnotfällen dient, stark vereinfachend, nicht dem Verständnis der komplexen Transformation, sondern klammert die lebensbedrohlichen Notfälle aus, die künftig am Standort Zell – nicht mehr – versorgt werden könnten.

Neben der erwähnten Finanzlücke, die als Grund für diese Versorgungslücke angegeben wird, besteht auch eine Gesetzeslücke im Sinne des gleichheitsgerechten Schutzes von Leben und Gesundheit der Bevölkerung.

Weder mit einem Blick von außen noch mittels rein medizinökonomischer Begriffe, die der der hcb-Studie zu entnehmen sind, wie zum Beispiel »Zahl der Arztköpfe« und deren »Ärztliche Vollzeitäquivalente« (Mediziner und Medizinerinnen im Dienst rund um die Uhr) oder »Fälle« (Patientinnen und Patienten), »Fallzahl« (Zahl der Kranken) und »Einzelfalle«, »Mindestvorhaltezahlen« oder »Mindestmengenregelung« lässt dich die mehrdimensionale Transformation erfassen, die nicht nur der analogen oder digitalen Gesundheitssicherung und der Medizinökonomie, sondern vor allem dem Gemeinwohl und der Daseinsvorsorge verpflichtet ist, um auch im Bereich der Notfallmedizin vorsorglich und nachhaltig die Bevölkerung zu schützen, d.h. nach internationalen Grundsätzen *»Leben zu retten«* (vgl. Europäische Leitlinien der Reanimation).

Die Notfallversorgung der Bevölkerung ist als *Bestandteil der* ***Daseinsvorsorge*** zu verstehen.[34] Ein verfassungsrechtlich bedeutendes Gutachten kommt zu folgendem Ergebnis: »Die bisherige Ausgestaltung der Notfallrettung durch die Länder mit der indirekten Finanzierung durch die Gesetzlichen Krankenkassen erreicht allerorts und flächendeckend nicht das pflichtgebotene Ziel

34 Eckpunktepapier. S. 391.

eines effektiven und gleichheitsgerechten Schutzes von Leben und Gesundheit der Bürger (Art. 2 Abs. 2 Satz 1 GG)« [35]

Es fehlt generell die Perspektive der im Krankenhaus rund um die Uhr tätigen Krankenschwestern, Krankenpfleger, Ärztinnen und Ärzte, mit anderen Worten: **Der Blick auf den Kranken**. Statt des notwendigen Perspektivwechsels und anstelle medizinischer Notfall-Diagnosen, die sich nach den Leitlinien der Fachgesellschaften und den vorliegenden Formulierungen der Bundesärztekammer richten, werden daher die Meldebilder der Notfalleinsätze mit dem Einsatzcode »Brustschmerz« oder »Luftnot« aufgeführt, d. h. Symptome, die durchaus der raschen Orientierung in der Situation vor der klinischen Notfalltherapie dienen, aber in der Regel weder der Klassifikation nach der ICD der Weltgesundheitsorganisation (WHO) entsprechen, noch die demografischen und epidemiologischen RKI-Daten berücksichtigen können. Deshalb bleibt das Notfallkonzept des Kreises Cochem-Zell eindimensional.

Die BÄK vertritt hingegen das Konzept einer patientengerechten »sektorenverbindenden Notfallversorgung« aus ärztlicher Perspektive. Doch: »Trotz hohen Engagements der Akteure vor Ort konnten die wesentlichen Missstände bei der Versorgung von Akut- und Notfällen bislang nicht behoben werden. Zudem mangelt es an Einsätzen von Ersthelfern, die parallel zum regulären Rettungsdienst alarmiert werden (First Responder System).«[36]

2.3.6 Ist der Perspektivwechsel auf patientengerechte Notfallversorgung möglich?

a) Täglich werden diesbezüglich eindringliche Warnungen von Rettungsdiensten und Notärzten, Internisten und Chirurgen, aber auch Zweifel in den Medien und Befürchtungen der Bürgerinnen und Bürger geäußert. Vor dem Krankenhaus in Zell gab es eine Blaulichtdemonstration der Rettungsdienste. Wöchentlich bekundet die Mahnwache am Krankenhaus ihren Protest gegen die beabsichtigte Schließung des Zeller Krankenhauses.
Nach Auflösung der neurologischen Abteilung und der Station für Frührehabilitation wäre die Stilllegung der Erstbehandlungseinheit für Schlaganfälle und der Verzicht auf die vorhandene Kardiologie mit Herzkatheter-Technik am wenigsten zu rechtfertigen. In der interventionellen Kardiologie der Zeller Klinik wurden seit Juli 2024 etwa so viele Herz-

35 Di Fabio, U.:Verfassungsrechtliche Vorgaben für die Neuordnung der deutschen Notfallrettung. Bonn 2024.

36 https://rettungslandschaft.steiger-stiftung.de/first-responder-systeme/ abgerufen am 29.5.2025.

katheter-Stent-Behandlungen vorgenommen wie im großen Koblenzer Krankenhaus Kemperhof.

Angesichts des Fachkräftemangels und Pflegenotstands ist

- *die Entlassung der Belegschaft* ebenso wenig begründbar, wie die Eröffnung einer *Kurzzeitpflege* anstelle der Intensivpflege und die Umwandlung der vorhandenen Palliativstation in
- ein Hospiz.[37]

Weder weiß die Bevölkerung, noch ahnt das Klinikpersonal, warum die Geschäftsführung des Krankenhauses auf bewährte, wissenschaftlich fundierte und dringend notwendige Behandlungsmethoden verzichtet, zumal die Krankenhausreform erstmals solide Möglichkeiten der Finanzierung bietet. Die kurativ und sekundär präventiv wirkenden, nach Leistungsgruppen zu bewertenden Maßnahmen der stationären Krankenversorgung lohnen sich in jeder Hinsicht, weshalb sie von Bund, Land, Kommunen Kliniken und Kostenträgern gefördert werden. Doch anstelle einer staatlich geförderten Investition, die jeder konstruktive gemeinnützige Krankenhausträger mit Rücksicht auf die schutzbedürftige Bevölkerung in Rheinland-Pfalz und deutschlandweit tätigt, wird eine exzellente Klinik abgebaut. Die zentrale Frage der Bürgerinitiative (BI), die mehr als 1800 Mitglieder hat, lautet: »Wer trägt jetzt Verantwortung für das steigende Gesundheitsrisiko der Bevölkerung?«

Aus Sicht der BI wäre es nicht vertretbar, allein den auswärtigen Krankenhausträgern in Münster (Alexianer GmbH) und in Berlin (Marienhaus GmbH) die Verantwortung für die klinische Notfallversorgung im Landkreis zu überlassen.

b) Nach Auffassung der BI sollten nicht nur die Krankenhausbetreiber, sondern auch die Entscheidungsträger auf die Warnungen erfahrener Fach- und Notärzte eingehen, die das unzureichende Angebot des Innenministers, einen neuen Rettungswagen –als Ersatz für das Zeller Krankenhaus –ablehnen. Das Innenministerium ist für die bekannte Mängel der Notfallversorgung nicht zuständig, da die staatliche Verantwortung, übertragen auf vielfältige Regularien der Notfallhilfe-Organisationen, aus der Perspektive des Ministeriums kaum zu überblicken sind.

37 Der Krankenhausträger beabsichtigt, das neue Hospiz mit dem von ihm betriebenen, nahegelegenen »Seniorenheim Mittelmosel« zu verbinden.

2.3.7 Ist das Gesundheitszentrum eine Alternative der stationären Notfallversorgung?

Ein Gesundheitszentrum kann eine Ergänzung der Klinik vor Ort, aber keine Alternative sein. Denn weder eine akute Herzinfarkt- oder Schlaganfalltherapie »ohne Bett« noch eine ambulante Notfallversorgung bei schwerer Verletzung, Sepsis oder Intoxikation, ist in einem Ambulatorium ohne 24/7-Dienst vertretbar. Das Gesundheitszentrum in Zell soll werktags bis 16 Uhr, geöffnet sein.[38] Die Sprechstunden werden auch für Notfallpatienten (Alltagsnotfälle, keine akuten Notfälle) geöffnet. Die akute Notfallversorgung soll »über eine Kooperation mit den umliegenden Krankenhäusern sichergestellt werden.« Eine Reihe von Experten hält bereits das Projekt »Gesundheitszentrum« für gescheitert. Vier Wochen vor der geplanten Schließung des Krankenhauses sei das »Ambulatorium ein Provisorium«:

- Die *Neurologin* schied aus.
- Der *Kardiologe* kündigte und über einen hausärztlich tätigen Internisten im MVZ soll »eine interne Zwischenlösung erfolgen«, da der Antrag auf Sonderbedarf in der Kardiologie zurückgezogen werden musste.
- Im internistischen Fach *Gastroenterologie* wird »infolge einer Kündigung eine Nachbesetzung erforderlich.«
- »Das Angebot in der *Unfallchirurgie, einschließlich BG-Sprechstunde, kann nicht aufrechterhalten werden,* da der Unfallchirurg in den Ruhestand ausgeschieden ist.«
- Nur zweimal wöchentlich könnte unter *Anästhesie* ambulant operiert werden. Neue Angebote sind zwar in den Bereichen »Naturheilkunde & Psychiatrie, Wundversorgung« und über den Kontakt zu einem Skoliosezentrum »vorgesehen.« Aber die Angebote in den Bereichen »*Physiotherapie*« und »*SAPV*« (spezialisierte ambulante *Palliativversorgung*) können aktuell wegen fehlender Mitarbeiter nicht geschaffen werden.«
- Mit einer HNO-Ärztin und mit einer Gynäkologin aus dem MVZ soll weitergearbeitet werden.
- Kinder werden im Gesundheitszentrum nicht geboren werden.
- Von der Kinder- und Jugendmedizin im GZ ist nicht die Rede.

Die Geschäftsführung installierte nach eigenen Angaben eine Medizintechnik »in Millionenhöhe«, d. h. ein neues CT neben dem vorhandenen Hochleistungs-CT und dem MRT und versprach weitere Investitionen. Über den

38 https://www.cochem-zell.de/aktuelles/nachrichten-aus-der-verwaltung/2025/mai/ambulantes-gesundheitszentrum-zell-ortstermin/ abgerufen am 28.05.2025

Sonderbedarf im Bereich »Radiologie« muss noch ein Zulassungsausschuss entscheiden.

Wegen dieser Unabwägbarkeiten wäre es nicht gerechtfertigt, das Klinikum Mittelmosel aus dem Krankenhausplan zu streichen, der es als förderungswürdig anerkennt. Ein MVZ kann wie in Cochem mit den an einer ambulanten Therapie interessierten Ärztinnen und Ärzte in das bestehende Klinikum integriert werden.

Die Krankenhausreform verstärkt zudem die Attraktivität der Klinik für stationär und ambulant tätige Fachärztinnen und Fachärzte, die aufgrund neuer Bestimmungen dieser Gesetzgebung von der Kassenärztlichen Vereinigung (KV) zur poliklinischen Behandlung zugelassen werden können.

2.4 Schlussfolgerungen

a) Die Bundesärztekammer weist auf »wesentliche Missstände bei der Versorgung von Akut- und Notfällen hin« und warnt vor mangelnder Vorsorge im Katastrophenfall. Danach droht das Gesundheitswesen auf einen »Versorgungsnotstand« hinzusteuern. Da die Notfallversorgung nicht gesichert ist, scheint die Bevölkerung nicht nur im Landkreis Cochem-Zell, sondern auch im Land Rheinland-Pfalz und deutschlandweit verunsichert zu sein. Nach aktuellen Studien ist die Bettendichte in der Moselregion Trier, im LK Cochem-Zell und im Hunsrück nicht nur für kardiologisch und neurologisch Akutkranke, sondern auch für die stationäre Notfalltherapie der Kinder und Jugendlichen weit unterdurchschnittlich. Mit einer Vorhaltepauschale soll die klinische Kinder- und Jugendmedizin gefördert werden, zumal ihr »eine besondere gesellschaftliche Bedeutung beim Schutz des Kindeswohles zukommt.«[39] Das MWG **in Rheinland-Pfalz will daher eine »Landkinderarzt-Quote« einführen.**[40] Auch die telemedizinische Vernetzung im Bereich der Kinder- und Jugendmedizin soll ausgebaut werden, »da eine flächendeckend gute Erreichbarkeit dieses Versorgungsangebots derzeit für die Bevölkerung nicht gewährleistet ist« (Kernergebnisse des PD-Berater-Gutachtens.[41] **Die Schließung von Bettenstationen im Klinikum Zell ist weder den Experten noch der Bevölkerung erklärbar.**

39 Krankenhausplanungsgesetz RLP, S.9.

40 Beschluss des MWG vom 29.4.2025

41 https://gesundheit.rlp.de/media/pages/storage/4135caef94-1743084296/Pra%CC%88sentation%20Gutachten%20AfG.pdf

b) Ein neuer Rettungswagen soll – als Ersatz für das Krankenhaus als Notfallstandort – in Zell aus Mitteln des Innenministerium gestellt werden. Denn nach dem geplanten »Wegfall des KH Zell ist mit einer Verlängerung der Bindungszeit der Rettungsmittel von durchschnittlich bis zu 64 min je Einsatz zu rechnen.« Bei der Rettungswagen-Vorhaltung würde dies einen längere Gesamtbindungszeit von 1442 Stunden bedeuten. Die Berechnung schließt sowohl die Notfalleinsätze als auch die Bindung bei »sonstigen Einsätzen« mit ein (Präsentation der Kreisverwaltung Cochem).«[42] Gravierender ist, dass die durchschnittliche Anfahrtszeit der Notarztwagen im Landkreis 12:40 Minuten beträgt. Empfohlen sind diesbezüglich 8 min, die in 80 % aller Einsätze in der Bundesrepublik eingehalten werden, in RLP jedoch durchschnittlich 19 min dauern.[43]

c) Anhand der Bedarfsanalyse lässt sich belegen, dass durch Förderung das Zeller Krankenhauses, das spezifische Leistungsgruppen aufweisen kann, die medizinische Versorgungskrise in der Region zu beheben ist. Somit kann vor allem auch die *Notfallversorgungslücke* in der Region Cochem und in vielen Hunsrückgemeinden geschlossen werden.

d) *Beide Krankenhäuser im Kreis Cochem-Zell können bei weiterer Kooperation und nachhaltiger Unterstützung durch das Land RLP erhalten bleiben.*

e) ***Das Marienkrankenhaus in Cochem*** kann nach dem kürzlich erfolgten Auszug der Ordensschwestern perspektivisch nur noch in Kooperation mit dem nahen stationären Notfallzentrum in Zell weiterbestehen. Für den Fortbestand dieses Krankenhauses, das mit einem MVZ verbunden ist, lassen sich neben Chirurgie und Innerer Medizin vor allem die LG Geriatrie und die LG Urologie anführen. Schon deshalb verbietet sich die Schließung des Zeller Krankenhauses. Denn es geht nicht nur um sogenannte Alltagsnotfälle, die künftig im Landkreis Cochem-Zell tagsüber ambulant versorgt werden sollen. Das Krankenhausreformgesetz ermöglicht vielmehr beiden Kliniken die Bildung von Leistungsgruppen (LG), die eine angemessene Vorhaltefinanzierung zugunsten des stationären und ambulanten 24/7-Dienstes gewährleistet. Für das Krankenhaus Cochem liegen noch keine Vorschläge zur Bildung von Leistungsgruppen vor. (Die vorhandenen Fachabteilungen zeigt die Tabelle 2b).

f) ***Das Klinikum Mittelmosel*** verfügt über alle stationären Einrichtungen der Notfall- und Intensivmedizin, darunter eine interventionelle Kardiologie und die Erstbehandlungseinheit für Schlaganfälle sowie über ein

---

42 Notfallkonzept der KV Cochem

43 SWR (2024).https://www.ardmediathek.de/video/swr-aktuell-rheinland-pfalz/notfallrettung-in-rlp-swr-recherchen-zeigen-grosse-defizite-auf/swr-rp/Y3JpZDovL3N3ci5kZS9hZXgvbz

Hochleistungs-CT und MRT. Somit ist die Notfalldiagnostik und Akutbehandlung im täglichen 24-Stundendienst vor Ort grundsätzlich gewährleistet. Der Kinderarzt (im MVZ) und viele Ärzte und Ärztinnen können weiterhin ambulant und stationär tätig sein. Das gilt auch für die Belegschaft der bestehenden internistischen und chirurgischen Einrichtungen, der Anästhesie und Intensivmedizin und des Trauma- und Effektivzentrums der Notaufnahme. Im Zeller Krankenhaus sind es neben der Allgemeinen Inneren Medizin und Allgemeinen Chirurgie mit Intensivbetten die Interventionelle Kardiologie.[44] Hinzukommen die ebenfalls förderungsfähigen Leistungsgruppen Kinder- und Jugendmedizin, Frauenheilkunde und Geburtshilfe. Daraus ergeben sich im stationären und ambulanten Bereich des Zeller Krankenhauses neben der vorhandenen sachliche Ausstattung mit Hochleistungs-CT und MRT insbesondere folgende *förderungsfähige Leistungsgruppen:*

1. Allgemeine Innere Medizin (01.1)
2. Interventionelle Kardiologie (08.2)
3. Allgemeine Chirurgie (09.1)
4. Palliativmedizin (12.3)
5. Kinder/Jugendmedizin (13.1)
6. Gynäkologie (21.1)
7. Geburtshilfe (21.4)
8. Neurologie (26.1)
9. Stroke Unit (26.2)
10. Frührehabilitation (26.3)
11. Anästhesie und Intensivmedizin (28.1)

g) Das nunmehr gesetzlich garantierte Recht zur ambulanten Tätigkeit der Fachärztinnen und Fachärzte, die Dienst im Rahmen dieser und weiterer Leistungsgruppen verrichten, wird sich auch positiv auf die Neueinstellung der Mitarbeiterinnen und Mitarbeiter im stationären Bereich auswirken.
Die anstehenden Reformvorhaben sollten in der Krise des Gesundheitswesens insbesondere der Verbesserung der Notfallversorgung dienen und nicht auf gut ausgestattete Krankenhäuser zugunsten der ambulanten Betreuung von Alltagsnotfällen in einem Medizinischen Versorgungszentrum (MVZ) oder Gesundheitszentrum (GZ) verzichten.

44 Die von der Landesregierung geförderte Bettenstation Palliativmedizin (LG 12.3) sollte nicht, wie vom dem Krankenhausträger vorgesehen, in ein Hospiz umgewandelt werden.

Fazit:

Was *die Notfallversorgung der Region* betrifft: Es ist der Bevölkerung nicht vermittelbar,

- warum das bewährte, zweimal zertifizierte Klinikum Mittelmosel, das den Nachbarkrankenhäusern in traumatologischer wie akutneurologischer und rehabilitativer Hinsicht ein Vorbild sein konnte, aus ökonomischen Gründen nicht mehr gefördert werden sollte, obwohl ab sofort eine solide Krankenhausfinanzierung möglich wäre. Ebenso unverständlich bleibt,
- warum an demselben Ort das sogenannte Gesundheitszentrum, ein Minimalkonzept der ambulanten Krankenversorgung, das bundesweit weder erprobt noch zur Behandlung akuter Notfälle zugelassen ist, innerhalb weniger Monate realisiert werden sollte.

Vorrangig ist eine optimierte Reanimation bei Herz-Kreislaufstillstand und die Notfallbehandlung der schwer Unfallverletzten, dringend notwendig aber auch die Förderung der klinischen Akutversorgung von Kindern und Jugendlichen und vor allem der gefäßkranken Erwachsenen mit akutem Herzinfarkt und Schlaganfall.

Die Grundannahme des Lösungskonzepts besteht darin, dass das Krankenhaus in Cochem nur durch den Fortbestand und Ausbau des Zeller Krankenhauses erhalten werden kann.

Die aufgrund des Bürgerentscheids im Kreis Cochem-Zell erstellte Bedarfsanalyse könnte dem Reformvorhaben des Ministeriums für Wissenschaft und Gesundheit von Rheinland-Pfalz auf dem Weg der Transformation entgegenkommen.

Dr. med. Karl F. Masuhr, Neurologe
Ehem. Chefarzt im St. Josef-Krankenhaus,
Klinikum Mittelmosel Zell

3. Mit Beschluss vom 26.06.2025 lehnte das Verwaltungsgericht Koblenz den Antrag auf Erlass einer einstweiligen Anordnung ab.

Ein individueller Anspruch auf eine bestimmte Form oder einen bestimmten Ort der medizinischen Notfallversorgung lasse sich nicht aus Art. 2 Abs. 2 GG ableiten. Der Staat habe bei der Ausgestaltung der Gesundheitsversorgung einen weiten Einschätzungs- und Gestaltungsspielraum und müsse lediglich sicherstellen, dass die getroffenen Maßnahmen nicht völlig ungeeignet oder völlig unzulänglich seien. Dies sei nicht der Fall. Ein Anspruch auf die Aufrechterhaltung des Klinikums Mittelmosel oder auf eine optimale bzw. wohnortnahe Notfallversorgung bestehe verfassungsrechtlich nicht.

4. Beschwerde beim Oberverwaltungsgericht RLP

Oberverwaltungsgericht
für das Land Rheinland-Pfalz
Deinhardpassage 1
56068 Koblenz

DATUM 18.07.2025
AKTENZEICHEN 021/25

7 B 10795/25.OVG

Verwaltungsrechtsstreit
Adler ./. Land Rheinland-Pfalz
wegen Krankenhausrechts
hier: einstweilige Anordnung

Für den Antragsteller **beantrage** ich,

> den angefochtenen Beschluss des Verwaltungsgerichts Koblenz vom 26.06.2025 – 3 L 574/25.KO abzuändern und vorläufig festzustellen, dass bei der in dem Krankenhausplan des Landes Rheinland-Pfalz vorgesehenen Schließung des Klinikums Mittelmosel in Zell zum 30.06.2025 keine ausreichende Notfallversorgung für den Antragsteller mehr besteht.

Begründung

Die Beschwerde wird wie folgt begründet:

1. Verletzung des rechtlichen Gehörs

Der angefochtene Beschluss verletzt das rechtliche Gehör.

Gerügt werden

1. Verletzung rechtlichen Gehörs: Entscheidung vor Fristablauf,

2. fehlerhafte Verneinung der Antragsbefugnis: Vermischung von Zulässigkeit und Begründetheit

3. fehlende tragfähige Sachverhaltsermittlung.

Die Beschwerde rügt eine Verletzung des rechtlichen Gehörs, da das Verwaltungsgericht vor Ablauf der gesetzten Frist entscheidet und die ergänzende Begründung nicht mehr berücksichtigt. Zudem beanstandet sie, dass das Gericht die Antragsbefugnis zu Unrecht verneint und dabei Zulässigkeit und Begründetheit vermischt: Für die Zulässigkeit genügt die Möglichkeit einer Grundrechtsverletzung aus Art. 2 Abs. 2 GG.

Medizinisch wird geltend gemacht, dass nach Schließung des Klinikums Zell für zeitkritische Notfälle (Schlaganfall/Herzinfarkt) keine leitliniengerechte Mindestversorgung mehr gewährleistet ist;

Die benannten Zielkliniken reichen für zeitkritische Notfälle nicht aus: Simmern verfügt über keine Stroke Unit und keinen Herzkatheter, Wittlich überschreitet mit Fahr- und Prozesszeiten (47 – 60 Minuten plus Vorlauf) die medizinischen Zeitfenster, Cochem hat keine Stroke Unit, und das Gesundheitszentrum Zell ist auf Alltagsnotfälle beschränkt.

Das fachärztliche Gutachten vom 5. Juli 2025 richtet den Blick besonders auf die erste kritische Stunde der Notfallversorgung (»Golden Hour«): Im Fall einer Schädel-Hirnverletzung, eines Herzinfarkts und eines Schlaganfalls kann durch den unverzüglichen Transport der Kranken in eine Notaufnahme zur qualifizierten klinischen Intervention ein großer Teil des betroffenen Hirngewebes oder der Herzmuskelzellen gerettet werden. Die Zeitspanne wischen Unfall, Notruf und Eintreffen im Krankenhaus sowie die Dauer klinischer Interventionen bestimmen das Therapieergebnis (»Outcome«). Als Arzt und Notfallmediziner i. R. fragt Herr Jürgen Adler, warum ein zweifach zertifiziertes Traumazentrum in Zell-Mosel aufgelöst wurde und warum der Gesundheitsminister von RLP jetzt auf ein Traumazentrum im entfernten Krankenhaus Wittlich (Eifel) verweisen muss.

5. Gutachten vom 5. Juli 2025 Die Versorgungslücke im Kreis Cochem-Zell aus notfallmedizinischer Sicht

Zusammenfassung: Die Krise der Gesundheitssicherung im ländlichen Raum ist durch umfangreiche wissenschaftliche Studien und evidenzbasierte Leitlinien medizinischer Fachgesellschaften belegt. Für die Notfalltherapie schwerer Verletzungen, akuter Herzinfarkte und Schlaganfälle, aber auch für die stationäre kinderärztliche Behandlung im Landkreis Cochem-Zell lässt ich nachweisen, dass *die erste kritische Stunde* der Rettungsmedizin verstreicht, weil die zulässige 30-Minuten-Fahrzeit bis zu einem geeigneten Zielkrankenhaus in der Regel erheblich überschritten wird.[45]

Seit der am 30. Juni 2025 erfolgten Schließung des Klinikum Mittelmosel in Zell hat sich die bekannte Lücke der Notfallversorgung in der Region Cochem und Hunsrück vergrößert. Anhand von Messungen, die sich auf die *Erreichbarkeit* der für die Notfallversorgung geeigneten Zielkrankenhäuser beziehen, zeigt sich, dass sich die unzulässig verlängerten RTW-Fahrzeiten regional verdoppelt oder verdreifacht haben. Der ehemalige Notarzt Jürgen Adler kommt in seiner Klagebegründung vor dem OVG Koblenz zu dem Ergebnis, dass eine flächendeckende Versorgung im Landkreis Cochem-Zell nicht mehr gewährleistet und im akuten Notfall vollkommen unzureichend ist.

A Einleitung

Basierend auf medizinischen Leitlinien soll die Krankenhauskrise im Landkreis Cochem-Zell untersucht werden, um die Lücken der stationären und ambulanten Notfallversorgung nach Schließung des Zeller Krankenhauses zu ermitteln. Im Fokus der Bedarfsanalyse steht der »sofort vor Ort« zu leistende Einsatz des Rettungsdienstes. Das tabellarisch darstellbare »Zeitfenster« (vgl. Tabelle 1), d. h. die Zeitspanne wischen Unfall, Notruf und Eintreffen im Krankenhaus und die Dauer klinischer Interventionen bestimmen das Therapieergebnis (»Outcome«). Man spricht von der »Goldenen Stunde«. Der Begriff bezieht sich insbesondere auf die erste Stunde nach einem Trauma, Herzinfarkt oder Schlaganfall. »In diesem Zeitraum ist die Wahrscheinlichkeit am höchsten, dass durch schnelle und effektive Behandlung langfristige Schäden minimiert werden oder

45 30 Minuten Fahrzeit bilden einen kritischen Schwellenwert, um die Erreichbarkeit zu beurteilen. *Nur wenn ein geeignetes Krankenhaus in diesem Zeitraum angefahren werden kann,* lässt sich von Erreichbarkeit «im grünen Bereich" sprechen. Der Schwellenwert ist aus den Leitlinien für medizinische Notfallversorgung abgeleitet. Danach sollten zwischen den Eingang eines Notrufs in der Leitstelle und der Übergabe des Patienten an eine geeignete Klinik nicht mehr als 60 Minuten vergehen. Die Fahrzeit bildet einen Teil der benötigten Zeit.

das Leben des Patienten gerettet werden kann.« [46] Die Wahrscheinlichkeit funktioneller Beeinträchtigung und Behinderung erhöht sich mit jedem Verstreichen von weiteren zehn Minuten um sechs Prozent.[47] Im Fall einer Schädel-Hirnverletzung, eines Herzinfarkts und eines Schlaganfalls kann durch den unverzüglichen Transport der Kranken in eine Notaufnahme zur qualifizierten klinischen Intervention ein großer Teil des betroffenen Hirngewebes oder der Herzmuskelzellen gerettet werden.

Die **Tabelle 5** zeigt aus notfallmedizinischer Sicht die zeitlichen Intervalle der Prähospitalzeit (vom Notruf bis zur Ankunft im Zielkrankenhaus). Die Fahrzeit (FSM 7 – FSM 8) soll nicht mehr als 30 Minuten betragen (FMS=Status Funkmeldesystem). Aus: Eckpunktepapier zur notfallmedizinischen Versorgung der Bevölkerung 2016.

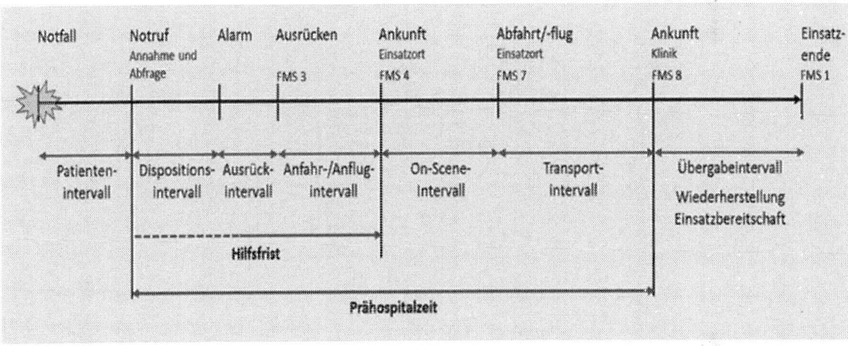

Der Notarzt vergewissert sich im Funkkontakt mit der Leitstelle rechtzeitig, dass ein Therapieplatz frei ist, um riskante Umwege zu auswärtigen Kliniken zu vermeiden.

B Problem und Ziel

Seit der Klinikschließung in Zell gibt es m Landkreis keine Klinik mehr, die für die Akutbehandlung in einem zertifizierten Traumazentrum, einem Herzkatheterlabor oder einer Schlaganfalleinheit (Stroke Unit) geeignet wäre. Damit ist die kritische erste Stunde der Notfallversorgung im Landkreis Cochem-Zell verstrichen, bevor ein *geeignetes* auswärtiges Krankenhaus zu erreichen ist.

46 PD-Berater-Gutachten (2025), S. 106).

47 https://www.mdr.de/wissen/die-goldene-stunde-in-der-notfallmedizin-100.html, abgerufen am 25.07.2025.

Der ehemalige Notarzt Jürgen Adler, der 35 Jahre lang Notfälle im gesamten Landkreis Cochem Zell versorgte, hält die Krankenhauskrise im Raum Cochem und im Hunsrück, wo er wohnt, für »lebensgefährlich« und derart »riskant«, dass die medizinische Versorgung nicht mehr gewährleistet und im akuten Notfall vollkommen unzureichend wäre.

Aus der Sicht des erfahrenen Notarztes ist vor allem nicht hinzunehmen, dass Herz- und Schlaganfallkranke in das nächstliegende, aber für die Akuttherapie ungeeignete Krankenhaus, nach Simmern (Hunsrück), transportiert und gegebenenfalls nach Trier, Koblenz oder Mainz verlegt werden müssen, wodurch die Prähospitalzeit unnötig verlängert und damit die erste kritische Stunde verstreichen würde.

Ohne auf den Gesundheitsstatus des Herrn Adler und sein Alter 70+ näher einzugehen, lässt sich anhand demografischer Daten und neurologischer, internistischer, allgemeinmedizinscher und geriatrischer Leitlinien zeigen, dass die Gefäßkrankheiten,[48] aber auch generell die eingeschränkte Seh- und Hörfähigkeit, die geringere Mobilität und *ein erhöhtes Sturzrisiko* zentrale Herausforderungen in seiner Altersgruppe darstellen.[49] Auch im Bereich der Kinder und Jugendmedizin ist eine zunehmende Anzahl vermeidbarer Komplikationen und ungünstiger Verläufe, zumal seit der Schließung der pädiatrischen Belegabteilung in Zell zu befürchten. Denn 70 % der stationären Aufnahmen sind Notfälle.[50] Angesichts der Versorgungslücke im Landkreis Cochem-Zell ist das Ziel der Bedarfsanalyse, die Grundlagen einer stationären und ambulante Notfallversorgung zu definieren, um die Akutversorgung zeitkritischer Notfälle in einer dafür geeigneten Klinik zu gewährleisten.

Notfall Schädel-Hirn-Trauma

Die Abbildung 6 zeigt, wie hoch das Risiko des Schädel-Hirn-Traumas im Alter von 71 – 80 Jahren ist, um in der nächsten Dekade noch erheblich anzusteigen.

48 Die Gefäßkrankheiten in den Altersgruppen 75 Jahre und älter zeigen eine Zunahme um 3 – 4 % im Jahr 2024. Ein deutlicher Anstieg ist in den Altersgruppen zwischen 45 und 75 Jahren zu erwarten. Da 30 % der Schlaganfälle von Herzkrankheiten ausgehen, basiert die klinische Akutversorgung der älteren Bevölkerung weitgehend auf dem Vorkommen und dem Erkrankungsrisiko, der Prävalenz und der Inzidenz beider Notfälle.

49 Dziewas R, Pflug C et al., Deutsche Gesellschaft für Neurologie (2020) S1-Leitlinie Neurogene Dysphagie. AWMF-Reg.Nr. 030-111

50 Als Notfall bezeichnet Jürgen Adler jede Situation eines Kranken, die ohne eine sofortige medizinische Behandlung zu schweren (häufig bleibenden) neurologischen Schäden oder zum Tod führt.

Als Arzt und Notfallmediziner i. R. fragt Herr Adler, warum ein zweifach zertifiziertes Traumazentrum in Zell-Mosel (vgl. Tabelle 7) aufgelöst wurde und warum der Gesundheitsminister von RLP jetzt auf ein Traumazentrum im entfernten Krankenhaus Wittlich (Eifel) verweist, wohin seit dem 1. Juli 2025 die schwer Unfallverletzten aus dem Landkreis Cochem-Zell per Hubschrauber transportiert werden sollen.

Herr Adler fragt auch, wie der Minister dem medizinischen Personal erklären kann, dass die Akutbehandlung von Herz- und Hirninfarkten nach seiner Vorstellung und damit nicht mehr nach den Leitlinien der medizinischen Gesellschaften erfolgen sollte, die doch den Einsatz der interventionellen Kardiologie und Stroke Unit keineswegs als besondere Zusatzleistung, sondern als die in jedem Fall anzustrebende und durchführbare Erstversorgung dieser Kranken vorschreiben.

Notfall Herzinfarkt

Für das Meldebild »Brustschmerz« oder »Verdacht auf Herzinfarkt« und die Dispositionszeit vom Notruf bis zum Alarm sind mindestens je 5 Minuten und für die Hilfsfrist bis zur Ankunft am Einsatzort 15 Minuten zu veranschlagen. Die orientierende Untersuchung, EKG-Ableitung und Erstbehandlung (mit/ohne Reanimation) variiert als Teil der Erstversorgung vor Ort.

Nach Auskunft erfahrener Notärzte, wie Jürgen Adler, ist das Patientenintervall (siehe Tabelle 1) in der ersten kritischen Stunde deutlich länger als fünf Minuten. In Blankenrath, am Wohnort Jürgen Adlers, ist ein Rettungswagen (RTW) stationiert, der jedoch nur von 10 bis 22 Uhr einsatzfähig ist, also *nicht* in der Zeit, in der die meisten Herzinfarkte und Schlaganfälle auftreten bzw. von Angehörigen gemeldet werden, was häufig frühmorgens geschieht.

Die Patientinnen und Patienten können daher erst oft mehrere Stunden nach dem akuten Krankheitsbeginn untersucht, beatmet und dann erst unter Monitoring auf kürzestem Weg in eine *geeignete* Zielklinik gebracht werden.

Demgegenüber ist das vorhersehbare Transportintervall (von Abfahrt/Abflug bis zur Ankunft in der Zielklinik) wenig variabel. Daher kommt der Fahrzeit große Bedeutung zu: Die Notfalltherapie sollte keinesfalls daran scheitern, dass die geeignete Zielklinik nicht in 30 Minuten erreichbar wäre. Der Transport der Akutkranken in das nächste Krankenhaus würde zwar die Fahrzeit verkürzen, aber eine kardiologische Standardtherapie im Herzkatheterlabor wäre nicht möglich.

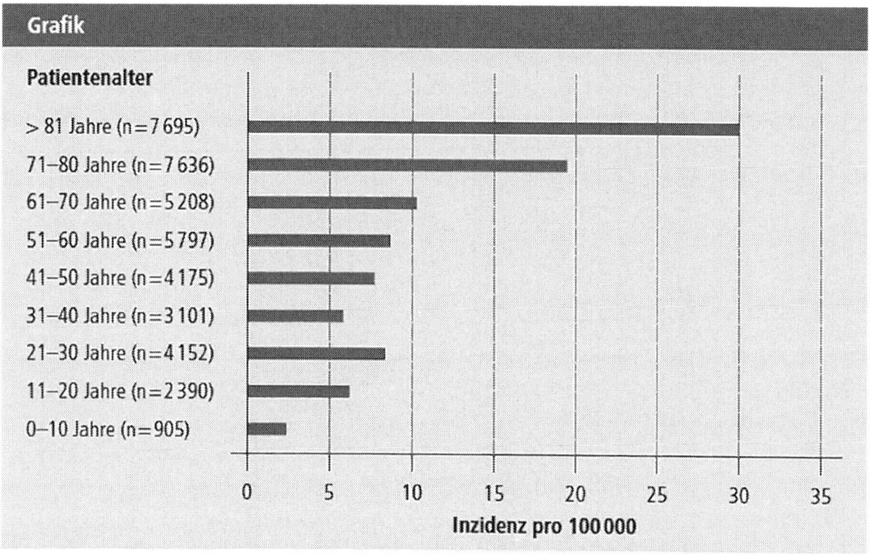

Abbildung 6[51] Zunehmendes Sturzrisiko mit Hirnverletzung im Alter

Klinikum Mittelmosel Zell und freigemeinnützige Krankenhäuser im Umfeld mit Herzkatheterlabor (HKL)	Zahl der Leistungen	Planbetten
Klinikum Mittelmosel Zell	276	110*
St. Nikolaus-Stift Andernach	241	254
Heilig Geist-Stift-KH Boppard	9	141
Cusanus-KH Bernkastel-Kues	7	210
Evang. KH Bad Dürkheim	4	239
St. Elisabeth-KH Gerolstein	3	172
Marien-KH Cochem (kein HKL)	–	143
Diakonie-KH Simmern (kein HKL)	–	246

Tabelle 6: Bei der kardiologischen Notfallversorgung durch vergleichbare Krankenhäuser im Jahr 2024 lag das Klinikum Mittelmosel in Zell an erster Stelle (*In letzter Zeit von 166 auf 110 reduzierte Bettenzahl).

51 Altersabhängige Zunahme der Inzidenz des mittelschweren bis schweren Schädel-Hirn-Traumas auf Grundlage der im Trauma-Register der Deutschen Gesellschaft für Unfallchirurgie (TR-DGU) erfassten Fälle (mod. nach 29).

Der Notarzt vergewissert sich im Funkkontakt mit der Leitstelle rechtzeitig, dass ein Therapieplatz im Herzkatheterlabor frei ist, um riskante Umwege zu auswärtigen Kliniken zu vermeiden. In einem qualifizierten Zielkrankenhaus wird der Akutkranke von der Notaufnahme zur Laboruntersuchung und Herzkatheter-Behandlung, Ballondilatation der thrombotisch verlegten Herzgefäße, Stent-Behandlung, Thrombolyse und Intensivtherapie gebracht.

Notfall Schlaganfall

Bei akuten Schlaganfällen gilt der Grundsatz »Time is Brain«: Das Zeitfenster ist kurz. Bei den häufig im Schlaf auftretenden Schlaganfällen sind Zeitangaben kaum möglich.

Umfangreiche Studien, die das Zeitfenster und das Resultat der Thrombolyse bei mehr als 6000 Schlaganfallkranken untersuchten, ergaben,[52 53] dass mit zunehmender Zeitspanne vom Symptombeginn bis zum Beginn der Thrombolyse die Zahl der Rezidive und Todesfälle der Schlaganfallkranken anstieg.

Das Dispositionsintervall (vom Notruf bis zur Abgabe des Meldebildes »Schlaganfall« durch die Leitstelle) beansprucht, wie erwähnt, weitere 5 Minuten und die Hilfsfrist (Ausrücken, Anfahren bis Ankunft am Einsatzort) 15 min.[54] Die Erhebung der Vorgeschichte bei akutem Schlaganfall ist häufig dadurch erschwert, dass die Kranken eine aphasische Sprach- und Verständnisstörung aufweisen. Sie müssen bei halbseitigen Lähmungen gelagert, beatmet und wegen Dysphagie (Schluckstörung) mit Aspirationsgefahr besonders eingehend behandelt, eventuell reanimiert werden.

Nach der Ankunft in der Notaufnahme werden die Kranken zu einer computer- oder kernspintomografischen Untersuchung (CT/MRT) und anschließend auf die Stroke Unit verlegt, die über ein Monitoring im 24/7- Dienst verfügt.[55]

---

52 Emberson, J. et al: Effect of treatment delay, age, and stroke severity on the effects of intravenous thrombolysis with alteplase for acute ischaemic stroke: a meta-analysis of individual patient data from randomised trials www.thelancet.com Vol 384 November 29, 2014, abgerufen am 24.7.2025.

53 Yafasova A et al.: Time to Thrombolysis and Long-Term Outcomes in Patients With Acute Ischemic Stroke. A Nationwide Study. Stroke. 2021;52:1724–1732.

54 »Eine Varianz der Hilfsfrist zwischen acht und 15 Minuten, mit zahlreichen Fällen deutlich längerer Zeit bis zum Beginn medizinischen Versorgung, macht bei lebensbedrohlichen Erkrankungen, wie Herzinfarkten oder Schlaganfällen, den maßgeblichen Unterschied aus und kann unmittelbar kausal für den weiteren Krankheitsverlauf und die Überlebens-wahrscheinlichkeit der Notfallpatienten sein.« (Di Fabio, Udo: Neuordnung der Notfallrettung 2024, S. 37).

55 DGN-Leitlinien Akuttherapie des ischämischen Schlaganfalls. 2022-2026, S. 4f.

Tabelle 7:

Krankenhäuser der Region mit Notaufnahme	Zell (Mosel)	Cochem (Mosel)	Simmern (Hunsrück)	Wittlich (Eifel)
Notfall *Unfallverletzung*	Zertifiziertes Traumazentrum	LG Allgemeine Chirurgie	LG Allgemeine Chirurgie	Zertifiziertes Traumazentrum
Notfall *Herzinfarkt*	Kardiologie mit Herzkatheterlabor	LG Allgemeine Innere Medizin	LG Allgemeine Innere Medizin	Kardiologie mit Herzkatheterlabor
Notfall *Schlaganfall*	Stroke Unit im 24/7-Dienst	Geriatrie u. a.	LG Allgemeine Innere Medizin u. a.	Stroke Unit im 24/7-Dienst
Erreichbarkeit der Zielkliniken aus der Notfallversorgungslücke Blankenrath (Hunsrück) Fahrzeit	**16 min**	**33 min**	**25 min**	**48 min**

Schlussfolgerungen:

a) Die weiter entfernten Krankenhäuser in Cochem (Tabelle 6) und Simmern (Tabelle 7) sind für eine vergleichbare Akutbehandlung von Herz- oder Hirninfarkten nicht entsprechend eingerichtet. Sie besitzen weder ein Herzkatheterlabor noch eine Schlaganfalleinheit.

b) Das Krankenhaus in Wittlich (Eifel) ist dreimal so weit von dem Wohnort des Notarztes entfernt (Tabelle 7 und Abbildungen) und nur über abfallende Serpentinen im Hunsrück, Moselbrücken und aufsteigende Serpentinen in der Eifel erreichbar, wenn die Brückenauffahrt in Reil und die Zufahrt über Alf frei von Hochwasser ist.

c) Der Auffassung, notfalls genüge die Einweisung und der Transport des Akutkranken in ein nahes Krankenhaus, das zwar ein CT betreibt, aber über keine Stroke Unit verfügt, ist aus notfallmedizinischer Sicht und nach den eindeutigen Kriterien der evidenzbasierten Leitlinien entschieden zu widersprechen. Denn die einfache CT- oder Laboruntersuchung kann die notwendigen Interventionen bei Herzinfarkt oder Schlaganfall nicht ersetzen, sondern nur verzögern, so dass sich das kurze Zeitfenster infolge der in jedem Fall erforderlichen Verlegung in eine geeignete Klinik früh schließen würde.

d) Die DGN-Leitlinien lassen keinen Zweifel daran, dass alle Patientinnen und Patienten mit akutem Schlaganfall »auf einer Stroke Unit behandelt werden sollen.«[56] Der Vorteil der Behandlung auf einer Stroke Unit gilt für alle Schlaganfalltypen, alle Schweregrade und unabhängig vom Alter.« Dabei handelt sich nicht nur um eine Empfehlung von Experten oder das Fazit einer wissenschaftlichen Studie in der Art, dass man Schlaganfallkranke auf eine Stroke Unit einweisen »sollte«, sondern ausdrücklich darum, dass man das tun »soll«.

e) Die von Gesundheitsökonomen geäußerte Meinung, eine qualifizierte Intervention in der Neurologie und Kardiologie sei zwar »hochwertig«, aber nicht immer und überall notwendig,[57] relativiert die evidenzbasierte Leitlinienkompetenz und damit die begründete Forderung nach der entsprechen Notfallversorgung auf dem Land wie in der Stadt.

f) Der Minister für Wissenschaft und Gesundheit von RLP, Clemens Hoch, erklärte am 18. März 2025, er wolle »eine hochwertige Gesundheitsversorgung für alle Menschen in Rheinland-Pfalz« garantieren – unabhängig davon, ob sie in der Stadt oder auf dem Land leben.« Er strebe eine »flächendeckende gesundheitliche Versorgung, insbesondere in ländlichen Regionen« an.[58] Der Minister ging jedoch nicht von der aktuellen Gutachtenlage, sondern von statistisch falschen Voraussetzungen aus, als er betonte, in Rheinland-Pfalz sei die Krankenversorgung zu 96,4 % gesichert. Infolgedessen wären aber 3 – 4 % der Bevölkerung unterversorgt und notfalls *unversorgt*, das heißt tausende Bürgerinnen und Bürger vorwiegend der ländlichen Regionen, insbesondere im Landkreis Cochem-Zell, wären gefährdet. Nach Adler ist in diesem Kontext nicht der allgemeine statistische Überblick im Land relevant, sondern die faktische Situation vor Ort. Zweifellos komme es dem medizinischen Personal im Tag- und Nachtdienst auf das Leben eines jeden Kranken an. Das Team der Notaufnahme in der Stadt und auf dem Land handele ebenso wie der Notarzt *immer sofort vor Ort*. Wenn die Notaufnahme in Bernkastel-Kues, wie in Zell, geschlossen werde, sei dies zweifellos für diese Region und weitere Landkreise in RLP ein »hundertprozentiger Ausfall«.

g) Die Standorte der Stroke Units stellen nach Ermittlungen der PD-Beraterstudie »im überwiegenden Teil« von Rheinland-Pfalz eine Erreichbarkeit

56 (DGN-Leitlinien Akuttherapie des ischämischen Schlaganfalls. 2022-2026, S. 4f).

57 Boris Augurzky (health care business) anlässlich einer Kreistagssitzung in Cochem am 02.06.2025.

58 https://gesundheit.rlp.de/media/pages/storage/4135caef94-1743084296/Pra%CC%88sentation%20Gutachten%20AfG.pdf

innerhalb von 30 Minuten sicher. Aber: »Eine Ausnahme davon ergab sich an den Grenzen zu Belgien, Luxemburg, Nordrhein-Westfalen und Hessen sowie im Landkreis Cochem-Zell.«[59]

h) Aus notfallmedizinischer Sicht ist das Stadt-Landgefälle im Kreis Cochem-Zell bisher nicht hinlänglich beachtet worden. In Mainz, Trier und Koblenz, d. h. in Städten mit vielfach spezialisierten Kliniken erreicht man anhand der Analyse Jürgen Adlers so gut wie immer mit kurzen Fahrzeiten (unter 10 Minuten) eine Notaufnahme. In den Städten dauern die RTW-Fahrzeiten zu einer zertifizierten Zielklinik mit Stroke Unit ebenfalls weniger als 10 Minuten, jedoch auf dem Land drei- bis sechsmal länger. Zwar müssen viele Kranke lange Warte- und Fahrzeiten in Kauf nehmen, um die planbaren Operationen und andere Therapien in größeren Städten mit Krankenhäusern der Maximalversorgung, wie z. B. Organtransplantationen in der Universitätsklinik Mainz, wahrnehmen zu können. Im Notfall ist aber auf dem Land die Akutversorgung Schwerkranker mit Schlaganfall aus Gründen mangelnder Erreichbarkeit einer Zielklinik besonders erschwert und in der ersten kritischen Stunde oftmals nicht möglich, so dass man nach Adler jetzt zurecht von *Missständen* spreche. Dieser Missstand sei im Landkreis Cochem-Zell nicht mehr zu verantworten. Denn Cochem, Zell und die benachbarten Hunsrückgemeinden liegen – wie zum Beispiel der Wohnort des ehemaligen Notarztes, Blankenrath, 15 km westlich von Zell (Abbildung 3) und damit im toten Winkel der Notfallversorgung zwischen Koblenz und Trier, Wittlich (Eifel) und Simmern (Hunsrück).

(Abbildungen 1 und 3, siehe Umschlagklappe hinten): In der Abbildung 1 ist das Krankenhaus Zell (zwischen Wittlich und Simmern) nicht mehr eingezeichnet.[60] Die Notfallversorgungslücke (hellgelb) wird vom grüngefärbten Gebiet der umliegenden Kliniken mit zertifizierten Traumazentren, Herzkatheterlaboratorien und Stroke Units abgegrenzt.

Auch mit jährlichem Mosel-Hochwasser ist zu rechnen, das die Zufahrt zur letzten Notaufnahme (Cochem) im Kreis verwehrt. Hinzu kommen Kollusionen großer Kreuzfahrtschiffe (zweimal 2025, wie schon in den Vorjahren).

Der Verzicht auf das Klinikum in Zell kann daher nicht nur im Katastrophenfall, sondern auch bei allen schweren Unfallverletzungen, akuten Herzinfarkten und mehr als 1000 Schlaganfällen pro Jahr im Landkreis Cochem-Zell zu

59 PD-Beraterstudie vom 18.3.2025, S. 30.

60 Die im Auftrag des Gesundheitsministers von RLP erstellte PD-Beraterstudie vom März 2025 zeigt anhand von Grafiken diese Notfallversorgungslücke auf.

einer Krise der Notfallversorgung führen. Aufgrund des demokratischen Wandels ist eine weitere Zuspitzung der Krisensituation zu erwarten.[61]

Die rund 5000 Einwohner der Kreisstadt Cochem leben ebenfalls in dieser Notfallversorgungslücke. Aufgrund exakter Messungen des *sciencemediacenters* benötigen 4977 Bürgerinnen und Bürger im Notfall 49,83 Minuten, um ein für die Akutbehandlung von Schlaganfällen spezialisiertes Klinikum zu erreichen.[62]

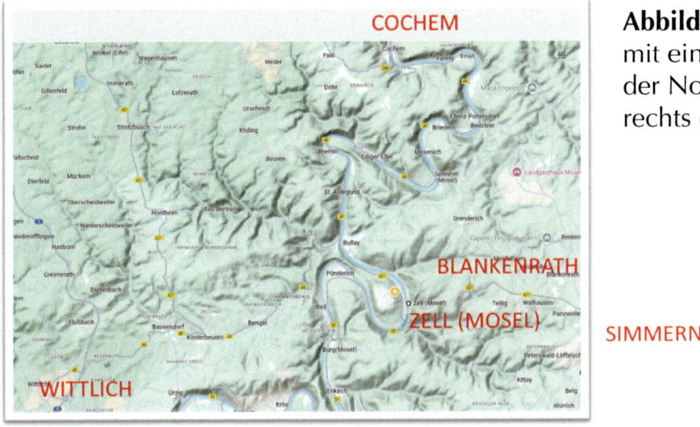

Abbildung 8: Region mit einer Randzone der Notfallversorgung rechts der Mosel

Fazit:

Die Ergebnisse dieser Untersuchung unterstreichen die Warnung Jürgen Adlers, wie auch weiterer Fachärzte der Region, vor einer gravierenden Notlage mit zunehmender Gefährdung der Bevölkerung.

Zwischen zwei nahen Flugplätzen (Büchel und Hahn) im Moseltal gelegen, besteht in diesem Gebiet eine ständige Gefahr, die den Behörden bewusst sein sollte.

Herr Adler hat über Jahrzehnte hinweg die Notaufnahme in Zell in fast einer Viertelstunde angefahren und würde daher weiterhin ausschließlich das Klinikum Mittelmosel in Zell empfehlen, wäre es nicht am 30.06.2025 geschlossen worden.

61 In RLP ist alterungsbedingt ein Wachstum der stationären Fallzahl von 5,7% bis zum Jahr 2030 zu erwarten. Nach aktueller Datenlage betreffen 50 % der Behandlungen in RLP die Altersgruppen 65 Jahre und mehr.

62 Sciencemediacenter (2022-2025):Schlaganfallversorgung-in-Deutschland-interaktive Karten zu Stroke-Units und Fahrzeiten. Die Einwohnerzahl von Cochem stieg in dieser Zeit von 4977 auf 5346 an)

Das Krankenhaus verfügte über ein zertifiziertes Traumazentrum, eine interventionelle Kardiologie, eine Schlaganfalleinheit, eine Station für Frührehabilitation, Anästhesie, Intensivstation, Radiologie und viele andere Fächer bzw. Leistungsgruppen der Inneren Medizin, Chirurgie, Kinderheilkunde, HNO, Augenheilkunde und Neurologie.

Dr. med. Karl F. Masuhr,
Neurologe

6. Beschwerdeerwiderung des Gesundheitsministeriums

Das Ministerium beantragt die Zurückweisung der Beschwerde mit der Begründung, der Eilrechtsschutz laufe ins Leere, da das Klinikum seit dem 30.06.2025 geschlossen sei.

Zudem fehle die Antragsbefugnis: Eine mögliche Rechtsverletzung sei ausgeschlossen, **weil der Staat nur das Untermaßverbot verletze, wenn Maßnahmen völlig ungeeignet oder unzulänglich seien**; ein Anspruch auf Versorgung in bestimmter Art oder an einem bestimmten Standort bestehe nicht. Die Klinikschließung sei Entscheidung der privaten Trägerin; das Land könne eine Wiederaufnahme oder Aufrechterhaltung des Klinikbetriebs rechtlich und faktisch nicht durchsetzen.

Für die Sicherstellung der Notfallversorgung seien die Landkreise bzw. kreisfreien Städte zuständig.

In der Sache hält das MWG die Notfallversorgung für ausreichend. Die Versorgung bemesse sich zudem an Betten, Personal und Erfahrung; insgesamt seien Wittlich, Simmern, Cochem und das Gesundheitszentrum Zell nicht offensichtlich ungeeignet.

Rheinland-Pfalz
MINISTERIUM FÜR WISSENSCHAFT UND GESUNDHEIT

Ministerium für Wissenschaft und Gesundheit
Postfach 32 20 | 55022 Mainz

Mittlere Bleiche 61
55116 Mainz
Telefon 06131 16-0
Telefax 06131 16-2997
poststelle@mwg.rlp.de
www.mwg.rlp.de

8. August 2025

Oberverwaltungsgericht
für das Land Rheinland-Pfalz

Deinhardpassage 1
56068 Koblenz

Mein Aktenzeichen	Ihr Schreiben vom	Ansprechpartner/-in / E-Mail	Telefon / Fax
3130-0160#2025/0007-1501 15213 Bitte immer angeben!	28. Juli 2025 7 B 10795/25.OVG	Sophie Fink Sophie.Fink@mwg.rlp.de	06131 16-5330 06131 16-2997

In dem Verwaltungsrechtsstreit

7 B 10795/25.OVG

Adler ./. Land Rheinland-Pfalz

erwidern wir auf die Beschwerde wie nachstehend und beantragen:

1. Die Beschwerde des Antragstellers gegen den Beschluss des Verwaltungsgerichts Koblenz vom 26. Juni 2025, Az. 3 L 574/25.KO wird zurückgewiesen.
2. Der Antragsteller trägt die Kosten des gesamten Verfahrens.

Zur Begründung führen wir aus:

Die Beschwerde ist unzulässig und unbegründet. Das Verwaltungsgericht hat den Antrag des Antragstellers vom 4. Juni 2025 zu Recht abgelehnt. Die im Beschwerdeverfahren dargelegten Gründe rechtfertigen keine Abänderung des Beschlusses des Verwaltungsgerichts.

7. Ergänzendes Gutachten zur Notfallversorgung im Landkreis Cochem-Zell

Zusammenfassung: Der ehemalige Notarzt Jürgen Adler betont als Beschwerdeführer im Verwaltungsgerichtsstreit gegen das Land Rheinland-Pfalz, dass die Notfallversorgung im Landkreis Cochem-Zell unzureichend und seit Schließung des Zeller Krankenhauses am 30. Juni 2025 vollkommen unzulänglich sei, da nun auch viele Gemeinden im Hunsrück und in der Region Cochem von dieser Notlage betroffen seien. Dies habe sich bereits durch eine exakte Bedarfsanalyse bestätigt:

Die Entfernung von einer zur Akutversorgung qualifizierten Zielklinik, wie zum Beispiel in Wittlich (Eifel), ist so groß, dass sich seit der Auflösung des Klinikum Mittelmosel die zulässige Rettungsfahrzeit von 30 Minuten in der ländlichen Region verdoppelt und verdreifacht. Wegen der erheblichen Verlängerung der Prähospitalzeit ist damit aber die erste kritische Stunde der Notfallversorgung von Akutkranken mit Schlaganfall, Herzinfarkt oder Polytrauma bereits verstrichen. Deshalb setzte sich der Notarzt Jürgen Adler gemeinsam mit ehemaligen Chefärzten des Zeller Krankenhauses für die Forderung des Bürgerentscheids vom 23.02.2025 ein, das Klinikum Mittelmosel mit der bewährten stationären Notfallversorgung zu erhalten und erhob Klage gegen das Land RLP. Die Schließung des Klinikum Mittelmosel führt zu einer gravierenden Notlage in der Region, die mit den vorhandenen Strukturen und dem ambulanten Gesundheitszentrum (GZ) nicht ausgeglichen werden kann. Die Unterversorgung betrifft vor allem Kardiologie, Neurologie und Traumatologie und gefährdet die Bevölkerung sowie die große Zahl der Gäste, die der Landkreis Cochem-Zell beherbergt.

Einleitung

Im Mittelpunkt des Beschwerdeverfahrens am OVG Rheinland-Pfalz steht die durch den Ausfall der stationären Versorgung in Zell verursachte Notlage, die weder durch eine erhöhte Inanspruchnahme der Krankenhäuser in Simmern (Hunsrück) oder Wittlich (Eifel) noch durch rettungsmedizinische oder digitale Dienste ausgeglichen werden kann. Daran änderte sich auch nichts, als am 1. Juli 2025 ein ambulantes Gesundheitszentrum in Zell als Ersatz für das Klinikum eröffnet wurde, um künftig sogenannte Alltagsnotfälle zu versorgen. Das Ministerium für Wissenschaft und Gesundheit (MWG) besteht jedoch darauf, dass bereits ausreichende Vorkehrungen zum Schutz des Grundrechts aus Art. 2 Abs. 2 Satz 1 GG getroffen worden sind.

Deshalb sollen fünf wesentliche Gesichtspunkte nachfolgend diskutiert bzw. richtiggestellt werden.

7.1 Schlaganfall-Therapie im Klinikum Mittelmosel Zell

7.2 Ist eine ausreichende Notfallversorgung durch entfernte Krankenhäuser möglich?

7.3 Ist ein ambulantes Gesundheitszentrum ein Ersatz für das Klinikum?

7.4 Die großen Risiken für Kranke mit Schlaganfall- und Herzinfarkt (Demografie)

7.5 Rettungsdienste als »Kompensation« für den Ausfall der Zeller Klinik?

Ziel und Problem

Die Schließung des Klinikum Mittelmosel führt im Landkreis Cochem-Zell zu einer erheblichen Notfallversorgungslücke, die weder durch auswärtige Krankenhäuser noch durch digitale oder rettungsdienstliche Maßnahmen kompensiert werden kann.

Besonders kritisch ist die Akutversorgung von Kranken mit Schlaganfall, Herzinfarkt und Polytrauma, da sich die zulässige Rettungsfahrzeit von 30 Minuten mehr als verdoppelt und damit die erste kritische Stunde der Behandlung gefährdet ist.

Abbildung 2 (siehe Umschlagklappe hinten) zeigt die Notfallversorgungslücke, eine »Infarktzone« im Landkreis Cochem-Zell (Ausschnitt der Abbildung 25 der PD-Berater-Studie »Zur Krankenhauslandschaft Rheinland-Pfalz«).

Abbildung 1 ein vergrößerter Ausschnitt der Abbildung 2: Randzonengebiet Cochem unter der Lupe. Die Notfallversorgungslücke ist blassgelb (= Fahrzeiten von 40 bis 60 Minuten). Cochem an der Moselschleife (blau), Simmern im Hunsrück und Boppard am Rhein (blau) liegen am Rand eines toten Winkels der Notfallmedizin. Zell ist nicht mehr eingezeichnet. Die Grafiken der Fahrzeitstudie zeigen, dass sich von der grün gefärbten Region (»bis unter 30 PKW-Minuten«) ein großes, hellgelb markiertes Gebiet abhebt (»40 bis unter 60 Minuten«). Dieser großflächige Bereich kennzeichnet die Notfallversorgungslücke im Landkreis Cochem-Zell (vgl. Tabelle 3).

Mit der Schließung des Zeller Krankenhauses am 30. Juni 2025 geht eine erhebliche Ausweitung der Versorgungslücke im Landkreis Cochem Zell einher. Das Marienkrankenhaus Cochem kann die Notfallversorgungslücke, in der es selbst liegt, nicht aus eigener Kraft schließen. In Cochem ist weniger als die Hälfte der Betten belegt.[63] Die Ordensschwestern haben das Krankenhaus verlassen.

7.1 Schlaganfall-Therapie im Klinikum Mittelmosel Zell Die Zahl der stationären Aufnahmen in Zell stieg zuletzt nach der Covid 19-Pandemie kontinuierlich an. Nach dem Ausstieg des Zeller Krankenhauses kann das Marienkrankenhaus Cochem die Versorgungslücke nicht ausgleichen, da es selbst unterbelegt und personell geschwächt ist.

7.2 Fahrtzeiten zum Krankenhaus in Wittlich (Eifel) Rettungsdienste als unzureichende Kompensation: Die Nutzung von Rettungswagen für längere Transportwege zu Kliniken in Wittlich (Eifel) oder anderen entfernten Standorten ist problematisch, da längere Fahrzeiten die Überlebenschancen bei schweren Verletzungen, Herzinfarkt und Schlaganfall reduzieren.

7.3 Ein Ambulantes Gesundheitszentrum ist kein Ersatz für das Klinikum Das am 1. Juli 2025 eröffnete ambulante Gesundheitszentrum in Zell kann nur Alltagsnotfälle betreuen und ersetzt keine stationäre Notfallversorgung. Es bietet keinen 24/7-Dienst und ist für akute Herzinfarkt- oder Schlaganfallbehandlungen ebenso ungeeignet wie für die Akutversorgung schwerer Unfälle.

7.4 Die Risiken für ältere Patienten steigen: Die demografische Entwicklung führt zu einer Zunahme von Gefäßkranken mit Herz- oder Hirninfarkten und Sturzverletzungen, vor allem in den Altersgruppen ab 40 bis 79 Jahren, was die Notwendigkeit einer qualifizierten Notfallversorgung – sofort vor Ort – unterstreicht.

7.5 Rettungsdienste als »Kompensation« für den Ausfall der Zeller Klinik? Entfernte Krankenhäuser sind nicht rechtzeitig erreichbar: Die Fahrtzeit vom Wohnort des ehemaligen Notarztes Jürgen Adler zum Klinikum Zell beträgt 16 Minuten, mach Simmern 25 Minuten, nach Wittlich jedoch 48 Minuten. Die längeren Anfahrtszeiten gefährden die Akutversorgung.

7.1 Schlaganfallbehandlung im Klinikum Mittelmosel

Das Ministerium führt auf Seite 7, 4. Absatz zum Klinikum Mittelmosel in Zell aus, Gründe der Versorgungsqualität hätten für eine Behandlung von Schlaganfällen in Wittlich (Eifel) gesprochen. Dabei wird die gute Ausstattung des Zeller Klinikums für die Behandlung von Schlaganfällen außer Acht gelassen:

---

63 Die beiden Krankenhäuser des Landkreises sind nicht insolvent, aber mit Defiziten von jeweils 3 Millionen Euro unterfinanziert.

Nach den jährlichen Qualitätsberichten des G-BA stellte sich die Situation des Zeller Krankenhauses vor der Schließung folgendermaßen dar: »Das Klinikum Mittelmosel verfügt als Krankenhaus der Regelversorgung über ein umfangreiches und qualifiziertes Leistungsspektrum zur stationären und ambulanten Gesundheitsversorgung. Der Gemeinsame Bundesausschuss weist für das Klinikum Mittelmosel z. B. eine Stroke Unit (Tabelle 8), ein Herzkatheterlabor und ein Traumazentrum aus. Die Diagnostik und Therapie der Akutranken in Zell war immer leitlinienkonform. Patientinnen und Patienten aus dem Landkreis Cochem-Zell mit Verdacht auf Schlaganfall, Herzinfarkt und schwer Unfallverletzte wurden je nach Einsatzort dem Krankenhaus Zell zugewiesen.

Obwohl die Zahl der Krankenhausbetten in Zell zuletzt trotz guter Auslastung im Zuge der Ambulantisierung reduziert und in Wittlich leicht erhöht wurde, kann von einer »geringen Zahl« der Schlaganfallkranken im Krankenhaus Zell, wie vom MWG auf Seite 7 behauptet, keine Rede sein. Die Zahl lag zu Zeiten des Neurologen Dr. Zeller im Krankenhaus Zell bei 300. Als der Kollege nach Wittlich wechselte, wurde die Radiologie im Krankenhaus Zell zusätzlich mit einer MR- und CT-Angiographie und im Jahr 2024 mit einem neuen Hochleistungs-CT ausgestattet. Die Innere Abteilung übernahm die Stroke Unit. Deutschlandweit wurden in den 220 Stroke Units internistischer Abteilungen die zur Zertifizierung erforderlichen Fallzahlen auf jährlich 200 Schlaganfallbehandlungen abgesenkt.[64]

Tabelle 8: Leitlinien für Diagnostik und Therapie in der Neurologie (09.11.2022 – 09.05.2026).

1.2.1	**Alle akuten Schlaganfallpatienten sollen auf einer Stroke Unit behandelt werden.**
1.2.2	**Patienten mit TIA-Symptomatik innerhalb der letzten 48 Stunden sollten umgehend auf einer Stroke Unit behandelt werden.** **Bei Patienten, deren Symptomatik länger als 14 Tage zurückliegt, ist in der Regel eine ambulante Abklärung ausreichend, die schnellstmöglich, jedoch binnen eines Monats nach Symptombeginn komplettiert werden sollte.**

Der Schlaganfall zählt mit ca. 270.000 Krankheitsfällen pro Jahr zu den häufigsten Erkrankungen in Deutschland. Er ist weltweit eine der führenden Ursachen von Morbidität und Mortalität. Seit über 25 Jahren bestehen mit der systemischen Thrombolyse und der Stroke Unit-Therapie potenziell kurative

64 DGNeurologie: Zertifizierungskriterien für Stroke-Units in Deutschland: Update 2022.

Behandlungsmöglichkeiten. Mit der Etablierung endovaskulärer Therapieverfahren hat die akute Schlaganfalltherapie weitere große Fortschritte gemacht. Alle akuttherapeutischen Maßnahmen wirken besser, je früher und zielgerichteter sie angewendet werden.

Oberstes Behandlungsprinzip ist es, durch eine schnelle Revaskularisierung[65] des Infarktareals den ischämisch bedingten Untergang von Gewebe zu verhindern (vgl. Abbildungen 9 und 10). Notfallmedizinisch wird die ersten Stunde nach einem Notfall als »Golden Hour« bezeichnet. Der Begriff bezieht sich auf »die kritische erste Stunde« nach einem Schlaganfall, Herzinfarkt oder Trauma. »In diesem Zeitraum ist die Wahrscheinlichkeit am höchsten, dass durch schnelle und effektive Behandlung langfristige Schäden minimiert werden oder das Leben des Patienten gerettet werden kann.«[66]

Herzinfarktkranke werden primär mithilfe der Katheter-Technik behandelt. Die interventionelle Wiedereröffnung der Gefäße hat im Vergleich mit der ausschließlich vorgenommenen Thrombolyse zu einer deutlichen Senkung der Sterblichkeit geführt.

Starb vor Jahren etwa jeder zehnte Patient mit akutem Myokardinfarkt, der das Krankenhaus lebend erreichte, so betrug die Rate akuter kardiovaskulärer Ereignisse innerhalb von 7 Tagen nach dem Infarkt im Jahr nur noch 1 %.« (Deutscher Herzbericht 2024).

Abbildung 9a und b: 56-jähriger Patient mit akuter Halbseitenlähmung

a) perfusionsgewichtete MRT-Sequenz mit Darstellung einer großen Durchblutungsminderung (blau).

b) Darstellung des deutlich kleineren Infarktkerns (weiß). Durch Akuttherapie in der ersten kritischen Stunde kann Hirngewebe gerettet und eine Ausdehnung des Hirninfarkts verhindert werden.[67]

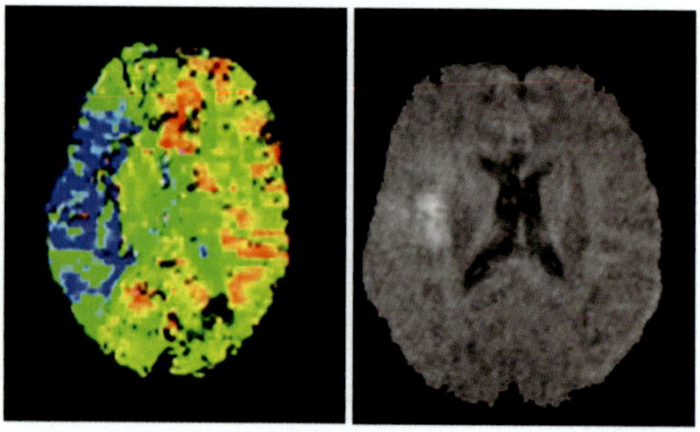

65 Eckpunktepapier S. 394, Rettungsmedizin 2016,19:387–395

66 PD-Berater-Gutachten 2025, S. 106).

67 Masuhr, Karl F., Masuhr, Florian und Neumann, Marianne: Bildgebende Diagnostik im Duale Reihe-Lehrbuch Neurologie, 7. Auflage 2016, Thieme-Verlag, S. 142.

Abbildung 10: Ausbreitung der Hirninfarktzone nach Gefäßverschluss. *Infarktkern* (schwarz). Das den *Infarktkern* umgebende Hirngewebe, das potenziell gerettet werden kann, ist die *Penumbra* (blau).

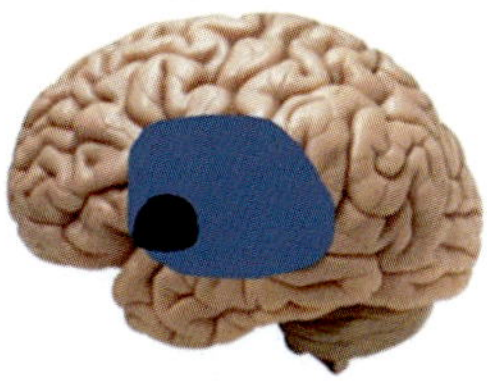

7.2 Fahrzeiten zum Krankenhaus in Wittlich (Eifel)

Das MWG führt aus, die Erreichbarkeitszeiten aus medizinischen Leitlinien seien als Planungsgrößen zu betrachten, die sich an durchschnittlichen Fahrzeiten orientierten und die Erreichbarkeitszeiten würden nur im Einzelfall überschritten (Seite 8, 1. Absatz). Bei dieser Argumentation werden sowohl die notwendigen Fahrzeiten zu dem Krankenhaus in Wittlich (Tabelle 9) als auch die nach den medizinischen Leitlinien zu berücksichtigenden Zeiten außer Acht gelassen, die nicht nur die eigentlichen Fahrzeiten umfassen.

Bei der Notfallversorung ist neben der Hilfsfrist (Zeitintervall vom Eingang des Notrufs in der Leitstelle bis zum Eintreffen der ersten Rettungskräfte vor Ort) besonders die Prähospitalzeit (Zeitintervall vom Eingang des Notrufs in der Leitstelle bis zur Ankunft des Kranken im geeigneten Krankenhaus) zu beachten.

Für die Kranken und das medizinische Personal ist die erste kritische Stunde wichtig, die über das Leben oder eine Behinderung entscheidet.

Tabelle 9:

RTW-Fahrzeiten auf unterschiedlichen Routen des Landkreises Cochem-Zell zu auswärtigen Zielkrankenhäusern in Rheinland-Pfalz			
von Zell	Minuten	von Cochem	Minuten
Zell-Cochem	34-45	Cochem-Zell	34-45
Zell-Koblenz	59-71	Cochem-Koblenz	39-49
Zell-Wittlich	38-43	Cochem-Wittlich	48-57
Zell-Trier	61-75	Cochem-Trier	60-90
Zell-Mainz	71-142	Cochem-Mainz	87-105

Die RTW-Fahrzeiten von Wohnorten in der unterversorgten Region Cochem-Zell zu auswärtigen Zielkrankenhäusern liegen über den zulässigen 30 Minuten; teils sind sie doppelt oder dreimal so hoch wie in größeren Städten, da Zell und Cochem weit entfernt von der Autobahn im Moseltal liegen.

Im Gegensatz zu den Verlautbarungen des Referenten für Krankenhausplanung des MWG: »Die Erreichbarkeit des nächstgelegenen Krankenhauses innerhalb von 30 Minuten ist ein Richtwert, der in RLP zu rd. 98% eingehalten werden kann,« ergibt die Bedarfsanalyse gravierende Versorgungslücken in Rheinland-Pfalz.

Auch die Auffassung, »die 30-Minuten-Grenze im Bereich Zell wird in einigen Fällen nur geringfügig überschritten (31 – 33 Minuten),«[68] ist anhand von Daten der *sciencemedia-Studie* zu widerlegen (Tabelle 3 a und b, S. 173). Die Fahrzeiten wurden vom *sciencemediacenter* exakt berechnet und belegen damit die Notfallversorgungslücle im Kreis Cochem-Zell.[69]

Die hcb-Gutachter *Boris Augursky et al.* (2024) griffen auf eine Regelung zurück, die das »Betroffenenmaß« zur Beurteilung der Versorgungssituation in der Region in der Weise definierte, dass »eine Gefährdung der flächendeckenden Versorgung für basisversorgungsrelevante Leistungen« vorliegt, wenn »durch die Schließung des Krankenhauses [...] zusätzlich mindestens 5000 Einwohnerinnen und Einwohner PKW-Fahrzeiten von mehr als 30 Minuten aufwenden müssen, um das nächste Krankenhaus zu erreichen.« (Vgl. Tabelle 3a)

Auch nach Berechnungen der PD-Berater-Studie »Zur Krankenhauslandschaft Rheinland-Pfalz«(2025), ist »eine flächendeckend gute Erreichbarkeit des Versorgungsangebotes« derzeit für die Bevölkerung nicht gewährleistet.«

In Rheinland-Pfalz wurden im Jahr 2023 rund 17.000 Schlaganfälle an 76 Standorten behandelt: »96 % der Bevölkerung in Rheinland-Pfalz konnten eine Stroke Unit innerhalb von 40 Minuten erreichen.« Die Standorte waren durchweg innerhalb der zulässigen 30 Minuten erreichbar, aber »eine Ausnahme davon ergab sich im **Landkreis-Cochem-Zell.**« Die Situation in der **Versorgungsregion Hunsrück ist besonders kritisch**.[70]

Die Tabellen 2 und 3 verdeutlichen am Beispiel des Antragstellers Jürgen Adler, der bisher – in seiner Rolle als Arzt und Patient – das Klinikum in Zell zur Notfallversorgung »rund um die Uhr«, erreichen konnte, wie wichtig

68 MWG-Beitrag zur Kreistagssitzung in Cochem am 31.3.2025.

69 Sciencemediacenter: Schlaganfallversorgung-in-Deutschland-interaktive Karten zu Stroke-Units und Fahrzeiten.

70 PD- Studie »Zur Krankenhauslandschaft Rheinland-Pfalz, S. 306.

zugleich die Einhaltung einer angemessenen Fahrzeit zwischen Wohnort und Zielkrankenhaus ist (Tabelle 7, S. 198). Er entschied sich für die beste Qualität der medizinischen Versorgung, die er auf dem kürzesten Weg zu erreichen versuchte. Die Tabelle 4 veranschaulicht, dass Jürgen Adler, ob als Arzt oder Patient, bisher das Klinikum Zell, ein Krankenhaus mit optimaler Versorgung akuter Notfälle »rund um die Uhr,« erreichen konnte.

Je nach Art und Schwere des Notfalls muss vom Rettungsdienst sofort entschieden werden, welche Notaufnahme, Intensivstation und Spezialabteilung in der Region bereit und am besten zur Akutversorgung geeignet ist.

Der ehemalige Notarzt Adler kennt die Region Mosel, Hunsrück und Eifel sehr genau und kann zudem aus mehr als 35-jähriger Erfahrung die Qualität der stationären Notfallversorgung im Landkreis Cochem-Zell exakt beurteilen. Maßgeblich für ihn ist die kürzeste Fahrzeit auf der kurvenreichen Strecke von seinem Wohnort Blankenrath im Hunsrück bis zum nächsten Krankenhaus: Er kann Zell in 16 Minuten und das Krankenhaus Simmern in 25 Minuten erreichen, während die Fahrt nach Cochem zweimal und nach Wittlich dreimal länger dauern würde.

7.3 Das für die Notfallversorgung offensichtlich ungeeignete Gesundheitszentrum (GZ) in Zell

Das Ministerium macht auf Seite 8, 2. Absatz, geltend, der Beschwerdeführer sei mit den Krankenhäusern in Wittlich, Simmern und Cochem sowie mit dem Gesundheitszentrum in Zell in einem Notfall ausreichend versorgt.

Tabelle 10: Notfallversorgung	Klinikum Mittelmosel Zell bis 30.06.2025	Gesundheitszentrum Zell ab 01.07.2025	Krankenhaus Cochem	Krankenhaus Simmern
Rund um die Uhr	+	–	+	+
stationär	+	–	+	+
ambulant	+	–	+	+
Traumazentrum	+	–	–	–
Herzkatheterlabor	+	–	–	–
Schlaganfalleinheit	+	–	–	–

Dabei werden, wie erwähnt, die langen Fahrzeiten nach Wittlich (Eifel) nicht berücksichtigt. Überdies sind die Krankenhäuser in Simmern und Cochem keine für die akute Notfallversorgung von schweren Verletzungen, Herzinfarkten und Schlaganfällen geeigneten Krankenhäuser (Tabellen 9 und 10).

Auch das *Gesundheitszentrum (GZ)* ist nicht geeignet, das Klinikum Mittelmosel als Standort in Zell zu ersetzen. Das ambulante GZ gleicht einer ärztlichen Gemeinschaftspraxis mit wechselnden Öffnungs- und Sprechstundenzeiten. Neben Beratung und ambulanter Behandlung gibt es auch Wellnessangebote. Dort können aber keine akuten Notfälle, sondern nur sogenannte Alltagsnotfälle versorgt werden (Tabelle 10). Rettungsdienste fahren das Gesundheitszentrum nicht an.

Ein ambulantes Gesundheitszentrum kann eine Ergänzung der Klinik vor Ort, aber keine Alternative sein. Denn weder eine akute Herzinfarkt- oder Schlaganfalltherapie »ohne Bett« noch eine akute Notfallversorgung von Kindern und Jugendlichen in einem Ambulatorium ist ohne 24/7-Dienst vertretbar. Trotz digitaler Vernetzung würden sich die zulässigen Rettungsfahrzeiten von 30 Minuten in den Regionen Cochem und Hunsrück verdoppeln und verdreifachen (Tabellen 3 und 7).

Das im Aufbau befindliche ambulante Gesundheitszentrum in Zell ist nicht für die Behandlung akuter (dringlicher) Notfälle zugelassen.

Der *Gesundheitsminister, Herr Clemens Hoch, räumte* am 23. Juni 2025 Schwierigkeiten bei der Transformation ein: »Die Suche nach qualifiziertem medizinischem Personal – insbesondere im fachärztlichen Bereich – gestaltet sich leider zunehmend schwierig, besonders in ländlichen Gebieten.«[71]

Auf die Kündigung der Belegschaft des Krankenhauses zum 30. Juni 2025 ging der Minister nicht ein. Die Auffassung des Ministers, auch nach Schließung des Klinikum Mittelmosel sei eine ausreichende Notfallversorgung im Landkreis Cochem-Zell gewährleistet, geht fehl.

Der Einwand des Antragsgegners, die Entwicklung des Gesundheitszentrums (GZ) habe gerade die Belange älterer Menschen im Blick, kann sich nicht auf die Behandlung akuter Notfälle wie Schlaganfall und Herzinfarkt beziehen, da das GZ dafür weder geeignet noch zugelassen ist. Es handelt sich um eine Art Gemeinschaftspraxis, in der Kranke wie sonst bei Hausärzten betreut werden. Der Betreiber plant für das GZ zudem eine ambulante Palliativversorgung und ein Hospiz.

71 Schreiben des Staatsministers C. Hoch an Frau Anne B. in Zell.

Die »Ambulantisierung« und damit die Auflösung des Krankenhauses in Zell ist, angesichts des deutschlandweit größten Bettenmangels in Rheinland-Pfalz, alles andere als zielführend. Denn auch die unterdurchschnittliche Bettendichte in der gesamten Moselregion Trier ist für die Notfalltherapie der Akutkranken mit Herzinfarkt und Hirninfarkt sowie der Kinder und Jugendlichen besorgniserregend. In diesem großen Gebiet können auch die angrenzenden Krankenhausstandorte mit ausgelasteten Notfalleinrichtungen in anderen Landkreisen und Bundesländern die Fahrzeit von über 40 Minuten nicht kompensieren.

7.4 Die Risiken für ältere Patienten steigen: Die demografische Entwicklung

Für die Notfallpraxis bei steigenden Risiken für Kranke mit Schlaganfall- und Herzinfarkt ist die demografische Entwicklung entscheidend, d. h. die steigende Lebenserwartung und damit das Erkrankungsalter im Landkreis: Laut einer RKI-Studie ist besonders die zunehmende Zahl der 40 – 79-Jährigen gefährdet: Die Schlaganfall-Prävalenz in diesem Alter beträgt 3 % (w: 2,5 %; m: 3,3 %), steigt aber in der Dekade von 70 bis 79 Jahren an. Aus diesem Grund verbietet sich auch die unzulängliche Notfallversorgung in Zell. In Rheinland-Pfalz ist alterungsbedingt ein Wachstum der stationären Aufnahmen von 5,7 % bis zum Jahr 2030 zu erwarten. Nach aktueller Datenlage betreffen 50 % der Behandlungen in RLP die Altersgruppen 65 Jahre und mehr. Die Gefäßkrankheiten in den Altersgruppen 75 Jahre und älter zeigten eine Zunahme um 3 – 4 % im Jahr 2024. Ein deutlicher Anstieg ist in den Altersgruppen zwischen 45 und 75 Jahren und mehr, insbesondere nach dem 60. Lebensjahr zu erwarten.

Da 30 % der Schlaganfälle von Herzkrankheiten ausgehen, basiert die klinische Akutversorgung der älteren Bevölkerung weitgehend auf dem Vorkommen und dem Erkrankungsrisiko, der Prävalenz und der Inzidenz *beider* Notfälle. Aber auch das Sturzrisiko mit Schädel-Hirnverletzungen nimmt bei steigendem Alter deutlich zu.

7.5 Rettungsdienste als »Kompensation« für den Ausfall der Zeller Klinik?

Wenn der Antragsgegner wiederholt ausführt, das Krankenhaus in Wittlich (Eifel) sei eine für die Notfallversorgung im Landkreis Cochem-Zell geeignete Klinik, so wirft dies Fragen auf, die sich auf Planungsgrößen der Notfallversorgung beziehen:

1. Welchen Dienst leistet ein RTW, ein Taxi oder Privat-PKW in der Versorgungslücke Cochem, wenn die langen Krankentransportzeiten ohnehin belegen, dass die auswärtige Notaufnahme im Krankenhaus Wittlich in der ersten kritischen Stunde nicht rechtzeitig erreicht werden kann?
2. Welchen Nutzen hat ein Hubschrauberlandeplatz in Zell und Wittlich bei nächtlichen Notfällen, wenn keine Nachtflugerlaubnis vorliegt?

Schlussfolgerungen: Die vorhandenen Einrichtungen für die Notfallversorgung des Antragstellers sind völlig unzureichend

Aus dem vorliegenden Gutachten zur Notfallversorgung geht hervor, dass der Beschwerdeführer *Jürgen Adler* aus ärztlicher Sicht und als Patient zu Recht befürchten muss, im akuten Notfall nur unzureichend und nach heutigem medizinischen Standard ungenügend versorgt zu sein. Denn die medizinische Notfallversorgung ist im gesamten Landkreis nach der Klinikschließung in Zell nicht mehr sichergestellt. Viele tausend Kranke, deren Zahl aufgrund des demografischen Wandels ansteigt, werden nicht mehr in Zell stationär versorgt und müssen in Cochem oder in anderen Landkreisen behandelt werden. Wegen der schlechteren Erreichbarkeit entfernter Kliniken ist vor allem die akute Versorgung schwerer Notfälle wie z. B. der Herzinfarkte und Schlaganfälle nicht mehr gesichert.

a) Der Kreis Cochem-Zell beherbergt die meisten Touristen in Rheinland-Pfalz. Mehr als 18.000 Einheimische in der Verbandsgemeinde Zell und viele Gäste – bei fast zwei Millionen Übernachtungen pro Jahr im Landkreis – sind potenziell von der Krankenhauskrise betroffen.

b) Die Notfallversorgung, insbesondere die Notfallrettung in Rheinland-Pfalz, weist »große Defizite« auf.«[72] Trotz digitaler Vernetzung werden sich die zulässigen Rettungsfahrzeiten von 30 Minuten in den Regionen Cochem und Hunsrück nach Schließung der Zeller Klinik verdoppeln und verdreifachen. Aufgrund der in den Regionen Cochem und Hunsrück bestehenden Notfallversorgungslücke mit viel zu langen Fahrzeiten der Rettungswagen wird ein Verzicht auf die 24/7-Leistungen der stationären Notfallversorgung, die in der Region Cochem-Zell, ebenso wie in den benachbarten Regionen dringend benötigt werden, prospektiv zu einer kaum mehr beherrschbaren Notlage führen.

c) Da die Notfallversorgung nicht gesichert ist, scheint die Bevölkerung nicht nur im Landkreis Cochem-Zell, sondern auch im Land Rheinland-

72 https://www.swr.de/unternehmen/kommunikation/pressemeldungen/notfall-rettung-2024-100.html abgerufen 18.8.2025.

Pfalz und deutschlandweit verunsichert zu sein. Die Bundesärztekammer (BÄK) weist auf »wesentliche Missstände bei der Versorgung von Akut- und Notfällen hin« und warnt vor mangelnder Vorsorge im Katastrophenfall. Nach Auffassung der BÄK droht das Gesundheitswesen auf einen »Versorgungsnotstand« hinzusteuern.

d) Eine Studie der MVF-Versorgungsforschung kommt zu dem Ergebnis, dass das deutsche Gesundheitssystem von *Unterversorgung* bedroht und damit bereits »in eine tiefe Krise« geraten sei. Gravierende Mängel sind Krankenhausschließungen, fehlende Facharzttermine, Lieferengpässe bei Arzneimitteln und rasante Kostensteigerungen.[73]

e) Statt einer leitliniengerechten klinischen Notfalltherapie rückt die Betreuung der Alltagsnotfälle, die durch ein Gesundheitszentrum in Zell mit flexiblen Arbeitszeiten ambulant versorgt werden sollen, in den Vordergrund eines eindimensionalen Konzepts der Ambulantisierung. Rettungsmediziner sprechen von »nicht dringenden Fällen«.

f) Die Ärztekammer setzte sich zwar für den Fortbestand der Zeller Klinik ein und vertritt das Konzept einer patientengerechten »sektorenverbindenden Notfallversorgung« aus ärztlicher Perspektive. Doch: »Trotz hohen Engagements der Akteure vor Ort konnten die wesentlichen Missstände bei der Versorgung von Akut- und Notfällen bislang nicht behoben werden.«

g) Nach Auskunft des Bundesministeriums für Gesundheit (BMG) überlebt nur jeder fünfte Akutkranke einen Herz- oder Kreislaufstillstand, kann also reanimiert und in ein Krankenhaus gebracht werden.[74]
Da niemand sich der Verpflichtung entziehen kann, bei einem Herz- oder Kreislaufstillstand und in vergleichbaren Notfällen erste Hilfe zu leisten, könnte man angesichts der Untätigkeit der für die Notfallversorgung verantwortlichen Behörden (nicht nur im Einzelfall) den Tatbestand der unterlassenen Hilfeleistung annehmen, um **Personen mit öffentlichem Schutzauftrag,** wenn auch nicht die Rettungsdienste vor Ort, im Rahmen des Rechtsgüterschutzes zur Verantwortung zu ziehen.

h) Die Notfallversorgung der Bevölkerung ist als Bestandteil der Daseinsvorsorge zu verstehen. Ein verfassungsrechtlich bedeutendes Gutachten kommt zu folgendem Ergebnis: »Die bisherige Ausgestaltung der Not-

73 https://www.monitor-versorgungsforschung.de/abstract/unterversorgung-im-deutschen-gesundheitswesen-das-unterschaetzte-problem/?cookie-state-change=1747613762412, abgerufen am 18.08.2025.

74 https://www.bundesgesundheitsministerium.de/service/begriffe-von-a-z/h/herz-kreislauf-stillstand.html, abg.08.08.2025.

fallrettung durch die Länder mit der indirekten Finanzierung durch die Gesetzlichen Krankenkassen erreicht allerorts und flächendeckend nicht das pflichtgebotene Ziel eines effektiven und gleichheitsgerechten Schutzes von Leben und Gesundheit der Bürger (Art. 2 Abs. 2 Satz 1 GG)«[75]

Fazit: Die Bedarfsanalyse ergibt, dass die in den Regionen Cochem und Hunsrück bestehende Versorgungslücke – nach dem Verzicht auf das Klinikum in Zell – zu einer gravierenden Notlage mit zunehmender Gefährdung der Bevölkerung in dieser Region führen und zu einer kaum mehr beherrschbaren Krise der Krankenversorgung,[76] vor allem im Katastrophenfall[77] werden kann. Wie in einigen östlichen Bundesländern, ist in Rheinland-Pfalz die Bettendichte in den Bereichen Kardiologie und Neurologie *unterdurchschnittlich*. Das betrifft insbesondere die akute Notfallversorgung im Landkreis Cochem-Zell. Entsprechende Leistungsgruppen hätten aufgrund der aktuellen Reformgesetzgebung mittels Vorhaltepauschalen solide finanziert werden können.

Deshalb ist nicht erklärbar und der Bevölkerung nicht vermittelbar, dass das bewährte Klinikum in Zell als einziges Krankenhaus dieser Qualität im Landkreis aufgelöst wurde und durch ein Ambulatorium ersetzt werden soll. Das ambulante Gesundheitszentrum (GZ) muss sich ohnehin auf die Betreuung von »Alltagsnotfällen« beschränken und wird nicht vom Rettungswagen angefahren. Damit breitet sich die Notfallversorgungslücke auf den gesamten Landkreis aus, der mit fast zwei Millionen Übernachtungen pro Jahr mehr Gäste als alle anderen Kreise des Bundeslandes Rheinland-Pfalz beherbergt.

Dr. med. Karl F. Masuhr

75 Di Fabio, U.: Verfassungsrechtliche Vorgaben für die Neuordnung der deutschen Notfallrettung. Bonn 2024.

76 Im KHVVG wird die kostenintensive Vorbereitung der Krankenhäuser auf den Katastrophenfall noch nicht berücksichtigt.

77 Bundesärztekammer (BÄK): Konzept der Notfallversorgung (2024).

8. Zum Vakuum der medizinischen Versorgung im Landkreis Cochem-Zell

Ergänzende Stellungnahme zum Gutachten vom 8. August 2025 nach Veröffentlichung dringlicher Schreiben der Landrätin an das BMG und das MWG von RLP

Zusammenfassung: Bei der Kreisausschutzsitzung am 25.08.2025 äußerte sich die Landrätin, Frau Anke Beilstein, besorgt zur Ausweitung der Versorgungslücke im Kreis Cochem-Zell und veröffentlichte die anliegenden Schreiben *an das Bundesgesundheitsministerium (BGM)* vom 18. Juli 2025 und *an das Gesundheitsministerium (MWG) von Rheinland-Pfalz* vom 25. Juli 2025. Wie durch alle vorliegenden Gutachten belegt, wurde mit der Schließung der Zeller Klinik am 30. Juni 2025 die bestehenden Notfallversorgungslücke im Landkreis Cochem-Zell ausgeweitet. Jetzt sprach die Landrätin erstmals von einem »Vakuum der medizinischen Versorgung«.

Die Landrätin betonte *im jetzt veröffentlichten* Schreiben an die Bundesgesundheitsministerin, Frau Nina Warken, Seite 3, 2. und 3. Absatz: »Wenn aber die Notaufnahme an Krankenhäusern von der Bevölkerung als letzte ambulante Lösung ihrer gesundheitlichen Probleme genutzt und aktuell gerade **kleine Krankenhäuser geschlossen werden, dann führt dies insbesondere im ländlichen Raum zu einem fühlbaren Vakuum der medizinischen Versorgung.** Aktuell jedenfalls verschärft der Wegfall der Notaufnahme als Folge einer Krankenhausschließung die mangelnden Angebote der Niedergelassenen und das **Gefühl der Menschen auf dem Land, dass der Staat sie zunehmend mehr in der menschlich elementarsten Versorgung, nämlich der medizinischen, allein lässt.«**[78]

Nach Kenntnis des hcb-Gutachtens, das angesichts der Versorgungslücke stichwortartig vorschlägt, es mit der zulässigen 30-Minuten-Grenze im Rettungswesen nicht allzu genau zu nehmen, da auch auswärtige Kliniken als »Mitbewerber« mit »höherer Versorgungsqualität und steigender Auslastung« in längerer Fahrzeit erreicht werden könnten, appellierte die Landrätin am 25. Juli 2025 an den Minister für Wissenschaft und Gesundheit (MWG), Herrn Clemens Hoch:

---

78 Diese Formulierung entspricht der Kernaussage des an den Ministerpräsidenten von RLP, Herrn Alexander Schweitzer gerichteten offenen Briefs, der von der Notfallinitiative Mosel-Eifel-Hunsrück verfasst und von mehr als 500 Bürgerinnen und Bürgern, Unternehmern und Professoren, Notärzten und Fachärzten der Region unterzeichnet wurden.

1. Es bedürfe »weiterer Anstrengungen, um die Versorgung nachhaltig und zukunftsfähig zu sichern.« (Seite 1, 2. Absatz)
2. »Durch die Schließung des Zeller Krankenhauses sparen die Krankenkassen im stationären Bereich Mittel in erheblicher Höhe. Diese Mitteleinsparung darf nicht einseitig zu Lasten der Bevölkerung geschehen.« (Seite 3, 2. Absatz)

Schlussfolgerungen:

a) Das von der Landrätin, Frau Anke Beilstein, beklagte Vakuum der medizinischen Versorgung im Kreis Cochem-Zell ist auf die Schließung des Klinikum Mittelmosel zurückzuführen. Das verbliebene Marienkrankenhaus in Cochem mit 40 Betten für Geriatrie verfügt weder über ein Herzkatheterlabor noch eine Stroke Unit und ist daher für die Akutversorgung von Herzinfarkten und Schlaganfällen nicht geeignet. In der ersten kritischen Stunde ist zudem ein zertifiziertes Traumazentrum zur Akutbehandlung schwerer Unfallverletzungen nicht mehr erreichbar. Seit der Schließung der Zeller Klinik haben sich die zulässigen Fahrzeiten von 30 Minuten verdoppelt und verdreifacht.

b) Die zunehmende Versorgungslücke kann auch nach Auffassung der Landrätin nicht durch das am 1. Juli 2025 in Zell eröffnete ambulante Gesundheitszentrum (GZ) kompensiert werden. Seit der Auflösung der Notaufnahme werden dort nur wenige Alltagsnotfälle betreut, die sonst auch von niedergelassen Ärzten versorgt würden.

c) Frau Anke Beilstein drückt daher ihre Besorgnis im anliegenden Schreiben vom 18. Juli 2025 an das Bundesgesundheitsministerium, (Seite 2, 2. Absatz) unmissverständlich aus:
Zwar sollte ein Gesundheitssystem »medizinische Bedürfnisse und finanzielle Ressourcen in Einklang« bringen, »aber Menschen im ländlichen Raum dürfen nicht der Wirtschaftlichkeit zum Opfer fallen.« Die Landrätin kommt zu dem Ergebnis (Seite 5, letzter Absatz):
»Wenn Menschen, Unternehmen und Touristen den ländlichen Raum aufgrund unzureichender Versorgung meiden, wird dies zu einem echten Standortnachteil und ist nicht vereinbar mit dem Ziel gleichwertiger Lebensverhältnisse.«

Fazit: Diese und weitere Schreiben der Landrätin an die Landesministerien kennzeichnen eine positive Wende der Einstellung der Kreisverwaltung zur Anerkennung der Krisensituation und implizieren die Forderung nach deren rascher Abhilfe. Die von den Not- und Fachärzten der Region, insbesondere von Herrn Jürgen Adler und von der Notfallinitiative Mosel-Eifel-Hunsrück sowie von dem Bürgerentscheid aufgezeigten Lösungsmöglichkeiten sind sich einig in den Forderungen nach umgehender Schließung der strukturell und finanziell bedingten Notfallversorgungslücke im Landkreis Cochem-Zell.

Dr. med. Karl F. Masuhr,

Neurologe, ehem. Chefarzt

am Klinikum Mittelmosel

56856 Zell

9. Ablehnung der Beschwerde

Am 4. September 2025 weist das Oberverwaltungsgericht Rheinland-Pfalz den Antrag auf Erlass einer einstweiligen Anordnung zurück. Das Gericht sieht keine Verletzung der staatlichen Schutzpflicht aus Art. 2 Abs. 2 GG. Verfassungsrechtlich geschuldet sei lediglich ein Mindestmaß an Notfallversorgung, nicht eine wohnortnahe oder medizinisch optimale Versorgung.

Nach Auffassung des Gerichts ist die Notfallversorgung im Landkreis durch die Krankenhäuser in Simmern, Cochem und Wittlich sowie durch das Gesundheitszentrum Zell insgesamt ausreichend gewährleistet. Spezialisierte Behandlungen wie bei Herzinfarkt oder Schlaganfall dürfen dem staatlichen Gestaltungsspielraum zufolge auf weiter entfernte Kliniken konzentriert werden; längere Fahrzeiten seien verfassungsrechtlich zulässig.

Medizinische Leitlinien und Zielzeiten gelten nach Ansicht des Gerichts als fachliche Empfehlungen und Planungsziele, begründen jedoch keinen verfassungsrechtlich einklagbaren Mindeststandard. Da kein Anordnungsanspruch besteht und die Klinik bereits geschlossen ist, fehle es zudem an einem Anordnungsgrund. Der Beschluss ist unanfechtbar; die Kosten trägt der Antragsteller.

10. Beschwerde beim Bundesverfassungsgericht in Karlsruhe

Bundesverfassungsgericht

Schloßbezirk

376131 Karlsruhe

DATUM 10.10.2025

AKTENZEICHEN 021/25

Verfassungsbeschwerde

des Herrn Jürgen Adler, Südstraße 13-15, 56865 Blankenrath,

- Beschwerdeführers -

Verfassungsbeschwerde gegen die Entscheidungen

1. Beschluss des Oberverwaltungsgerichts Rheinland-Pfalz vom 4. September 2025 –
   7 B 10795/25.OVG (eingegangen am 11.September 2025)
2. Beschluss des Verwaltungsgerichts Koblenz vom 26. Juni 2025 – 3 L 574/25.KO

Gerügt wird die Verletzung des Grundrechts des Beschwerdeführers auf Leben und körperliche Unversehrtheit aus Art. 2 Abs. 2 Satz 1 GG.

Sachverhalt

I.

Der Beschwerdeführer wohnt in Blankenrath, einer Ortsgemeinde der Verbandsgemeinde Zell (Mosel) im Landkreis Cochem-Zell. Blankenrath hat etwa 1.700 Einwohner und liegt auf einer Höhe von 410 m ü. NHN. Der Beschwerdeführer ist Arzt und war von 1985 bis 2014 in Blankenrath als Hausarzt tätig, bis er seine Praxis geschlossen hat.

Der Beschwerdeführer war auch 36 Jahre lang als Notarzt im Landkreis Cochem-Zell mit eigenem Notarztwagen tätig. Der Beschwerdeführer hat diese Tätigkeit auch nach Schließung seiner Hausarztpraxis fortgesetzt und im Jahr 2021 im Alter von 71 Jahren beendet.

Als der Beschwerdeführer im Jahr 1985 mit der Notarzttätigkeit begonnen hat, waren es etwa 60 Einsätze pro Jahr. Die Anzahl der Einsätze stieg danach ständig bis etwa 450 Ein-sätze im Jahr 2020.

II.

Im Landkreis Cochem-Zell bestand bis zum 30.06.2025 das Klinikum Mittelmosel, St. Josef-Krankenhaus in Zell, Barlstraße 42, 56856 Zell-Barl (Mosel). Das Krankenhaus ist in den Krankenhausplan des Landes Rheinland-Pfalz 2019 bis 2025 aufgenommen worden. Es war ein Einzelkrankenhaus der Versorgungsstufe Grundversorgung. Es sind 86 Betten für die innere Medizin, 30 Betten für die Neurologie und 33 Betten für die Chirurgie ausgewiesen worden. In der Folgezeit haben dann Verhandlungen mit dem Ziel eines stationären Standortes in Cochem und einem ambulanten Gesundheitszentrum in Zell stattgefunden. Danach sollte das Klinikum Mittelmosel zum 30.06.2025 geschlossen werden.

III.

Die öffentliche Gewalt hat bislang keine ausreichenden Vorkehrungen für die Notfallversorgung des Beschwerdeführers, insbesondere bei einem Herzinfarkt oder einem Schlag-anfall getroffen, die dem Schutzauftrag des Art. 2 Abs. 2 Satz 1 GG und der daraus folgende Handlungspflicht gerecht würde.

Aus dem Grundrecht auf Leben und körperliche Unversehrtheit nach Art. 2 Abs. 2 Satz 1 GG folgt auch eine staatliche Schutzpflicht, Vorsorge gegen Gesundheitsbeeinträchtigungen zu treffen. Aus der Schutzpflicht folgt auch, dass der Staat verpflichtet ist, ein funktionierendes System des Rettungsdienstes zur Verfügung zu stellen (vgl. BVerfG, Beschluss vom 8.06.2010 – 1 BvR 2011/07, Rdnr. 95f).

In diesem Beschluss stellt das Gericht heraus, dass außer Frage steht, dass ein ausreichender Schutz der Bevölkerung nicht gewährleistet ist, wenn Notfallpatienten nicht schnell lebensrettende Hilfe erhalten oder wenn Kranke, Verletzte oder Hilfebedürftige nicht zügig unter fachgerechter Betreuung transportiert werden (a. a. O. Rdnr. 96).

Das Bundesverfassungsgericht hat weiter in seinem Beschluss vom 16.12.2021 – 1 BvR 1541/20 betont, dass sich die staatliche Schutzpflicht unter bestimmten Bedingungen zu einer Handlungspflicht des Staates verdichten kann. Dies ist insbesondere dann der Fall, wenn der Schutz des Lebens in Rede steht. Die Schutzbedürftigkeit ist gemindert, wenn die Betroffenen die zumutbare Möglichkeit haben, sich vor einer Schädigung selbst zu schützen oder ihr auszuweichen. Die Gestaltungsfreiheit kann sich unter bestimmten Voraussetzungen so verengen, dass allein durch eine bestimmte Maßnahme dem Schutzgebot Rechnung getragen werden kann (Rdnr. 97 bis 100).

Die angefochtenen beiden gerichtlichen Entscheidungen des VG Koblenz und des OVG Rheinland-Pfalz werden diesen verfassungsrechtlichen Vorgaben für die staatliche Schutzpflicht nach Art. 2 Abs. 2 Satz 1 GG nicht gerecht.

Gerügt wird die Verletzung des Grundrechts des Beschwerdeführers aus Art. 2 Abs. 2 Satz 1 GG. (Auszüge)

Nach der in dem Krankenhausplan des Landes Rheinland-Pfalz vorgesehenen Schließung des Klinikums Mittelmosel in Zell zum 30. Juni 2025 besteht keine ausreichende Notfallversorgung des Beschwerdeführers mehr.

Der Beschwerdeführer ist durch die Schließung des Klinikums Mittelmosel zum 30.06.2025 auch gegenwärtig betroffen. Durch die Schließung besteht schon gegenwärtig eine unzureichende Notfallversorgung des Beschwerdeführers. Er ist jetzt schon potentieller Notfallpatient.

11. Gutachterliche Stellungnahme zur medizinischen Unterversorgung im Kreis Cochem-Zell: Kritische Intervalle und Ausfälle der präklinischen Notfallversorgung *13.10.2025*

Zusammenfassung: Da die medizinischen Leitlinien als wissenschaftliche Grundlage der Verfassungsbeschwerde des ehemaligen Notarztes *Jürgen Adler* herangezogen werden, gelten sie als Maßstab zur Beurteilung der medizinischen Unterversorgung im Landkreis Cochem-Zell. Nach der Schließung der Notaufnahme in Zell am 30. Juni 2025 hat die regionale Mangelversorgung das verfassungsrechtlich zulässige Minimum erreicht und seither unterschritten.

Die Landrätin *Anke Beilstein* spricht von einem »Vakuum der medizinischen Versorgung«. Wie durch alle vorliegenden Gutachten belegt, wurde mit dem Wegfall des bewährten Klinikum Mittelmosel in Zell die bestehende Versorgungslücke ausgeweitet. Im Landkreis gibt nur noch das Marienkrankenhaus in Cochem, das die Notfallversorgungslücke, in der es selbst liegt, nicht aus eigener Kraft schließen kann. Es verfügt über eine geriatrische Abteilung, aber über keine Stroke Unit und kein Herzkatheterlabor.

In lebensgefährlichen Situationen sollen die Akutkranken mit Herzinfarkt, Schlaganfall oder schweren Unfallverletzungen den weit entfernten Zielkliniken in Wittlich, Koblenz oder Trier zugeführt werden, können diese aber meistens nicht rechtzeitig erreichen. Die Frage nach der Verantwortlichkeit für die Klinikschließung und für die daraus resultierenden langen RTW-Transportzeiten, die für 72 % der Bevölkerung und damit auch für die Mehrzahl der Akutkranken aus dem Landkreis Cochem-Zell anfallen, richtet sich nach

Auffassung Jürgen Adlers an die politischen Entscheidungsträger im Bund, Land und Landkreis.

11.1 Zur Verantwortlichkeit und Schutzpflicht in der Krankenhauskrise

Am 30. Juni 2025 wurde das Klinikum Mittelmosel in Zell geschlossen. Der Ausfall der stationären Versorgung hat zu einer ernsten Notlage geführt, die weder durch ein ambulantes Gesundheitszentrum (GZ), noch die erhöhte Inanspruchnahme der Krankenhäuser in Cochem (Mosel), Simmern (Hunsrück) und Wittlich (Eifel) ausgeglichen werden kann.

Der *BinDoc-Berater Maximilian Schmid erklärte dazu am 17.09.2025*, wenn man ausschließlich die Standorte berücksichtige, die für die Behandlung von Herzinfarkten »rund um die Uhr« gut ausgestattet seien, könnten seit dem Wegfall des Klinikum Mittelmosel »nur noch 28 % der Bevölkerung in 30 Minuten ein Versorgungsangebot finden.« In der Region müssen die Menschen mit spürbar längeren Fahrzeiten rechnen.[79]

Nach Auffassung des ehemaligen Notarztes *Jürgen Adler* haben die politisch Verantwortlichen »als unerwünschte Folge und Nebenwirkung« der Krankenhausreformgesetze (KHVVG und des KHAG) [80] – zum Schaden der Landbevölkerung – eine unüberbrückbare Lücke der Notfallversorgung verursacht.

Nach der Analyse *Jürgen Adlers* verteilt sich die Verantwortung für die zunehmende Versorgungslücke folgendermaßen auf die Entscheidungs- und Krankenhausträger: Die zentrale Rolle in der Bewältigung der aktuellen Krankenhauskrise spielen zweifellos die politischen Entscheidungsträger auf Bundes- und Landesebene, die verpflichtet sind, im Rahmen der Gesundheitssicherung die Erreichbarkeit von lebenswichtigen Strukturen der Notfallversorgung flächendeckend zu gewährleisten. Von dieser Pflicht sind auch die kommunalen Entscheidungsträger auf der Landkreisebene nicht ausgenommen.

Die bereits zu Jahresbeginn absehbaren, gravierenden Folgen der Personalkündigungen und des Abbaus der Abteilungen werfen nunmehr verfassungsrechtlich relevante Fragen nach der Verantwortlichkeit der Entscheidungsträger

---

79 Maximilian Schmid, in SWR-Dokumentation »Am Limit. Wer überlebt die Krankenhausreform«, Min 23:45.

80 Krankenhausversorgungsverbesserungsgesetzt (KHVVG) von 2024 und Gesetzentwurf zur Anpassung der Krankenhausreform (Krankenhausreformanpassungsgesetz – KHAG) 2025. 3 Offener Brief der Notfallinitiative Mosel-Eifel-Hunsrück an den Ministerpräsidenten von RLP am 22.7.2025, ein Schreiben, das von Ärzten und weiteren Mitgliedern der Notfallinitiative unterzeichnet und mehr als 500 Namen von ehemaligen Mitarbeiterinnen und Mitarbeitern des Krankenhauses, von Patientinnen und Patienten und deren Angehörigen sowie Notärzten und Fachärzten der Region, Professoren und solidarischen Unternehmern der Region aufwies.

auf, die demzufolge frühzeitig mit rechtlichen Konsequenzen hätten rechnen können. Denn es gab zahlreiche Gesprächsangebote, Diskussionsforen und Mahnwachen am Krankenhaus, ferner

- einen Kreistagsbeschluss nach dem positiven Bürgerentscheid vom 23.02.2025,
- eine langanhaltende Korrespondenz mit den Krankenhausträgern und mit dem Gesundheitsminister Clemens Hoch und schließlich auch
- die Sendung eines offenen Briefs an den Ministerpräsidenten von Rheinland-Pfalz, Alexander Schweitzer.

Doch weder die von der Bürgerinitiative und dem Kreistag geforderte Bedarfsanalyse zwecks Erstellung eines »Gemeinsamen medizinischen Versorgungskonzepts,«[81] noch ein vereinbartes Treffen mit dem Gesundheitsminister kam zustande. Auch die Zeller Stadt- und Verbandsgemeindebürgermeister wurden nicht vorgelassen, als sie aus der Presse von der Klinikschließung erfuhren. Drei Notärzte und drei ehemalige Chefärzte des Zeller Krankenhauses traten öffentlich für dessen Erhalt ein und warnten vor der drohenden Unterversorgung, aber die Transformation des Gesundheitswesens auf Kosten der Landbevölkerung war durch demokratischen und außergerichtlichen Widerstand nicht aufzuhalten.

Kommt es aber in einer ländlichen Region, wie im Kreis Cochem-Zell nach der Schließung des Klinikum Mittelmosel, aufgrund unzulänglicher Versorgungsstrukturen mit deutlich verlängerten RTW-Transportzeiten wiederholt zu vermeidbaren schweren Gesundheitsschäden oder Todesfällen, liegt offensichtlich eine Verletzung der Schutzpflicht vor, die der Staat für das Leben und die Gesundheit der Bevölkerung hat, weil der verfassungsrechtlich gebotene Mindeststandard der Notfallversorgung in Randzonen des Landkreises, insbesondere in der Region Cochem und in den Hunsrückgemeinden, verfehlt wird.

- Die generell geringe Erfolgsquote der Wiederbelebungsversuchte von 2 – 20 %[82] und
- die völlig unzulänglichen Schutzvorkehrungen im Kreis Cochem Zell, insbesondere der Mangel an klinischen Einrichtungen, die zur Intervention im Notfall gehören, wie ein Herzkatheter-Labor und eine Stroke Unit, sind ebenso gravierend wie

81 Beschluss des Kreistags Cochem-Zell nach positivem Bürgerentscheid vom 23.02.2025, ein »Gemeinsames medizinisches Versorgungskonzept« zu erstellen.

82 Bundesministerium für Gesundheit

- die extrem verlängerten RTW-Transportzeiten zur nächsten geeigneten Klinik in Wittlich, Koblenz und Trier, verursacht durch den Wegfall des Klinikum Mittelmosel.
- Hinzukommt, dass die seit dem 1. Juli 2025 getroffenen Maßnahmen und Regelungen für die aktuelle und künftige Notfallversorgung nicht nur völlig ungeeignet, sondern auch völlig unzulänglich sind:
- Das ambulante Gesundheitszentrum (GZ) mit Hospiz leistet keinen 24/7- Dienst,
- ist zur Notfallbehandlung nicht zugelassen, wird daher auch nicht vom RTW angefahren.
- Der Rettungshubschrauber von Wittlich (Eifel) hat keine Nachtflugerlaubnis.

Der Notarzt *Jürgen Adler* blickt auf 36 Jahre seiner Tätigkeit im Landkreis Cochem-Zell zurück und fragt, was der Bevölkerung »ein konstant verspäteter Rettungsdienst« nütze, der auf weiten Transwortwegen zu einer geeigneten Klinik, wie z. B. Wittlich (Eifel), nicht das nächstliegende kleine Krankenhaus anfährt, das zwar über internistische und chirurgische Leistungsgruppen verfügt, wie in Cochem (Mosel) oder Simmern (Hunsrück), aber nicht für die Versorgung der häufigsten schweren Notfälle (Tracer-Diagnosen) geeignet ist. Denn selbst, wenn ein RTW den Herz- oder Hirninfarktkranken innerhalb von 30 Minuten zur Erstversorgung in eine Notaufnahme nach Simmern oder Cochem transportieren sollte, müsste er nach Laboruntersuchungen und CT/MRT- Diagnostik eines akuten Hirn- oder Herzinfarkts die Weiterverlegung zur qualifizierten stationären Akutversorgung – wiederum innerhalb von 30 Minuten – bewältigen. Eine von *Boris Augurzky* (2025) empfohlene Fahrbeschleunigung durch Signalgebung[83] lässt sich mit dem Warnhinweis der Maastricht-Studie auf das Risiko der Rettungsdienst-Unfälle beantworten: Bei stark beschleunigten RTW-Fahrten könnten sowohl Kranke als auch das Sanitätspersonal verletzt werden,[84] da während des Notfall-Transports bereits die Therapie durch Sanitäter erfolgt, die nicht angeschnallt sind.

Da die Bevölkerung systematisch auf weite Wege der akuten Notfallversorgung angewiesen ist und sich daraus erhöhte Gesundheitsrisiken mit akuter Lebensgefahr ergeben, wirft dies grundlegende Fragen zur staatlichen Daseinsvorsorge und zur Organisation des Gesundheitssystems in Rheinland-Pfalz wie im gesamten Bundesgebiet auf. Dazu erklärte der Bundes-

83 SWR-Dokumentation Am Limit

84 Krafft T et al: Notfall und Rettungsdienst in Deutschland. Partikularismus und Systemdenken. Universität Maastricht, Gütersloh und Winnenden 2022, S.129.

ärztekammerpräsident *Klaus Reinhardt* am 26. Mai 2025: »Unser Gesundheitswesen steuert ungebremst auf einen Versorgungsnotstand zu, wenn wir nicht entschlossen gegensteuern.«[85]

Der Minister für Wissenschaft und Gesundheit, *Clemens Hoch*, widersprach den von Sachverständigen, Mandatsträgern und Bürgerinitiativen geäußerten Bedenken hinsichtlich der zunehmenden medizinischen Unterversorgung im Landkreis Cochem-Zell. Er erklärte am 18. März 2025: »Für unsere Landesregierung und für mich persönlich gilt: wir haben das ganze Land im Blick und wollen weiterhin eine hochwertige Gesundheitsversorgung für alle Menschen in Rheinland-Pfalz garantieren – unabhängig davon, ob sie in der Stadt oder auf dem Land leben.«[86] Der Minister kündigte jedoch nach der Schließung der Zeller Klinik an, diese aus dem Landeskrankenhausplan zu streichen, obwohl darin der Erhalt der stationären Basisversorgung und der Notfallstrukturen am Zeller Standort ausdrücklich vermerkt ist.[87]

Die von den verantwortlichen Behörden, insbesondere die vom Ministerium für Wissenschaft und Gesundheit beauftragten Referenten und auswärtigen Gutachter, beantworten einvernehmlich die komplexen ökonomischen Strukturfragen des Gesundheitswesens prioritär im öffentlichen Interesse, wie z. B. die im öffentlichen Dienst tätige *PD-Berater-GmbH*, deren Mitglied qua Amt der Gesundheitsminister ist.[88] Auch die im Dienst von Behörden, Krankenkassen und Krankenhausträgern tätige *hcb-GmbH* verhält sich im öffentlichen Diskurs relevanter medizinischer Fachfragen eher distanziert.[89] Diese offensichtliche Distanz zur medizinischen Wissenschaft und Notfallmedizin gestattet den Auftraggebern der Sachverständigen nahezu autonome Entscheidungsmöglichkeiten.

So wird die von den medizinischen Fachverbänden festgelegte Transportzeit der Rettungsdienste, das Transportintervall von 30 Minuten, zugunsten der geplanten Zentralisierung der medizinischen Versorgung und damit auch zur Begründung von Schließungen kleiner Krankenhäuser unzulässig variiert (verlängert):

Wie bei einer planbaren medizinischen Maßnahme soll hypothetisch auch jeder akute schwere Notfall einem entfernten Krankenhaus der Maximalver-

85 https://www.aerzteblatt.de/news/reinhardt-ohne-reformen-droht-ein-versorgungsnotstand-f6cf5d57-3568-4be3-9512-24d057b03a5b (abgerufen am 08.10.2025).

86 https://gesundheit.rlp.de/ (abgerufen am 08.10.2025).

87 Landeskrankenhausplan RLP, S. 28

88 Die PD-Berater-GmbH in Kooperation mit dem öffentlichen Dienst, der selbst Gesellschaftsmitglied ist

89 Die Hcb-GmbH mit Boris Augurzky , G-BA-Mitglied und Vertreter der AOK.

sorgung außerhalb des Landkreises oder der Landesgrenzen und damit einer geeigneten (»qualifizierten, hochwertigen«) medizinischen Versorgung zugeführt werden, selbst wenn die kritische erste Stunde der Notfallversorgung auf dem Weg dorthin verstreichen sollte. Mit dem Qualitätsargument soll der Verzicht auf Krankenhäuser in ländlichen Regionen begründet werden. Doch die Beschwerde der Bevölkerung fußt auf der Tatsache, dass es im gesamten Landkreis Cochem-Zell nur noch ein Krankenhaus gibt, das nicht über diese »hochwertigen« Versorgungsstrukturen verfügt.

Dabei wird außer Acht gelassen, dass das geschlossene Klinikum Mittelmosel über die entsprechende Qualität (mit zertifiziertem Traumazentrum, Herzkatheter-Labor und Stroke Unit) verfügte, um die Akutkranken im Landkreis Cochem-Zell adäquat zu versorgen.

Nach der Klinikschließung klagte die Landrätin *Anke Beilstein* mit Schreiben an die Bundesgesundheitsministerin über »ein Vakuum der medizinischen Versorgung« im Landkreis.[90]

Angesichts der drohenden medizinischen Unterversorgung im Landkreis Cochem-Zell mussten auch die Krankenhausträger und Betreiber des ambulanten Gesundheitszentrums (GZ) die wirtschaftlichen Vorgaben mit der Sicherstellung einer flächendeckenden Versorgung abwägen. Aber seit einem Jahr versucht die *Alexianer GmbH* als Betreiberin des nahen Seniorenheims auch medizinische Fachkräfte für das GZ und eine »spezialisierte ambulante Palliativversorgung (SAPV)« zu gewinnen. Neben dem bestehenden MVZ wurde ein Hospiz im bettenleeren Klinikgebäude eröffnet.

Das Grundstück war 50 Jahre zuvor der Stadt Zell von den *Dernbacher Schwestern* zur Errichtung des St. Josef-Krankenhauses zur Verfügung gestellt worden. Als eine der ersten Trägergesellschaften der Bundesrepublik richtete man eine Bettenstation für Frührehabilitation und eine Stroke Unit ein.[91]

Unter der gemeinsamen Trägerschaft mit den Alexianern entwickelte sich in den letzten fünf Jahren das Klinikum Mittelmosel. Die regional und überregional anerkannte Klinik mit vielen Fachbereichen /Leistungsgruppen (Kinder-, Frauen- und Augenheilkunde, HNO, Orthopädie, Neurologie, Radiologie, Innere mit Herzkatheterlabor, Anästhesie, Intensivmedizin und Chirurgie mit zweimal zertifiziertem Traumazentrum) war nach Auskunft der *Alexianer* im Jahr 2025 »ausfinanziert«. Die Schließung des unterfinanzierten, aber keineswegs insolventen Krankenhauses und die Umwandlung in ein Ambulato-

90 Schreiben der Landrätin an die Bundesgesundheitsministerin Nina Warken vom 18. Juli 2025.

91 Wie dem Klinikarchiv zu entnehmen ist, wurde dort auch »die von den Universitätskliniken empfohlene Duale Lehrbuchreihe« gegründet.

rium mit Hospiz erfolgte nach der Verabschiedung des Reformgesetzes, das eine Finanzierung der Klinik aus Mitteln des Transformationsfonds ermöglicht hätte.[92]

11.2 Die Evidenz der wissenschaftlichen Leitlinien zur Notfallversorgung

Die medizinische Unterversorgung im Kreis Cochem-Zell lässt sich anhand evidenzbasierter empirischer Studien, Leitlinien und Eckpunkte exakt nachweisen:

Aus den wissenschaftlichen Leitlinien, die bei der Notfallversorgung der Bevölkerung einzuhalten sind,[93] geht eine zulässige Krankentransportzeit von maximal 30 Minuten hervor, die auch von den »Eckpunkten der notfallmedizinischen Versorgung der Bevölkerung in Präklinik und Klinik« (2007, 2016 und 2025) empfohlen wird.

»Maximal eine Stunde darf nach Eingang des Notrufs vergehen, bis Patientinnen und Patienten mit potenziellem Schlaganfall das Krankenhaus erreicht haben sollten. Die reine Fahrt bis zum Krankenhaus sollte dabei nicht mehr als 30 Minuten dauern.«[94]

Dazu liegen Soll-Bestimmungen medizinischer S3-Leitlinien vor (vgl. die Tabellen 1 und 2). Die erste Stunde nach einem Notfall wird als »Goldene Stunde« bezeichnet.[95] Darunter ist die erste kritische Stunde nach einem akuten Schlaganfall, Herzinfarkt oder Trauma zu verstehen: »In diesem Zeitraum ist die Wahrscheinlichkeit am höchsten, dass durch schnelle und effektive Behandlung langfristige Schäden minimiert werden oder das Leben des Patienten gerettet werden kann.«[96]

Eine halbstündige Fahrzeit, das zulässige *Transportintervall,* ist nach übereinstimmender Auffassung der Fachgesellschaften notwendig, angemessen und ausreichend, um in der ersten kritischen Stunde nach einem Schlaganfall, Herzinfarkt oder Unfall mit dem Rettungswagen eine geeignete Klinik zu erreichen.

---

92 Krankenhausversorgungsverbesserungsgesetzes (KHVVG) vom Bundestag am 17.10.2024 beschlossen.

93 Deutsches Ärzteblatt: Notfallmedizin: Die Leitlinien müssen eingehalten werden. https://www.aerzteblatt.de/archiv/pdf/2fceffa3-0083-4b5f-abd3-41ee1b5be437,abgerufen am 22.09.2025.

94 Sciencemediacenter: Schlaganfallversorgung-in-Deutschland-interaktive Karten zu Fahrzeiten (2022).

95 Die »Goldenen Stunde zwischen Leben und Tod« (R. Adams Cowley). EPP 2025, Notfall Rettungsmedizin, S. 5.

96 PD-Berater-Gutachten 2025, S. 106.

Da keiner dieser häufig vorkommenden Notfälle exakt »vorhersehbar« oder als Einzelfall zu betrachten ist, sondern sich unerwartet wiederholen kann, muss die Notfallhilfe *sofort vor Ort* (Lagerung, Untersuchung, Reanimation, Intubation) und der 30-Minuten-Transport in eine dafür geeignete nahe Klinik gewährleistet sein.

Nach dem System der Arbeitsgemeinschaft der Wissenschaftlichen Medizinischen Fachgesellschaften (AWMF) werden Leitlinien in 4 Entwicklungsstufen von S1 bis S3 entwickelt und klassifiziert. Die S3 ist die höchste Qualitätsstufe der Entwicklungsmethodik.

Die Verbindlichkeit und Empfehlungsstärke der Leitlinien verdeutlichen die Tabellen 11 sowie 12a und 12b) aus den Eckpunkten und DRG-Leitlinien:[97]

Tabelle 11 Entwicklungsstufen der Leitlinien

From: Leitlinien - Standards - EmpfehlungenGuidelines, standards, and recommendations

Stufe	Erläuterung
S1	Die Leitlinie wurde von einer Expertengruppe im informellen Konsensus erarbeitet
S2k	Eine formale Konsensusfindung hat stattgefunden
S2e	Eine systematische Evidenz-Recherche hat stattgefunden
S3	Die Leitlinie hat alle Elemente einer systematischen Entwicklung durchlaufen (Logik-, Entscheidungs- und Outcome-Analyse, Bewertung der klinischen Relevanz wissenschaftlicher Studien und regelmäßige Überprüfung)

Tabelle 12a: Von dem Expertenkonsens und einer »Kann«- Bestimmung zunehmende Empfehlungsstärkegrade bis zur starken ↑↑»Soll«- Empfehlung (vgl. Tabelle 12b)

Code	Empfehlungsstärke
↑↑	starke Empfehlung („soll")
↑	Empfehlung („sollte")
↔	Empfehlung offen („kann")
EK	Expertenkonsens

97 DGL-Leitlinien für Diagnostik und Therapie in der Neurologie: Akuttherapie des Ischämischen Schlaganfalls Version 5.1.

Tabelle 12b: Starke ↑↑Empfehlung der DRG-Leitlinie zur Akutbehandlung in einer Stroke Unit:

Nr.	Text der Empfehlung	Grad[1]	LoE[2]	Lit.
A	Alle akuten Schlaganfallpatienten sollen auf einer Stroke Unit behandelt werden.	↑↑	1	[8, 10, 14]
Statement: Der Vorteil der Behandlung auf einer Stroke Unit gilt für alle Schlaganfalltypen, alle Schweregrade und unabhängig vom Alter (Konsens 100 %).				

Die häufigsten tödlich verlaufenden Notfälle mit steigender Inzidenz bei älteren Erwachsenen stellen Schlaganfälle und Herzinfarkte dar.

- Je nach Lokalisation kann es bei akuten Hirninfarkten und Herzinfarkten zu Bewusstseinsstörungen kommen.
- Mit jeder Minute nach einem Schlaganfall kann ein Verlust von Hirngewebe verbunden sein, der zu Lähmungen und Sprachstörungen führt.
- Bei einem akuten Herzinfarkt ist die Minderdurchblutung des Muskelgewebes innerhalb weniger Minuten lebensbedrohlich.
- Bei einer Durchblutungsstörung des Herzmuskels, besonders bei begründetem Verdacht auf Herzinfarkt und typischem EKG-Befund, kann die Reperfusionstherapie mit prästationärer Lyse vom Notarzt eingeleitet werden. In der klinischen Kardiologie wird die primär-perkutane Koronarintervention eingesetzt, um ein eingeengtes oder verschlossenes Herzkranzgefäß nach angiografischer Diagnose mithilfe der Katheter-Technik zu öffnen (Ballondilatation und Stentimplantation).
- Die Leitlinien der European Society of Cardiology (ESC, 2023) empfehlen eine Door-to-Balloon-Zeit von <60 Minuten. Eine präklinische Fahrzeit von mehr als 30 Minuten zu einem Herzkatheterlabor erhöht das Risiko signifikant (vgl. ESC Guidelines for the Management of Acute Coronary Syndromes), S. 3745 f.[98]
- Die innerklinische Phase mit einer »Door-to-Needle-Zeit« (DNT) entspricht, was die Diagnostik: Nativ-CT, CT-Angiografie und CT- und MRT-Perfusion betrifft den aktuellen Empfehlungen der Eckpunkte. Die DNT soll weniger als 30 min betragen und hinsichtlich der Lyse bei Herzinfarktkranken soll kürzer als 60 Min sein. Ein Zielparameter der DKG und Europäischer Leitlinien ist der »First Medical Contact to Balloon-Time« von 90 min.

98 European Heart Journal, Volume 44, Issue 38, 7 October 2023, Pages 3720–3826.

- »Eine Reperfusion soll so früh wie möglich innerhalb des therapeutischen Zeitfensters erreicht werden« (DGN-Leitlinie).
- Die Prähospitalzeit soll minimal sein (S3-Leitlinie Schlaganfall, DEGAM).[99]

Nach der Devise »Time is Brain« gilt die Zeit als wichtigster Faktor in der Prävention eines Hirninfarkts (vgl. Abbildungen 9 und 10).

Abbildung 9: 56-jähriger Patient mit akuter Halbseitenlähmung. Links oben eine perfusionsgewichtete MRT-Sequenz mit Darstellung der Durchblutungsminderung (blau); unten: Darstellung des kleineren Infarktkerns (weiß). Durch Akuttherapie in der ersten kritischen Stunde kann Hirngewebe gerettet und eine Ausdehnung des Hirninfarkts verhindert werden. Die **Abbildung 10** zeigt einen ausgedehnten Infarkt. In der **Abbildung 11** sind Einengungen zuführender Hirngefäße markiert (Pfeile)[100]

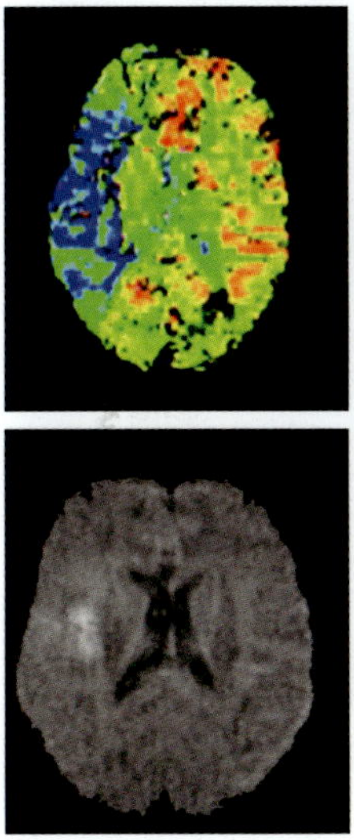

Abb. 9a, 9b

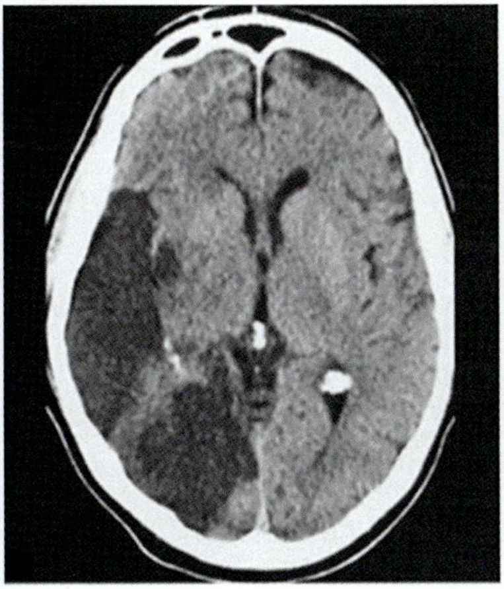

Abb. 10: *Territorialinfarkt im Computertomogramm: Ischämischer Hirninfarkt mit ausgedehnten hypodensen Areal*

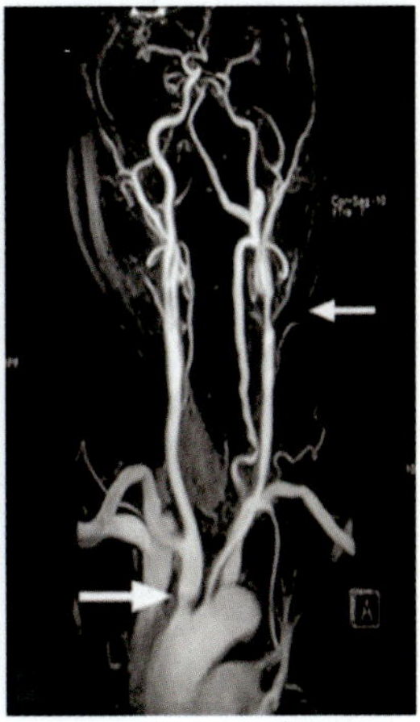

Abb. 11: *MR-Angiografie des Aortenbogens bei einem 72-jährigen Mann mit TIA. 1,5 cm lange Abgangsstenose der A. carotis interna links (dünner Pfeil), Stenose des Truncus brachlecephalicus rechts (breiter Pfeil) und Hypoplasie der A. vertrebralis rechts bei Wandunregelmäßigkeiten der Hirngefäße*

99 https://leitlinien.dgk.org/2020/awmf-s3-leitlinie-schlaganfall/(abgerufen am 08.10.2025).

100 Masuhr, KF: Hirninfarktprävention. Der niedergelassenen Arzt 1 / 2 0 15, S. 53-65.

Neben den akuten Gefäßkrankheiten spielen im Tag- und Nachtdienst der Notfallmedizin schwere Verkehrs- und Betriebsunfälle, darunter Kopfverletzungen nach Stürzen, eine wichtige Rolle, auch alle Schockzustände, Ohnmachten und epileptische Anfälle (vgl. Leitbilder).

Die S3-Leitlinie der Deutschen Gesellschaft für Unfallchirurgie und der Deutschen Gesellschaft für Orthopädie und Unfallchirurgie empfiehlt ausdrücklich »die Zuführung eines schwer verletzten Patienten in das nächstgelegene regionale oder überregionale Traumazentrum, wenn die Indikation zur Schockraumversorgung basierend auf Unfallmechanismus, Verletzungsmuster und Vitalparameter vorliegt und dieses innerhalb von 30 Minuten Fahrzeit erreichbar ist.«[101] Alle Unfallverletzungen erfordern eine schnelle Beurteilung der Situation, Sicherung der Unfallstelle und gegebenenfalls die Versorgung lebensbedrohlicher Blutungen oder Schockzustände. Die strikte Einhaltung dieser medizinischen Leitlinien trägt maßgeblich dazu bei, Leben zu retten und Folgeschäden zu minimieren.

Nach dem Eckpunktepapier 2025 betrug das Abstimmungsergebnis der Fachgesellschaften (Abbildung 3) zu den Leitlinien 100 %.[102]

Tabelle 11

Teilnehmende Fachgesellschaften, Institutionen und Organisationen	
Abkürzung	Institution
ADAC	ADAC Luftrettung gGmbH
APS	Aktionsbündnis Patientensicherheit e.V.
AR	Ausschuss Rettungswesen
BAND	Bundesvereinigung der Arbeitsgemeinschaften der Notärzte Deutschlands e.V.
BKS	Bundesverband eigenständiger Rettungsdienste und Katastrophenschutz e.V.
BV ÄLRD	Bundesverband der Ärztlichen Leiter Rettungsdienst Deutschland e.V.
DGAI	Deutsche Gesellschaft für Anästhesiologie und Intensivmedizin e.V.
DGCH	Deutsche Gesellschaft für Chirurgie e.V.
DGIIN	Deutsche Gesellschaft für Internistische Intensivmedizin und Notfallmedizin
DGINA	Deutsche Gesellschaft für Notfallmedizin e.V.

101 https://register.awmf.org/assets/guidelines/187-023l_S3_Polytrauma-Schwerverletzten-Behandlung_2023-06.pdf (abgerufen am 22.09.2025).

102 Eckpunktepapier, Notfall und Rettungsmedizin 2025, S. 5.

DGK	Deutsche Gesellschaft für Kardiologie
DGN	Deutsche Gesellschaft für Neurologie e.V.
DGNC	Deutsche Gesellschaft für Neurochirurgie
DGOU	Deutsche Gesellschaft für Orthopädie und Unfallchirurgie
DGRN	Deutsche Gesellschaft für Rettungsdienst und präklinische Notfallmedizin e.V.
DGU	Deutsche Gesellschaft für Unfallchirurgie e.V.
DIVI	Deutsche Interdisziplinäre Vereinigung für Intensiv- und Notfallmedizin e.V.
DKG	Deutsche Krankenhausgesellschaft
DLRG	Deutsche Lebens-Rettungs-Gesellschaft e.V.
DRF	DRF Stiftung Luftrettung AG
DRK	Deutsches Rotes Kreuz
DSG	Deutsche Sepsis-Gesellschaft e.V.
DSG	Deutsche Schlaganfall Gesellschaft e.V.
FVLST	Fachverband Leitstellen e.V.
GNPI	Gesellschaft für Neonatologie und Pädiatrische Intensivmedizin
GRC	Deutscher Rat für Wiederbelebung – German Resuscitation Council e.V.
JUH	Johanniter-Unfallhilfe
MHD	Malteser Hilfsdienst gGmbH
STMI	Bayerisches Staatsministerium des Innern, für Sport und Integration
ZI	Zentralinstitut für die kassenärztliche Versorgung

Die evidenzbasierten medizinischen S3-Leitlinien, die nicht nur auf den Ergebnissen empirischer Studien und dem Konsens spezialisierter Forscherteams beruhen, sondern ständigen Abstimmungen der Fachgesellschaften unterliegen, werden gelegentlich im öffentlichen Diskurs, insbesondere aus medizinökonomischen Beweggründen relativiert, ohne dass der Wert der ↑↑Soll-Bestimmungen beachtet wird.

11.3 Eckpunkte der medizinischen Notfallversorgung

Das Eckpunktepapier »bildet die derzeit umfassendste Grundlage für Definitionen, Struktur- und Qualitätsanforderungen und dient Politik, Planung und Praxis als gemeinsame Orientierung für eine integrierte Bedarfsplanung.«

Die Eckpunkte der Jahre 2007 – 2016 [103] und in überarbeiteter Form seit 05.09.2025 (vgl. Tabelle 4) grenzen das Transportintervall auf 30 Minuten ein. Damit ist die Fahr- oder Flugzeit zur nächstgelegenen geeigneten Klinik gemeint.

Tabelle 12:

From: Eckpunktepapier 2025 zur notfallmedizinischen Versorgung der Bevölkerung in der Prähospitalphase und in der KlinikThe 2025 consensus document on emergency care for the general public in the prehospital phase and at the hospital

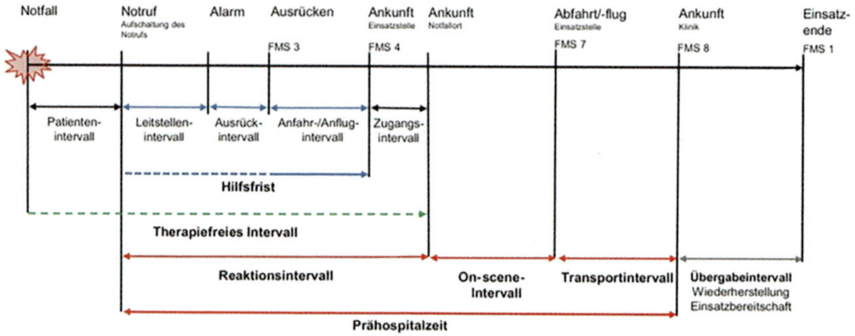

Für die Notfallversorung ist neben der Hilfsfrist (Zeitintervall vom Eingang des Notrufs in der Leitstelle bis zum Eintreffen der ersten Rettungskräfte vor Ort) besonders die Prähospitalzeit (Zeitintervall vom Eingang des Notrufs in der Leitstelle bis zur Ankunft des Patienten im geeigneten Krankenhaus) als zentrale Planungsgröße zu beachten:

»Da eine definitive Versorgung von akut lebensbedrohlichen Notfällen oft erst in der Klinik möglich ist, sollte die Prähospitalzeit als zentrale Planungsgröße eine bestimmte, medizinisch begründbare Höchstgrenze nicht übersteigen.« [104]

Das Patientenintervall, die Hilfsfrist und das Zugangsintervall (Reaktionsintervall) werden als therapiefreies Intervall bezeichnet, das variabel sein kann.

Im Gegensatz zu dem On-scene-Intervall (Primärversorgung am Notfallort), ist die restliche Prähospitalzeit als Transportintervall *nicht* variabel und

103 Fischer M, Kehrberger E, Marung H et al (2016b) Eckpunktepapier 2016 zur notfallmedizinischen Versorgung der Bevölkerung in der Prähospitalphase und in der Klinik. Notfall Rettungsmed 5:387–395. Eckpunktepapier 2025 zur notfallmedizinischen Versorgung der Bevölkerung in der Prähospitalphase und in der Klinik.

104 https://link.springer.com/article/10.1007/s10049-016-0187-0 abgerufen am 22.09.2025.

daher in den Eckpunkten eindeutig mit einer Fahrzeit von 30 Minuten (von der Abfahrt am Einsatzort bis zum Klinikstandort) festgelegt.

Gemäß § 8 (2) Rettungsdienstgesetz und Landesrettungsdienstplan Rheinland-Pfalz kann jeder an einer öffentlichen Straße gelegene Einsatzort in der Regel innerhalb einer Fahrzeit von max. 15 Minuten nach dem Eingang des Hilfeersuchens bei der Rettungsleitstelle erreicht werden (Hilfeleistungsfrist).[105]

Das Eckpunktepapier definiert die Prähospitalzeit folgendermaßen: »Um das Ziel zu erreichen, kann die Fahrtzeit des Rettungsdienstes zum Einsatzort inklusive der Leitstellendispositionszeit bei maximal 15 Minuten liegen (was den Regelungen der meisten Bundesländer entspricht). Wenn für die Versorgung am Einsatzort auch nur 15 Minuten benötigt werden, bleiben für den Transport zur Zielklinik maximal 30 Minuten.«[106]

11.4 Leitbilder – Tracerdiagnosen akuter Notfälle

Die Studie vom *Thomas Krafft und Mitarb.,* die sich mit der Notfallversorgung und den Rettungsdienst in Deutschland befasst, stellt ein einheitliches, evidenzbasiertes Zielbild vor, das die Notfallversorgung effizient, digital und patientenzentriert gestalten soll.[107] Es wird ein Paradigmenwechsel von der allgemeinen Hilfsfrist (»Response Time to Treatment«) hin zu einer leitliniengerechten Versorgung (»Time to the Right Care, Right Time, and Right Place«) gefordert. Damit soll sichergestellt werden, dass die Akutkranken innerhalb eines vorgegebenen Zeitfensters in die geeignete Versorgungseinrichtung gelangen (Kapitel 7.5.1).

Leitbilder des Eckpunktepapiers (2025) sind die Tracer-Diagnosen: »Schweres Schädel-Hirn-Trauma, Schlaganfall, Schwerverletzte/Polytrauma, Sepsis, ST-Hebungsinfarkt.« Auch die Reanimation bei Herz Kreislauf-Stillstand wird dazugezählt. Die neuen Eckpunkte setzen wie alle Vorgängerversionen die Einhaltung der Prähospitalzeit und damit auch die Transportzeit von 30 Minuten voraus: »Diese Notfallsituationen haben gemeinsam, dass die prähospitale und klinische Versorgung anhand bestimmter personeller und technischer Ressourcen in einem bestimmten Zeitrahmen erfolgen sollte.« In diesem Kontext der Eckpunkte wird betont, dass die Anforderungen »in wis-

105 Landesrettungsdienstplan Rheinland-Pfalz (LRettDP), Stand: April 2025.

106 S3-Leitlinie Polytrauma/Schwerverletzten-Behandlung 2022 Prähospitale Phase, 1.9 Transport und Zielklinik, S. 152. https://register.awmf.org/de/leitlinien/detail/187-023, abgerufen am 22.09.2025.

107 Krafft et al: Notfall und Rettungsdienst in Deutschland. Partikularismus und Systemdenken. Universität Maastricht, Gütersloh und Winnenden 2022, S.147.

senschaftlich fundierten und standardisiert erstellten Behandlungsleitlinien niedergelegt« wurden.«[108]

Dies trifft auch für die je nach diagnostisch begründeter Differenz der Behandlungszeiten von 60 – 90 Minuten bei Herz – oder Hirninfarkten zu: »Aufgrund der besonderen Bedeutung der Zeit für den Behandlungserfolg bei zeitkritischen Notfallsituationen soll die Prähospitalzeit maximal 60 min betragen.[109]

11.5 Die Notfallversorgungslücke aus Sicht von Sachverständigen

Die Lücke der Notfallversorgung geht aus zwei aktuellen Gutachten hervor: Die PD-Berater-GmbH und der BinDoc-Gutachter *Maximilian Schmid erstatteten im Lauf des Jahres 2025 folgende Gutachten:*

Im März 2025 legte die *PD- Berater-GmbH* ein »Gutachten zur Krankenhauslandschaft Rheinland-Pfalz« vor, erstellt im Auftrag der Landesregierung RLP.[110] Dieses Gutachten der öffentlichen Hand-GmbH deckte die Notfallversorgungslücke im Landkreis Cochem-Zell auf:

- »Bei der Versorgung von Schlaganfällen entstanden im Jahr 2023 hauptsächlich in den nordwestlichen Grenzregionen, im Landkreis Cochem-Zell sowie im Grenzbereich zu Hessen längere Fahrzeiten« (PD-Gutachten, S. 103).
- »Im Versorgungsgebiet Rheinpfalz benötigten rund 96 % der Patientinnen und Patienten weniger als 30 Minuten zum nächstgelegenen Versorger. Hingegen mussten die Bewohner in dem Versorgungsgebiet Trier mehr Zeit für die Fahrt einplanen. In weniger als 30 Minuten erreichten in diesem Versorgungsgebiet, zu dem der Landkreis Cochem-Zell gehört, »nur rund 69 % einen Versorger.« (S. 151)
- »In einigen Landkreisen wie im Landkreis Cochem-Zell waren Fahrzeiten von jeweils bis zu 60 Minuten zum nächstgelegenen Versorger notwendig« (S. 239).

Abbildung 1 (siehe Umschlagklappe hinten) Notfallversorgungslücke: aus Sicht der PD-Beraterstudie (gelb-hellgrün; Zell in der Mitte ist nicht mehr eingezeichnet). Die Fahrzeiten aus dieser Zone bis zu einer Stroke Unit in einer

108 Eckpunktepapier 2025, Notfall und Rettungsmedizin, S. 5.

109 https://www.dkgev.de/fileadmin/default/Mediapool/2_Themen/2.5._Personal_und_Weiterbildung/2.5.11._Aus- und Weiterbildung von Pflegeberufen/Notfallpflege/Anlage IV Eckpunkte_Med_Notfallversorgung.pdf (abgerufen am 09.10.2025).

110 PD-Gutachten zur Krankenhauslandschaft Rheinland-Pfalz (2025), S.103–239.

dafür geeigneten Klinik überschreiten bei weitem die – nach den evidenzbasierten Leitlinien und Eckpunkten – zulässigen 30 Minuten.

Die Abbildung zeigt die Notfallversorgungslücke, eine »Infarktzone« im Landkreis Cochem-Zell (Ausschnitt der Abbildung 25 der PD-Berater-Studie »Zur Krankenhauslandschaft Rheinland-Pfalz«). Die Fahrzeiten zur stationären Notfalltherapie sind viel zu lang. Von der grün gefärbten Region (»bis unter 30 PKW-Minuten«) hebt sich ein großes, gelb markiertes Gebiet (»40 bis 60 min) ab.

Der Minister für Wissenschaft und Gesundheit begrüßte die von ihm veranlasste PD-Berater-Studie »Zur Krankenhauslandschaft Rheinland-Pfalz«, äußerte sich jedoch nicht zu den von diesem Gutachterkollegium geäußerten Bedenken hinsichtlich der Notfallversorgunslücke im Landkreis Cochem-Zell. Wie eingangs erwähnt, hob er die Qualität der rheinland-pfälzischen Krankenversorgung hervor:

»Die Krankenhausreform des Bundes zielt darauf ab, die medizinische Versorgung patientengerechter zu gestalten, Krankenhäuser finanziell zu stabilisieren, spezialisierte Behandlungen zu fördern und die flächendeckende gesundheitliche Versorgung, insbesondere in ländlichen Regionen, sicherzustellen.« Der Minister bekräftigte dies mit dem Versprechen, er wolle »eine hochwertige Gesundheitsversorgung für alle Menschen in Rheinland-Pfalz« garantieren – unabhängig davon, ob sie in der Stadt oder auf dem Land leben.«[111]

Der BinDoc-GmbH-Berater Maximilian Schmid betonte am 09.10.2025 in seiner Stellungnahme zur zeitgerechten Erreichbarkeit notfallmedizinischer Versorgungsstrukturen,[112] »dass die nächste geeignete Notfallversorgungseinrichtung – insbesondere Herzkatheterlabore und zertifizierte Stroke Units – innerhalb von maximal 30 Fahrzeitminuten mit dem Rettungsdienst oder PKW-Fahrzeit erreichbar sein sollte.« Denn, so erläutert es *Maximilian Schmid*, nur »die verbindliche Festlegung einer 30-Minuten-Erreichbarkeit gewährleistet:

- Patientensicherheit, indem kritische Zeitfenster für Reperfusionstherapien eingehaltenwerden,
- Qualitätssicherung, durch Orientierung an internationalen Leitlinien und G-BA-Anforderungen,

111 https://gesundheit.rlp.de/media/pages/storage/4135caef941743084296/Pra%CC%88sentation%20Gutachten%20AfG.pdf, abgerufen am 22.09.2025.

112 SWR-Dokumentation »Am Limit« Min 23:45.am 09.10.2025.

- Gleichwertigkeit der Versorgung, durch Schaffung vergleichbarer Chancen für Patientinnen und Patienten in städtischen und ländlichen Regionen.

Dies stellt einen zentralen Beitrag zur Sicherung von Überlebenswahrscheinlichkeit, funktioneller Unabhängigkeit und zur Einhaltung internationaler Versorgungsstandards dar.«

- Vor allem für die »akuten lebensbedrohlichen Erkrankungen – insbesondere Herzinfarkt und Schlaganfall – sei eine »leitliniengerechte Behandlung ausschlaggebend für das Überleben« und die Vermeidung von Behinderungen. Unter Hinweis auf deutsche und internationale Leitlinien sowie gesundheitspolitische Rahmenbedingungen konstatiert der Gutachter: »Die aktuelle Evidenzlage ist eindeutig.«

Der Gutachter bezieht sich insbesondere auf die Leitlinien der Deutschen Schlaganfallgesellschaft (DSG) und der Deutschen Gesellschaft für Neurologie (DGN), der European Society of Cardiology (ESC, 2023) und internationale Standards (z. B. American Heart Association, European Stroke Organisation), die die 30-Minuten-Erreichbarkeit als Mindestanforderung bestätigen.

Da die Eckpunkte und medizinischen Leitlinien als wissenschaftliche Grundlage der Verfassungsbeschwerde herangezogen werden, gelten sie als Maßstab zur Beurteilung der Unterversorgung im Landkreis Cochem-Zell, werden aber auch kritischen Blicken unterzogen. Das OVG Rheinland-Pfalz erklärte am 4. September 2025, eine Empfehlung im Eckpunktepapier 2016 beschreibe mit dem Hinweis auf die Prähospitalzeit von 60 Minuten bis zum Erreichen einer Stroke Unit »allein das medizinisch Wünschenswerte.« Es sei hingegen nicht ersichtlich, dass die RTW-Fahrten zu einem weniger geeigneten und damit nicht »wünschenswerten« Zielkrankenhaus als »völlig unzulänglich oder als erheblich hinter dem zum Erreichen zurückbleibend zu qualifizieren wären.«

Da es nicht nur verfassungsrechtliche, sondern auch semantische Differenzen gibt, die sich im Verlauf des Verfahrens am Phänomen »das medizinisch Wünschbare« zeigten, informiert die Scala der Begriffe von 1–10 in der Tabelle 5 darüber, dass dieses Attribut auch mit dem medizinisch Notwendigen in Einklang zu bringen ist.

Tabelle 12: Skala der Begriffe	Interdisziplinäre terminologische Differenzen
1 notwendig	Während der Begriff »notwendig« medizinisch gut verständlich ist
2 geeignet	und »geeignete« medizinisch indizierte Maßnahmen oder Strukturen der Notfallversorgung meistens als notwendig erachtet werden und der Begriff auch den Soll-Empfehlungen der Leitlinien entspricht,
3 wünschenswert	passt der im OVG-Verfahren verwendete Begriff »wünschenswert« nicht zum notfallmedizinischen Kontext, wenn es um lebensrettende Einsätze geht. Der Begriff »medizinisch wünschenswert« ist aber wahrscheinlich geeignet, die Wellness- und IGeL-Angebote eines Gesundheitszentrums zu qualifizieren.
4 ausreichend	Die Note »ausreichend« bewertet und beschwichtigt die Mängel des Gesundheitswesens, die in der Regel nur toleriert werden, wenn die praktizierte Medizin im verfassungsrechtlichen Sinn »nicht erheblich hinter dem Schutzziel zurückbleibt,« andernfalls aber als
5 unzureichend	»unzureichend« bezeichnet wird (Note »nicht ausreichend«).
6 ungeeignet	Manche Maßnahmen der Notfallversorgung sind ungeeignet oder
7 unzulänglich	völlig unzulänglich.
8 schädlich	riskante, nicht evidenzbasierte Regeln und Maßnahmen
9 kontraindiziert	ungeeignete, unzulängliche und lebensgefährliche Maßnahmen
10 letal	fataler, tödlicher Ausgang nach erfolgloser Reanimation oder langer Transportzeit und verspäteter Einsätze in der Notfallversorgungslücke

Die Landrätin *Anke Beilstein* betonte im Schreiben an die Bundesgesundheitsministerin, Frau *Nina Warken* am 18. Juli 2025,[113] dass die Schließung kleiner Krankenhäuser »insbesondere im ländlichen Raum zu einem fühlbaren Vakuum der medizinischen Versorgung« führe, um hinzuzufügen:

»Aktuell jedenfalls verschärft der Wegfall der Notaufnahme als Folge einer Krankenhausschließung die mangelnden Angebote der Niedergelassenen und das Gefühl der Menschen auf dem Land, dass der Staat sie zunehmend mehr in der menschlich elementarsten Versorgung, nämlich der medizinischen, allein lässt.«[114]

113 Schreiben der Landrätin an die Gesundheitsministerin am 18. Juli 2025 Seite 3, 2. und 3. Absatz.

114 Diese Formulierung entspricht der Kernaussage des an den Ministerpräsidenten von RLP, Herrn Alexander Schweitzer gerichteten offenen Briefs, der von der Notfallinitiative Mosel-

Frau *Beilstein* drückt daher ihre Besorgnis im Schreiben an das Bundesgesundheitsministerium (Seite 2, 2. Absatz) unmissverständlich aus: Zwar sollte ein Gesundheitssystem »medizinische Bedürfnisse und finanzielle Ressourcen in Einklang« bringen, »aber Menschen im ländlichen Raum dürfen nicht der Wirtschaftlichkeit zum Opfer fallen.«

Die Landrätin kommt zu dem Ergebnis (Seite 5, letzter Absatz): »Wenn Menschen, Unternehmen und Touristen den ländlichen Raum aufgrund unzureichender Versorgung meiden, wird dies zu einem echten Standortnachteil und ist nicht vereinbar mit dem Ziel gleichwertiger Lebensverhältnisse.«

11.6 Schlussfolgerungen

Die Notfallversorgung im Landkreis Cochem-Zell ist völlig unzureichend und seit Schließung des Klinikum Mittelmosel in Zell am 30. Juni 2025 mehr als unzulänglich. Viele Gemeinden im Hunsrück und in der Region Cochem sind von dieser Notlage betroffen. Die von dem Bürgerentscheid am 23.Februar 2025 beantragte und von Fach- und Notärzten geforderte, aber vom Kreistag verfehlte Bedarfsanalyse,[115] hat infolge der Schließung der Notaufnahme in Zell – auch nach Auffassung der Landrätin Anke Beilstein – »ein Vakuum der Krankenversorgung« im Kreis ergeben.

Die für die Notfallversorgung entscheidenden wissenschaftlichen Leitlinien können in der Region nicht eingehalten werden, insbesondere was die Akutversorgung der Bevölkerung bei Schlaganfällen, Herzinfarkten und schweren Unfällen betrifft. Das ist verhängnisvoll, denn die medizinischen Leitlinien definieren evidenzbasiert, was notwendig ist, um Leben zu retten und zu bewahren. Unter notfallmedizinischem Aspekt sind die Leitlinien der medizinischen Gesellschaften essenziell und unverzichtbar.[116]

In Abstimmung mit deutschen und internationalen Leitlinien fordern die Eckpunkte zur Reform der Notfallversorgung, dass die Prähospitalzeit, d. h. die Zeit vom Anruf in der Leitstelle bis zur Übergabe des Patienten an das nächste geeignete Krankenhaus, maximal 60 Minuten dauern soll. Die reine Transportzeit soll nicht länger als 30 min sein.[117]

Trotz beginnender digitaler Vernetzung und zunehmender Einsätze eines neuen RTW in Zell haben sich die zulässigen Rettungsfahrzeiten von 30 Minuten

Eifel-Hunsrück verfasst wurde (s.o.).

115 Zwei Gutachten, die vom Kreistag bzw. von der Stadt Zell vor vielen Monaten angefordert wurden, liegen noch nicht vor.

116 Hinkelbein, J. Leitlinien – Standards – Empfehlungen. Notfall Rettungsmed 21, 2–3 (2018).

117 Eckpunktepapier (2025).Tabelle 5, S.10.

im Landkreis verdoppelt. Ein geeignetes Zielkrankenhaus in Wittlich (Eifel), Koblenz oder Trier ist aufgrund der großen Entfernung dieser Standorte von den Wohnorten in den Regionen Cochem und Hunsrück in der ersten kritischen Stunde, die ein Akutkranker überlebt, nicht erreichbar. Die letzte Klinik des Kreises, das Marienkrankenhaus Cochem, liegt in der Versorgungslücke.[118]

Um die regionale Unterversorgung zu beheben, sind sich zwar alle Sachverständigen einig in der Forderung nach Schließung der strukturell, ökonomisch und politisch bedingten Notfallversorgungslücke. Dabei kann es sich jedoch weder um den Ersatz des Klinikum Mittelmosel durch das ambulante Gesundheitszentrum (GZ) zur Betreuung von Alltagsnotfällen noch um den Versuch handeln, regelmäßige Transporte der Akutkranken mit Schlaganfall, Herzinfarkt oder schwerem Trauma in weit entfernte Kliniken zu veranlassen.

Erforderlich ist vielmehr eine entsprechende stationäre Notfallversorgung »Sofort vor Ort,« die im Krankenhaus Zell mit seiner Notaufnahme, einem zertifizierten Traumazentrum, einem Herzkatheterlabor und einer Schlaganfall-Einheit noch vor drei Monaten durchaus gewährleistet war. Aufgrund dieser und weiterer spezifischer Leistungsgruppen, ließe sich nunmehr, refinanziert aus den Mitteln des Transformationsfonds nach dem KHVVG, ein für den gesamten Landkreis geeignetes Krankenhaus errichten.

Die von dem ehemaligen Notarzt *Jürgen Adler* und seinen Kollegen aufgezeigten gravierenden Mängel der Notfallversorgung, vor allem auch die von dem Bürgerentscheid geforderte Bedarfsanalyse und ein Lösungskonzept, das von der Stadt Zell und der Ärztekammer in vollem Umfang unterstützt wird, ergeben ein hochkomplexes Bild, das die Entscheidungsträger im Land und Landkreis nicht zuletzt aufgrund der Verfassungsbeschwerde zu dringend notwendigen strukturellen Reformanstrengungen herausfordern sollte.

Dr. med. Karl F. Masuhr

Neurologe, ehem. Chefarzt
der neurologischen Abteilung
im Klinikum Mittelmosel
56856 Zell

118 Die beiden Krankenhäuser des Landkreises waren bei Defiziten von jeweils 3 Millionen Euro unterfinanziert.

Das Gutachten wurde dem Verfassungsgericht am 13.10.2025 zugestellt. Zum weiteren Verlauf (s. Chronik).

Datum: 16.10.2025

Verfassungsbeschwerde des Herrn Jürgen Adler, Blankenrath, vom 13. Oktober 2025

Sehr geehrter Herr Rechtsanwalt

die o.g. Verfassungsbeschwerde ist am 13.10.2025 beim Bundesverfassungsgericht eingegangen und unter dem Aktenzeichen

1 BvR 2100/25

eingetragen. Bei weiterem Schriftverkehr wird um Angabe dieses Aktenzeichens gebeten.

Mit freundlichen Grüßen
Uhr
Amtsinspektorin

12. Stellungnahme zur zeitgerechten Erreichbarkeit notfallmedizinischer Versorgungsstrukturen des Gesundheitsökonomen Maximilian Schmid

Die flächendeckende, qualitätsgesicherte Notfallversorgung gehört zu den Kernaufgaben des deutschen Gesundheitswesens. Für Patientinnen und Patienten mit akuten lebensbedrohlichen Erkrankungen – insbesondere Herzinfarkt und Schlaganfall – ist eine zeitnahe, leitliniengerechte Behandlung ausschlaggebend für das Überleben sowie für die Vermeidung dauerhafter Behinderungen. Die aktuelle Evidenzlage ist eindeutig:

- Akuter Herzinfarkt: Die Leitlinien der European Society of Cardiology (ESC, 2023) empfehlen eine door-to-balloon-Zeit von maximal 90 Minuten, idealerweise <60 Minuten. Eine präklinische Fahrzeit von mehr als 30 Minuten zu einem Herzkatheterlabor erhöht das Risiko signifikant (vgl. ESC Guidelines for the managemant of acute coronary syndromes).
- Akuter Schlaganfall: Die Leitlinie der Deutschen Schlaganfallgesellschaft (DSG) und der Deutschen Gesellschaft für Neurologie (DGN, 2021) fordert, dass Patientinnen und Patienten mir Verdacht auf Schlaganfall

schnellstmöglich einer Stroke Unit oder einer Thrombektomie-fähigen Klinik zugeführt werden. Jede Verzögerung von 15 Minuten mindert die Chance auf funktionelle Unabhängigkeit messbar.

- Gesundheitspolitische Rahmenbedingungen: Der Gemeinsame Bundesausschuss (G-BA, Notfallstufen 2018) fordert eine bedarfsgerechte Erreichbarkeit von Einrichtungen der erweiterten Notfallversorgung. Internationale Standarts (z. B. American Heart Association, European Stroke Organisation) bestätigen die 30-Minuten-Erreichbarkeit als Mindestanforderung.
- Patientensicherheit, indem kritische Zeitfenster für Reperfusionstherapien eingehalten werden,
- Qualitätssicherung, durch Orientierung an internationalen Leitlinien und G-BA-Anforderungen,
- Gleichwertigkeit der Versorgung, durch Schaffung vergleichbarer Chancen für Patientinnen und Patienten in städtischen und ländlichen Regionen.
- Die stellt einen zentralen Beitrag zur Sicherung von Überlebenswahrscheinlichkeit, funktioneller Unabhängigkeit und zur Einhaltung internationaler Versorgungsstandards dar.

13. Bericht von Dr. med. Karl F. Masuhr zum medizinischen Versorgungskonzept im Landkreis Cochem-Zell – Kritik an den Kernpunkten eines von Boris Augurzky erstellten Gutachtens

13.1 Einleitung

Der Volkswirt Dr. Boris Augurzky aus Essen setzt sich deutschlandweit für die Zentralisierung, Spezialisierung und Ambulantisierung der Krankenversorgung, damit aber auch für den Abbau von Krankenhäusern ein. Der außerplanmäßige Professor ist nicht als medizinischer Sachverständiger, sondern als Unternehmensberater gutachterlich tätig und vor allem als Geschäftsführer des Unternehmens »health care business (hcb)« unterwegs. Die vor 20 Jahren gegründete hcb-GmbH erstellt Studien über »Teilmärkte des Gesundheits-wesens«, Pflegeheime und Krankenhäuser«, so auch vor sieben Jahren und am 8. September 2025 im Kreis Cochem-Zell. Boris Augurzky ist AOK-Repräsentant im G-BA, Beiratsmitglied der AOK (WIdO) und der BARMER, Vorstandsvorsitzender der Rhön-Stiftung und zugleich gesundheitspolitischer Sprecher des RWI.

Das Krankenhaus in Zell war laut hcb ein absolut zukunftssicherer Standort.

Der Volkswirt *Boris Augurzky* erklärte jedoch schon vor 10 Jahren, mehr als 200 Krankenhäuser in Deutschland könnten geschlossen werden, »ohne die Versorgungssicherheit zu gefährden«. Dadurch würden Krankenhausträger und Bundesländer jährlich mehr als eine halbe Milliarde Euro einsparen.

Am 31. März 2025 wurde Boris Augurzky als Geschäftsführer der »Health Care Business GmbH« (hcb), vom Kreistag Cochem-Zell beauftragt, ein von dem Bürgerentscheid gefordertes »Gemeinsames medizinisches Versorgungskonzept im Landkreis Cochem-Zell« zu erstellen. Ein hochdotiertes Gutachten sollte von *Augurzky* im Juli 2025 vorgelegt werden, war aber bereits insofern überholt, als der Gesundheitsminister von Rheinland-Pfalz die Ergebnisse eines von ihm veranlassten Berater-Gutachtens im März 2025 befürwortet hatte. Da Herr *Augurzky* zudem angab, das Gutachten erst nach sechs Monaten abschließen zu können, wurde er von der Landrätin *Anke Beilstein* zu einem vorläufigen Bericht für den Kreistag in Cochem am 2. Juni 2025 gebeten.

13.2 Ziele und Folgen medizinökonomischer Stellungnahmen Boris Augurzkys

Bei einer ersten Vorstellung seiner Thesen am 2. Juni 2025 lehnte der Gutachter das von dem Bürgerentscheid mit großer Mehrheit geforderte Notfallkonzept ab.

Boris Augurzky sprach sich für die Schließung des exzellenten Klinikum Mittelmosel in Zell und eine höhere »Auslastung« der bereits überlasteten Notaufnahmen in der Umgebung aus. Er bevorzugte, wie die Landrätin, die »1-Standort-Variante Cochem« für den Landkreis, d. h. das *Marienkrankenhaus* in Cochem, das wie das Zeller Klinikum unterfinanziert war. *Augurzky* begründete das folgendermaßen: »Eine 2-Standort-Lösung mit Schwerpunktbildung oder ein Pilotprojekt scheiden für kleine Krankenhäuser der Grundversorgung aus.« Der Gutachter machte damit auch die Forderung des Bürgerentscheids und Kreistagsbeschlusses zunichte. Er plädierte für den Erhalt des Krankenhauses in Cochem und für die Schließung der Klinik in Zell, da die Auslastung des *Marienkrankenhauses damit von 48 auf 70 Prozent gesteigert werden könne. Die Auslastung in Zell betrage zwar noch 60 Prozent, aber es fehlten,* wie in Cochem vor allem die Leistungsgruppen *Schlaganfallbehandlung und Kardiologie, um eine Vorhaltefinanzierung gemäß den Reformvorgaben des Krankenhausversorgungsverbesserungsgesetzes* (KHVVH) zu gewährleisten.

Boris Augurzky rückte von seinen früheren Beratungsergebnissen ab und begrüßte die Entscheidung der *Alexianer-Träger-GmbH*, ***die gesamte stationäre Grundversorgung*** in Zell aufzugeben, um

- die Notaufnahme,
- das zertifizierte Traumazentrum,
- das Herzkatheterlabor und
- die Schlaganfalleinheit

durch ein ***ambulantes Gesundheitszentrum(GZ) mit Hospiz*** zu ersetzen.

Das GZ ist jedoch zur Notfallbehandlung schwerer Verletzungen, akuter Herzinfarkte und Schlaganfälle nicht zugelassen.

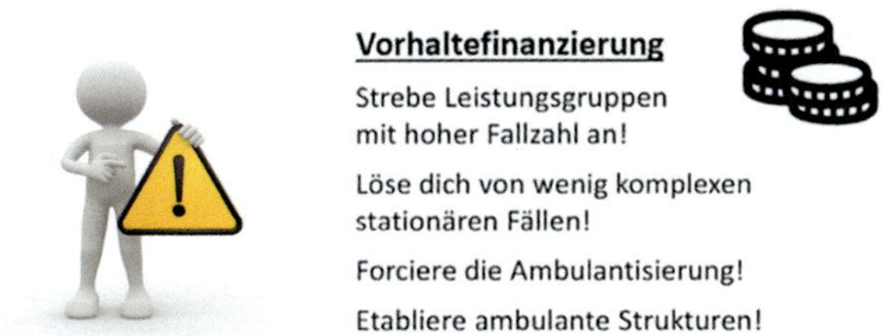

Augurzky warnte mit dem Piktogramm-Ausrufungszeichen nicht vor der wachsenden Notfallkrise, sondern erneut vor *finanziellen Defiziten* der Krankenhäuser. Das Geld-Symbol und weitere, einfach strukturierte Piktogramme, sollten ebenso, wie die von ihm für die Präsentation verwendete einfache Sprache, seine medizinökonomischen Prioritäten in die Kommunalpolitik ländlicher Regionen transportieren.

Im Gegensatz zu allen anderen Sachverständigen, hob *Augurzky* die nach seiner Auffassung gute Erreichbarkeit der Krankenhäuser in Rheinland-Pfalz und im Saarland hervor. Denn 99–100 % der Bevölkerung erreiche innerhalb von 30 Minuten eine Krankenhaus mit Notfallversorgung:

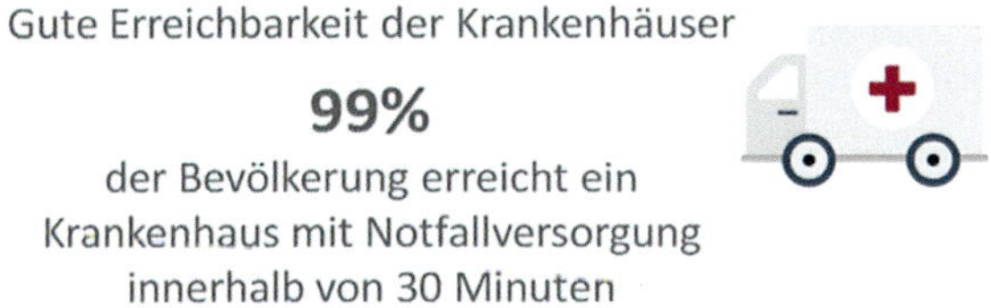

Im Saarland 100 %.

Augurzky schlägt vor, dass mehr Blaulicht-Transporte und Hubschrauber eingesetzt werden oder Rettungswagen notfalls schneller fahren sollen.

13.3 Boris Augurzkys merkantilistische Thesen

***Augurzky* versucht, die Krankenhauskrise allein mit marktwirtschaftlichen Mitteln zu überwinden, obwohl er wegen der sehr wechselvollen Geschichte seines RWI-Vereins, vor den Folgen der erneut zunehmenden Ökonomisierung des deutschen Gesundheits-wesens hätte gewarnt sein sollen.**

Dabei geht es ihm nicht nur um eine gute wirtschaftliche Betriebsführung in den Krankenhäusern. Sein Ziel ist vielmehr die »Auslastung der Kliniken der Maximalversorgung«, also nicht in erster Linie die vom Reformgesetz vorgesehene Stärkung der Krankenhäuser auf dem Land. Denn aus seiner Sicht liegt die optimale Betriebsgröße zwischen 500 und 900 Betten. Nach seinem Willen sollen kleine Kliniken zugunsten der »Zentralisierung und Ambulantisierung des Gesundheitswesens« geschlossen werden, selbst wenn in ländlichen Regionen Lücken der Notfallversorgung entstehen.

Der Gesundheitsökonom nimmt damit in Kauf, dass sich die zulässigen 30 Minuten der Rettungsfahrten z. B. für Akutkranke mit Herzinfarkt, Schlaganfall oder Polytrauma wesentlich verlängern und sogar verdoppeln.

13.4 Die Ziele »Qualität, Kooperation und patientengerechte, effiziente Versorgung«

Das Krankenhausreformgesetz des Bundes und die Ländergesetzgebung legen wie die Bundesärztekammer und allle Kostenträger, großen Wert auf Wirtschaftlichkeit im Gesundheitswesen, aber dezidiert auch auf »*Qualität, Kooperation und eine patientengerechte, effiziente Versorgung*«.

Laut *Herzbericht* 2024 sollte z. B. keinem Patienten mit akutem Myokardinfarkt eine Herzkatheter-Behandlung vorenthalten werden.

Der hcb-Gutachter *Augurzky* trug vor, dass ein Herzkatheterlabor »für die Versorgung von Herzinfarkten nicht zwingend notwendig« sei, räumte aber zugleich ein, dass dessen Vorhaltung eine »höhere Versorgungsqualität« bedeute. Er bezog sich dabei wiederholt auf die Qualitätsnachweise großer und kleinerer Kliniken, um sie hinsichtlich der »Auslastung« und »Eingriffszahlen« zu vergleichen. Das dieses Vorgehen korrekturbedürftig ist, belegen die in der Tabelle aufgeführten Behandlungszahlen im Klinikum Mittelmosel und in vergleichbaren Krankenhäusern.

Klinikum Mittelmosel Zell und freigemeinnützige Krankenhäuser im Umfeld mit Herzkatheterlabor	Behandlungszahlen
Klinikum Mittelmosel Zell	276
St. Nikolaus-Stift Andernach	241
Heilig Geist-Stift-KH Boppard	9
Cusanus-KH Bernkastel-Kues	7
Evang. KH Bad Dürkheim	4
St. Elisabeth-KH Gerolstein	5
Marien-KH Cochem (kein HKL)	–
Diakonie-KH Simmern (kein HKL)	–

Der Volkswirt und Mathematiker bezeichnet die Kliniken grundsätzlich als »Mitbewerber«. **Sein medizinökonomischer Wortschatz** ist teils einfach strukturiert, teils komplex: Er spricht nicht von Menschen im Krankenhaus oder von Kranken oder Patientinnen, sondern von »Fallzahlaufkommen«, »Mindestmengen«, »Arztköpfen« und »Vollzeitäquivalenten« (= Klinikpersonal, insbesondere Ärztinnen und Ärzte im 24/7-Dienst).

Abgesehen von der ungewöhnlichen, wenig patientengerechten Diktion des Gutachters, muss der Umkehrschluss irritieren, eine höhere Versorgungsqualität sei für Krankenhäuser im ländlichen Raum »nicht zwingend notwendig«.

Er stelle fest, dass zwar viele Herzinfarktkranke aus dem Landkreis Cochem-Zell und aus anderen Regionen in das Klinikum Mittelmosel eingeliefert worden seien, die Zahl dieser Kranken aus der Stadt und Region Zell jedoch auffällig »gering« sei. Das spreche gegen diesen Krankenhausstandort. Dabei ließ er sowohl die gute ambulante und stationäre Akutversorgung als auch die beispielhafte Kooperation mit Selbsthilfegruppen, insbesondere die seit vier Jahrzehnten erfolgreiche Infarktprävention durch die *Herzgruppe Zell* außer Acht.

Das dem Kreistag Cochem-Zell vorgelegte Gutachten *Augurskys* war ebenso lückenhaft wie überholt. Schon die stark vereinfachte und stichwortartig geraffte Präsentation zeigte, dass sich der Volkswirt aus Essen nicht eingehend über die regionale Notfallversorgung informieren konnte. Er ließ nicht nur die Herzinfarktprävention, sondern auch das wichtige Thema der schweren Unfallverletzungen ganz außer Acht. Seine Darstellung der übrigen Tracer-

Diagnosen, insbesondere der Hirninfarkte, wird der bestehenden Notlage im Landkreis Cochem-Zell nicht gerecht und dient daher keiner zielführenden Entschließung des Kreistags.

Augurzky stellte die Behandlungszahlen der großen und kleineren Kliniken zusammen und kam zu folgendem Ergebnis: »Die Standorte in Cochem und Zell behandeln dabei deutlich weniger Schlaganfälle als die Mitbewerber im Umfeld.« Die Auswahl nach ICD-Kriterien ist zwar in der Prävalenz-Tabelle erheblich eingeschränkt und wird damit relativiert, widerlegt aber seine These, dass an einem bestimmten Zeitpunkt des Jahres 2023 im Umfeld von Koblenz deutlich mehr Akutkranke mit Schlaganfall als im Umfeld von Zell versorgt worden seien. Die von ihm mit Pfeilen versehene Tabelle belegt das Gegenteil:

	Ev. Stift. St. Martin	Koblenz	59
➡	Klinikum Mittelmosel	Zell	55
	Geriatrische Fachklinik Rheinhessen-Nahe / Akutgeriatrie	Bad Kreuznach	42
	Klinikum Mutterhaus der Borromäerinnen gGmbH Standort Mitte/Nord	Trier	29
➡	Marienkrankenhaus Cochem	Cochem	25
	Gemeinschaftsklinikum Mittelrhein gGmbH / Kemperhof	Koblenz	12
	Katholisches Klinikum Koblenz·Montabaur	Montabaur	6

Am 8. September 2025, mehr als zwei Monate nach der Klinikschließung in Zell, sollte sich der Kreistag in Cochem mit vollendeten Tatsachen befassen. Die Bevölkerung wurde erst zu dieser Zeit mit dem ganzen Ausmaß der Notfallversorgungslücke konfrontiert. Landrätin *Anke Beilstein* beklagte seit der Auflösung des Klinikum Mittelmosel ***ein fühlbares Vakuum der medizinischen Versorgung.***

13.5 Schlussfolgerungen

a) Der hcb-Gutachter versicherte, dass die Lücke der Notfallversorgung nach Schließung des Zeller Krankenhauses durch *das ambulante Gesundheitszentrum* bei weiterbestehendem Krankenhaus in Cochem zu überbrücken sei.
   Richtigstellung: Das ambulante Gesundheitszentrum in Zell ist nicht für die Behandlung akuter Notfälle, sondern nur für Alltagsnotfälle zugelassen. Das Krankenhaus Cochem kann die Notfallversorgungslücke, in der es selbst liegt, nicht aus eigener Kraft schließen. Die Ordensschwestern haben das Krankenhaus bereits vor einem Jahr verlassen.

b) Die Problematik »Schwere Notfälle (zum Beispiel Schlaganfall, Herzinfarkt)« wird schlagwortartig mit »Status quo in Zell: keine Stroke Unit« bzw. »geringe Fallzahlen« abgehandelt.

Nach dem jährlichen Qualitätsbericht des G-BA stellte sich hingegen die Situation des Zeller Krankenhauses anders dar:
Das Klinikum Mittelmosel verfügte als Krankenhaus der Regelversorgung über ein umfangreiches und qualifiziertes Leistungsspektrum zur stationären und ambulanten Gesundheitsversorgung, vor allem auch über ein zweimal zertifiziertes Traumazentrum. Der Gemeinsame Bundesausschuss (G-BA) weist überdies für das Klinikum Mittelmosel sowohl eine *Stroke Unit* als auch ein *Herzkatheterlabor* aus.

c) Der Gutachter *Augurzky* blendete aus, dass der Zeller Standort über viele weitere Leistungsgruppen verfügte, die durch das Reformgesetz aktuell gefördert werden. Der Gutachter befürwortet stattdessen »die 1-Standort-Variante Cochem«. Das Krankenhaus in Cochem sei hinsichtlich seiner Belegung und Leistungsgruppen (neben Chirurgie und Innerer Medizin auch Urologie und Geriatrie) »breiter aufgestellt«.
Doch im *Marienkrankenhaus Cochem* ist weder für die Akutkranken in der Inneren Abteilung noch in der großen akutgeriatrischen Abteilung eine Stroke Unit oder ein Herzkreislauflabor verfügbar. Insgesamt war nach der Covid-19-Pandemie ein stetiger Anstieg der stationären Aufnahmen nur in Zell zu registrieren.

d) Der Gutachter betont, dass die beiden Standorte Cochem und Zell, die bisher nicht kooperiert hätten, dies künftig bewerkstelligen könnten.
Das Gegenteil dieser Feststellung trifft zu: Die Träger der beiden Standorte des Landkreises kooperieren seit dem 1. Juli 2025 nicht mehr, weil die für Cochem und den gesamten Landkreis unverzichtbaren Einrichtungen, das Herzkatheterlabor, die Schlaganfalleinheit und das Traumazentrum in Zell geschlossen wurden. Die Standorte konkurrieren vielmehr seit dem 1. Juli 2025 insofern, als die *Alexianer,* die Betreiber des Gesundheitszentrums, beabsichtigen, in Zell eine neue ambulante Gefäßchirurgie einzurichten, obwohl es bereits eine Gefäßchirurgie in Cochem gibt. Solche **Doppelstrukturen** sollten nach den Grundsätzen der Krankenhausreform unterbleiben.

e) In der Endfassung seines Gutachtens konstatiert *Boris Augurzky,* die Notfallversorgung bleibe gewährleistet. Sowohl Schlaganfälle als auch Herzinfarkte könnten weiterhin »zeitnah in spezialisierten Kliniken« behandelt werden, wodurch die Versorgung gesichert sei. Doch die Entfernung von einer zur Akutversorgung qualifizierten Zielklinik, wie zum Beispiel in Wittlich (Eifel), ist so groß, dass sich seit der Auflösung des Klinikum Mittelmosel die zulässige Rettungsfahrzeit von 30 Minuten in der ländlichen Region verdoppelt und verdreifacht. Wegen der erheblichen Verlängerung der Prähospitalzeit ist damit aber die erste kritische Stunde der Notfallversorgung von Akutkranken mit Schlaganfall, Herzinfarkt oder Polytrauma bereits verstrichen.

Deshalb setzte sich der *Notarzt Jürgen Adler* gemeinsam mit ehemaligen Chefärzten des Zeller Krankenhauses und unterstützt durch die »Initiative Notfallversorgung Mosel-Eifel-Hunsrück« für die Forderung des Bürgerentscheids vom 23.02.2025 ein, das Klinikum Mittelmosel mit der bewährten stationären Notfallversorgung zu erhalten. Jürgen Adler erhob Klage gegen das Land Rheinland-Pfalz.

Fazit: Mit dem von *Boris Augurzky* empfohlenen Verzicht auf das Zeller Krankenhaus am 30. Juni 2025 entstand eine riskante Ausweitung der Notfallversorgungslücke im Landkreis Cochem-Zell. Die Schließung des Klinikum Mittelmosel führte in den Regionen Cochem und Hunsrück zu einer gravierenden Notlage, die mit den vorhandenen Strukturen, zusätzlichen Rettungsmitteln, einschließlich Digitalisierung und Telenotarzt, aber auch mit dem Aufbau des ambulanten Gesundheitszentrums nicht behoben werden kann. Die Unterversorgung betrifft vor allem Kardiologie, Neurologie und Traumatologie und gefährdet große Teile der Bevölkerung sowie die große Zahl der Gäste, die der Landkreis Cochem-Zell beherbergt.

Die Ausführungen des im Auftrag der Kreisverwaltung Cochem-Zell referierenden hcb-Gutachters *Boris Augurzky* sind bereits weitgehend überholt, da es neue wissenschaftliche Studien gibt, die nicht vorrangig die Interessen der Kostenträger und Krankenhaus-Trägerschaften, sondern vielmehr des Landes, des Bundes, der Kommunen, vor allem aber der Kranken und des medizinischen Personals vertreten.

Die Endfassung des Gutachtens vom 8. September 2025 trug den Titel: »Bericht zum medizinischen Versorgungskonzept Cochem-Zell«. Die wesentlichen Begriffe: *Gemeinsam* und *Landkreis* waren schon bei der Präsentation im Juni unter den Tisch gefallen.

***Augurzky* hatte beispielhaft mit der Landrätin kooperiert.** Am 8. September 2025 teilte *Frau Beilstein* dem Kreistag mit, dass schon am 2. Juni 2025 die Kernergebnisse der Endfassung feststanden und ihr selbst klar war, was die Standorte anging: Das Mittelmoselklinikum wird geschlossen.

Diese im Nachhinein gewonnene Voraussicht des Resultats – eines in monatelanger Arbeit erstellten Gutachtens – entsprach ihrer früheren Vorhersage. Es war die Feststellung vom 31. März 2025, sie selbst habe das positive Ergebnis des Bürgerentscheids »erwartet«, aber dem Beschluss zum Erhalt des Krankenhauses keine Chance gegeben.

Karl F. Masuhr

Kleines Notfall-Lexikon

ABC Beurteilen der Atemwege (Airways), Atmung (Breathing) und Kreislauf (Circulation)

ABCDE Indikationsliste zur Primäralarmierung des Notarztes aufgrund der Notrufabfrage:

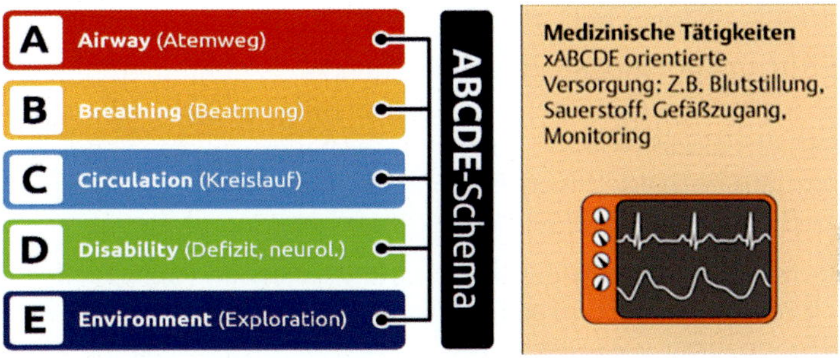

AED · Den automatischen externe Defibrillator (AED) findet man in Bahnhöfen, Flughäfen, Apotheken, an großen Veranstaltungsorten, und vielen anderen öffentlichen Plätzen. Man erkennt die Geräte an einem grünen Schild mit einem Herz und einem elektrischen Pfeil. »Sie sind leicht zu bedienen und erkennen selbsttätig einen Kreislaufstillstand.«[119] Bei schwerer Herzinsuffizienz und Herzrhythmusstörung wird ein implantierbarer Defibrillators zum Schutz vor plötzlichem Herztod empfohlen, ⇨Reanimation.

Abrissverletzung, Amputationsverletzung. ⇨Blutungsrisiko

Acetylsalicylsäure (ASS) hemmt die Funktion der Blutplättchen (Aggregation) bei Gerinnungsvorgängen. ASS wird als Vorbeugemittel eingesetzt, um der Bildung von Gerinnseln in den Herzkranzarterien und Hirnarterien entgegenzuwirken. Leitlinienempfehlung: Kranke mit ischämischem Schlaganfall, (d.h. nicht bei einer Hirnblutung), sollen innerhalb von 24–48 Stunden 100–300 mg ASS erhalten (peroral oder per Magensonde). ASS (100 mg täglich) wird auf unbestimmte Zeit bis zu einer alternativen antithrombotischen Therapie fortgesetzt, ⇨Blutungsrisiko.

---

119 Erste Hilfe: beherztes Handeln rettet Leben | gesund.bund.de

Alexianer

Nach Grundsätzen der *Alexianer GmbH* und der *Dernbacher Gruppe Katharina Kasper ViaSalus GmbH* soll »der Kranke stets im Mittelpunkt« stehen. Beide waren Träger des Klinikum Mittelmosel. Ökonomische Beweggründe haben im Vorgriff auf die aktuelle Reformgesetzgebung zur Schließung kleinerer KH veranlasst. Im Jahr 2023 investierten die Alexianerbrüder fast 100 Millionen Euro in ein Großklinikum in NRW. 2024 gaben sie vier Krankenhäuser auf. ➪Dernbacher Gruppe.

Alltagsnotfälle Alle in der Notaufnahme eintreffenden Patientinnen und Patienten sollen nach zehn Minuten eine Einschätzung der Behandlungspriorität erhalten, um akute Notfälle von Alltagsnotfällen zu unterscheiden, die auch hausärztlich behandelt werden könnten. Rettungsmediziner sprechen von »nicht dringenden Fällen«. ➪Notfall und Notaufnahme.

Arbeitsgemeinschaft der Wissenschaftlichen Medizinischen Fachgesellschaften. Die AWMF vertritt 185 Fachgesellschaften mit mehr als 300.000 Mitgliedern im Sinne einer wissenschafts-basierten Medizin.[120] Sie beschäftigt sich mit fachübergreifenden Fragestellungen in der Medizin und fördert den Transfer wissenschaftlicher Erkenntnisse in die ärztliche Praxis ➪Leitlinien.

Augurzky Der Volkswirt Boris Augurzky aus Essen ist außerplanmäßige Professor, ein bekannter Gesundheitsökonom, jedoch kein medizinischer Sachverständiger, sondern als Unternehmensberater tätig und vor allem als Geschäftsführer des Unternehmens »health care business (hcb)« unterwegs. Das hcb-Unternehmen, vor 20 Jahren gegründet, erstellt Studien über »Teilmärkte des Gesundheitswesens, Pflegeheime und Krankenhäuser«, so vor neun Jahren und erneut im Jahr 2025 auch im Kreis Cochem-Zell. Augurzky ist Vorstandsvorsitzender der Rhön Stiftung, zugleich der AOK-Vertreter im ➪ Gemeinsamen Bundesausschuss (B-GA) *und* gesundheitspolitischer Sprecher des außeruniversitären ➪Rheinisch-Westfälisches Instituts (RWI).

Auslastung ➪Mitternachtsstatistik

Basisnotfallversorgung Notfallversorgung Stufe 1: Krankenhäuser der Basisnotfallversorgung verfügen mindestens über die Leistungsgruppe Chirurgie oder der LG Unfallchirurgie und Innere Medizin, eine Intensivstation mit mindestens sechs Betten, davon mindestens drei zur Versorgung beatmeter

120 https://www.awmf.org/fileadmin/user_upload/dateien/stellungnahmen/2025/2025-12 11_STN_AWMF_KHAG.pdf

Patienten. Die erweiterte Notfallversorgung – Stufe 2 erfordert Aufnahmebereitschaft auch für beatmungspflichtige Intensivpatienten.

Bedarfsanalyse der Notfallversorgung Die Bedarfsanalyse erfordert den klinisch geschulten Blick auf die Notfallpraxis, d. h. auf jede Situation des Kranken, die definitionsgemäß ohne eine sofortige medizinische Behandlung zu schweren akuten und häufig bleibenden, neurologischen Schäden oder zum Tod führt.

BJÖRN STEIGER
STIFTUNG

Die Björn Steiger Stiftung erhob im Jahr 2025 *Verfassungsbeschwerde* gegen die *Bundesrepublik Deutschland* und das *Land Baden-Württemberg*. Die Stiftung verfolgt damit drei Ziele:

1. Sicherung des Grundrechtsschutzes für alle Menschen in Notfallsituationen.
2. Bundeseinheitliche Qualitäts- und Zeitvorgaben
3. Zukunftsfeste, gerechte Rettungslandschaft.

Hauptziel ist ein Rettungsdienst, »der bundesweit in allen Regionen – ob ländlich oder städtisch – gleichwertig und zuverlässig« funktionierend, allen Bürgerinnen und Bürgern denselben Schutz garantiert. Hintergrund ist »die föderale Zersplitterung des Rettungsdienstwesens: 16 verschiedene Landesgesetze mit unterschiedlichen Standards, Reaktionszeiten und Qualitätsvorgaben.«[121] Bundesweit sollten »einheitliche Mindeststandards für Hilfsfristen, Einsatzqualität und Ausbildung« gesetzlich garantiert werden. Dies schließt auch die verpflichtende Nutzung moderner IT- und KI-gestützter Systeme ein – zur intelligenten Einsatzsteuerung, Einführung digitaler Leitstellennetzwerke und für eine schnelle Koordination zwischen Rettungsdiensten. ⇨Rettungsdienst.

Blackout (Stromausfall) 43 % der im Jahr 2025 befragten deutschen Klinikleitungen können einen Stromausfall (Blackout) mindestens drei Tage überbrücken. 84 % betrachten erweiterte Treibstoffvorräte als Voraussetzung zur Sicherung der Notstromversorgung, aber nur jede zehnte Klinik kann die Patientenversorgung bei einem mehrtägigen Ausfall uneingeschränkt aufrechterhalten, lediglich jede fünfte Klinik hat für den »Blackout-Fall« Kooperationsvereinbarungen mit benachbarten Kliniken getroffen.[122]

---

121 Das baden-württembergische Rettungsdienstgesetz verletzt nach Überzeugung der Beschwerdeführer Art. 2 Abs. 2 Satz 1 GG (»Jeder hat das Recht auf Leben und körperliche Unversehrtheit«) sowie Art. 3 Abs. 1 GG (»Alle Menschen sind vor dem Gesetz gleich«).

122 https://www.dkgev.de/fileadmin/default/Mediapool/1_DKG/1.7_Presse/1.7.1_Presse-mitteilungen/2025/2025-12-29_PM_DKG_zum_DKI-Krankenhausbarometer.pdf

Blutungsrisiko Bei jedem Unfall, z. B. bei Abdominal-Trauma (u. a. Leber- oder Milzverletzung), auch als Medikamentenwirkung: Die Kombination von Acetylsalicylsäure und Clopidogrel erhöht das Blutungsrisiko auf das 7,4-fache.[123] ⇨Abrissverletzung.

> Bei starker Blutung ist eine unverzügliche Blutstillung erforderlich, im ABCDE-Schema wird dies als x (Exsanguination) vorangestellt (xABCDE).

- Stufenkonzept der Blutstillung
- Durch Hochlagern kann eine Blutung reduziert werden (▸ Abb. 1.15).
- Die Wunde wird mit geeignetem Verbandstoff direkt komprimiert.
- Das zuführende Gefäß wird ggf. vorübergehend abgedrückt.

Chest-Pain-Unit (CPU) Die zertifizierte Chest-Pain-Unit dient der Versorgung von Kranken mit Brustschmerzen. Bei Symptomen eines akuten Herzinfarkts und EKG-Befund werden die Kranken in ein Zentrum mit 24-Stunden-Herzkatheterbereitschaft gebracht. Von der CPU profitieren auch Kranke, die keine ST-Strecken-Hebung im EKG, aber einen unklaren Brustschmerz haben bei Erkrankungen, die ebenso lebensbedrohlich sind.

Demografischer Wandel In RLP ist alterungsbedingt ein Anstieg der Zahl stationärer Patienten und Patientinnen von 5,7 % bis zum Jahr 2030 zu erwarten.[124] Nach aktueller Datenlage betreffen 50 % der Behandlungen in RLP die Altersgruppen 65 Jahre und mehr. Gefäßkrankheiten in den Altersgruppen 75 Jahre und älter zeigten eine Zunahme um 3 – 4 %. Ein Anstieg ist in den Altersgruppen zwischen 45 und 75 Jahren, insbesondere nach dem 60. Lebensjahr zu erwarten. ⇨Herzinfarkt und Schlaganfall.

Deprofessionalisierung Medizinische Diagnostikangebote in Drogeriemärkten gefährden aus Sicht der BÄK die Patientensicherheit. Die BÄK fordert klare gesetzliche Grenzen. Es drohe eine gefährliche Deprofessionalisierung.

Experimentierklausel Gute neue Ideen für den Rettungsdienst können im Rahmen einer Experimentierklausel erprobt werden, z. B. auch durch Beteiligung der Kliniken Baden-Württembergs an Modellprojekten.

Dernbacher Gruppe Träger des Klinikum Mittelmosel waren die *Dernbacher Gruppe Katharina Kasper ViaSalus* und die *Alexianer* (Hauptgesellschafter dieser GmbH). Die *Dernbacher Schwestern*, die 2026 ihr 175-jähriges Jubiläum begehen, berichten von »rund 6.500 Menschen in Hessen, RLP und NRW an mehr als 130 Standorten – Krankenhäuser, Senioreneinrichtungen …

123 https://www.aerzteblatt.de/archiv/hohes-blutungsrisiko-nach-gabe-von-ass-und-clopidogrel-982916bc-21e6-4582-b52f-e1f610298044

124 https://www.hcb-institute.de/template/userfiles/files/Zusammenfassung.pdf, S. 2.

richtungen, Hospiz, Tages-, Kurzzeit- und ambulante Pflege, Jugend- und Behindertenhilfe, Bildungseinrichtungen und hauswirtschaftlich Dienstleistungen,«[125]

Deutsche Krankenhausgesellschaft (DKG) Dachverband der Krankenhausträger. Die DKD vertritt 16 Landes- und 12 Spitzenverbänden in der Bundes- und EU-Politik. 1.874 Krankenhäuser mit 1,4 Mio. Menschen versorgen jährlich 17 Mio. stationäre und rund 23 Mio ambulante Patientinnen und Patienten. Der Jahresumsatz in den Krankenhäusern liegt bei 140 Milliarden Euro.[126]

Deutsche Schlaganfall-Gesellschaft (DSG) Die DSG ging im Dezember 2001 aus der Deutschen Gesellschaft für Neurologie (DGN) hervor. Ziel ist, »die Forschung und Weiterbildung im Bereich des Schlaganfalls zu koordinieren, zu qualifizieren und zu fördern.«

Door-to-Balloon-Time Dieser Begriff der interventionellen Kardiologie steht für die Zeit, die bei Verdacht auf Herzinfarkt bis zum Einsatz der Gefäßtherapie mittels Ballondilatation einer Koronararterie vergeht.

Door-to-Needle-Time ist die Zeit, die sich auf den arteriellen Zugang mittels Punktion am Arm oder in der Leistenregion bezieht.

Doppelstrukturen Im Wettbewerb der Gesundheitskonzerne, wie z. B. der Alexianer und ihrer »Mitbewerber« werden identische, konkurrierende Leistungsgruppen wie eine ambulante Gefäßchirurgie im GZ Zell etabliert, die es im nahen Krankenhaus Cochem bereits gibt. Diese Tendenz zur Überversorgung kontrastiert mit Zielen der Krankenhausreform z. B. wegen Doppelstrukturen und der ⇨Notfallversorgungslücke im Landkreis Cochem-Zell.

Diagnosis Related Groups« (DRGs) Das Vergütungssystem gruppiert Patienten in sogenannte »Diagnosis Related Groups« (DRGs), die jeweils einen festen Betrag auslösen, der medizinische Behandlung, Pflege, Unterkunft und Diagnostik abdeckt. Kranke mit ähnlichen Diagnosen und Behandlungen werden einer DRG zugeordnet, Jede DRG hat eine Bewertungsrelation (Schweregrad), die mit dem Landesbasisfallwert multipliziert wird, um den Erlös zu ermitteln. An dem DRG-System wird der Druck zur Leistungserbringung und der potenzielle Mangel bei Vorhaltekosten kritisiert, weshalb die aktuellen Reformgesetze (z. B. mit einem separaten Pflegebudget) die Finanzierung weiterentwickeln. ⇨Fallpauschalen.

---

125 www.katharina-kasper-gruppe.de

126 https://www.dkgev.de/fileadmin/default/Mediapool/1_DKG/1.7_Presse/1.7.1_Pressemitteilungen/2025/2025-12-29_PM_DKG_zum_DKI-Krankenhausbarometer.pdf

Digitaler Versorgungsnachweis Für Rettungskräfte ist ein digitaler Versorgungsnachweis wichtig, um zu wissen, welche Notaufnahme einen akut Kranken sofort versorgen kann.

Duale Finanzierung Die zweigeteilte Finanzierung des Rettungsdienstes regelt Investitionskosten für Krankenhäuser durch die Bundesländer und die laufenden Betriebskosten über die Krankenkassen. Jedes Bundesland finanziert z. B. den Bau von Rettungswachen, ➪Krankenhausfinanzierungs gesetz.

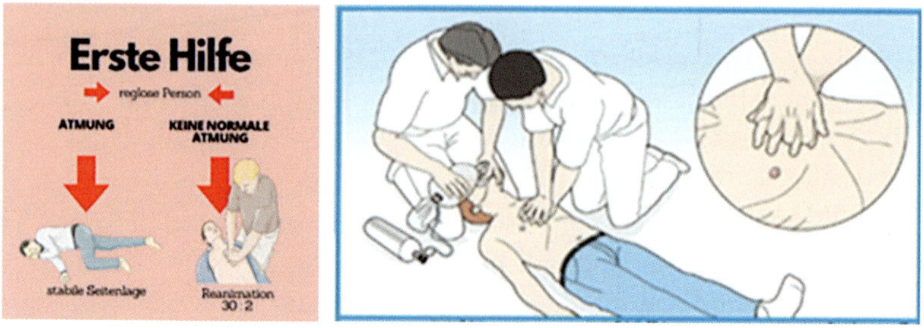

Taschenatlas Notfallmedizin[127]

Ersthelfer (First Responder) Die geschulten Ersthelfer (First Responder) werden parallel zum regulären Rettungsdienst alarmiert. Sie verkürzen das »therapiefreie Intervall« bis zum Eintreffen des Rettungswagens oder des Notarztteams. Ersthelfer sollten bei jedem vermuteten präklinischen Herz-Kreislaufstillstand über eine Smartphone-App oder Textnachricht alarmiert werden.[128]

Fallpauschalen Das Fallpauschalen-System (DRG-System) vergütet die Leistungen der Krankenhäuser pauschal pro Behandlungsfall – nicht nach Liegedauer –, basierend auf Diagnose und Schweregrad, um gleiche Leistungen gleich zu vergüten. Das 2003 eingeführte System rechnet medizinische Leistungen nach Fallgruppen ab. Für bestimmte Eingriffe, die sowohl ambulant als auch stationär möglich sind, gelten 2026 aktualisierte sektorengleiche Pauschalen (Hybrid-DRG). Pflegepersonalkosten am Bett werden seit 2020 separat über ein Pflegebudget erstattet. Das System der Krankenhausvergütung befindet sich in einer Übergangsphase. Der aktuelle Fallpauschalen-Katalog 2026 regelt die spezifischen Abrechnungssätze für das laufende Jahr. Der gesetzliche Steigerungsfaktor für Krankenhausent-

127 A. Flemming, Lars Friedrich u. Mitarb.:Taschenatlas Notfallmedizin . Thieme, Stuttgart 4. Auflage 2024.

128 https://rettungslandschaft.steiger-stiftung.de/first-responder-systeme/

gelte liegt für 2026 bei 3 %.Während das klassische DRG-Fallpauschalen-System weiterhin die Basis bildet, wird es durch die aktuelle Krankenhausreform schrittweise um neue Komponenten ergänzt. 1.Vorhaltevergütung: Um den ökonomischen Druck zu senken, erhalten Kliniken künftig ein fixes Budget für das Bereithalten von Infrastruktur (ca. 60 % der bisherigen DRG-Erlöse), unabhängig von der tatsächlichen Fallzahl.
2. Leistungsgruppen: Die Zuweisung von Budgets erfolgt 2026 verstärkt auf Basis definierter Leistungsgruppen statt allein durch DRGs, um die Behandlungsqualität zu sichern. ⇨Vorhaltebudget und Leistungsgruppen.

Luftrettung Für einen vollständig nachtflugtauglichen Hubschrauber im 24/7-Betrieb, der im Landkreis Cochem-Zell notwendig wäre, würden zusätzlich zehn Ärztinnen und Ärzte benötigt. Nach Auskunft von Benedikt Oster, MdL, belaufen sich die jährlichen Kosten auf etwa 3 Millionen Euro.

FEES Die fiberendoskopische Schluckuntersuchung (*fiberoptic endoscopic evaluation of swallowing,* FEES) zur Darstellung des Schluckvorgangs und von Schluckstörungen (Dysphagien). Ein flexibles Endoskop wird durch die Nase in den Rachen eingeführt, um z. B. bei Verdacht auf Aspirationspneumonie nach einem Schlaganfall verschluckte Nahrung nachzuweisen.

Fördermittel. ⇨Transformationsfonds und KHTFV.

Frührehabilitation Auf der Station für Frührehabilitation können Bewegungseinschränkungen und Sprachstörungen bei neurologischen Krankheiten durch physiotherapeutische, logopädische und ergotherapeutische Behandlung frühzeitig gebessert werden. ⇨Stroke Unit.

Gemeinsamer Bundesausschuss (G-BA) Das höchste Gremium der Selbstverwaltung im Gesundheitswesen ist der G-BA. Auf seiner Webseite 129 findet man u. a. Stellungnahmen zu Gesetzesvorhaben, die jährlichen Qualitätsberichte der Kliniken und die Zusammensetzung der G-BA-Führungsebene: Je fünf Vertreter der Kostenträger und der Leistungserbringer (DKG, KBV), z. B. die Vertretung der Krankenkassen (⇨Augurzky, Vertreter der AOK). Ferner gibt es drei »unparteiische Mitglieder«, von denen einer Vorsitzender des Ausschusses ist. Bis zu fünf allgemeine Patientenvertreter und fünf themenbezogene Patientenvertreter nehmen an Plenums- und Ausschusssitzungen beratend teil, sind jedoch nicht stimmberechtigt.

Gesundheitsmarkt Volkswirte sprechen vom Gesundheitsmarkt, der als der größte und zugleich expansivste Wachstums- und Beschäftigungsmotor aller deutschen Branchen gilt.
Der 1. Gesundheitsmarkt beinhaltet die medizinische Grundversorgung

129 https://www.g-ba.de/

(z. B. ärztliche Behandlung, Arzneimittel und Krankenhausaufenthalte).
Der 2. Gesundheitsmarkt umfasst privat finanzierte medizinische Leistungen und Produkte, z. B. frei verkäufliche Medikamente, alternative Heilmethoden sowie Dienstleistungen in den Bereichen Fitness, Wellness und Gesundheitstourismus, Gesundheitszentrum.
Laut BAZ-Berater sollen »die Einkünfte im ambulanten Bereich künftig aus vier Säulen bestehen: Privat, IGeL, Prävention, KV.«[130]

1. »Ausbau Privatpatientenklientel durch gezieltes Marketing u. Werbeaktionen.«
2. »Mehrung des Patientenklientels durch die sich ergebenden Marktvorteile.«
3. »Erhöhung von Umsatz und Gewinn.«
4. »Verbesserte Marktpositionierung.«
5. »Regional gesundheitspolitisch bedeutender Faktor (‚Macht').«
6. »höherer Grad an Patientenbindung.«
7. »Einzelstellung am Markt.«
8. »Privatkassen eng angebunden« und
9. »entsprechende Sonderkonditionen.«
10. So »lassen sich IGeL- sowie Privatleistungen […] leichter im entsprechenden Patientenklientel umsetzen.«

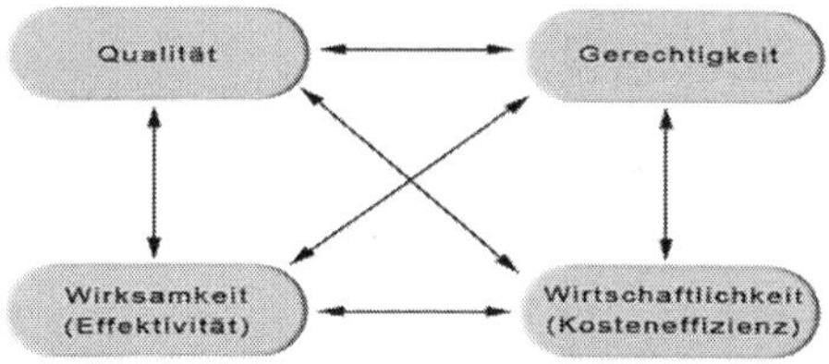

Magisches Viereck der Gesundheitsökonomie[131]

Gesundheitsökonomie Die Gesundheitsökonomie befasst sich fachübergreifend mit der Produktion, der Verteilung und dem Konsum von Gesundheitsgütern in der Gesundheitsversorgung und vereinigt somit Elemente der Gesundheitswissenschaften und der Volks- und Betriebswirtschaftslehre. Die Gesundheitsökonomie wird von methodischen und medizinethischen Grenzen beeinflusst. Die Wertschätzung des Lebens und die Gerechtigkeit ist niemals außer Acht zu lassen. Ethische Konfliktsituationen treten v. a. bei der Triage in der Geriatrie und bei Massenunfällen auf. ⇨Triage.

130 https://www.baz.de/

131 Autor der Grafik unbekannt

Gesundheitssicherstellungsgesetz (GeSiG). Das GeSiG soll die Versorgung mit Arzneimitteln und Medizinprodukten in Krisensituationen (Landes- und Bündnisverteidigung) sicherstellen und das strategische Patientenmanagement sowie regelmäßige Notfallübungen regeln, s. a. Krankenhausgesetze.

Gesundheitszentrum (GZ) Das Gesundheitszentrum (GZ) ist ein Ambulatorium, Ärztehaus, Ärztezentrum oder eine Poliklinik, also eine Einrichtung, in der unterschiedliche ambulante Leistungen gebündelt angeboten werden. Gesundheitszentren werden auch »Primärversorgungseinheiten« (PVE) genannt. Das Gesundheitszentrum am Unfallkrankenhaus Berlin (UKB) bietet neben der Poliklinik mit konservativer Kardiologie auch besondere Therapieformen an: Spiraldynamik, Yoga und ein FPZ-Wirbelsäulenkonzept. Ergänzt wird das Leistungsspektrum durch Präventions- und Wellnessangebote. Nachteile von Gesundheitszentren sind, dass man nicht immer vom gleichen Arzt bzw. von der gleichen Ärztin behandelt wird, weil diese sich bei Abwesenheiten gegenseitig vertreten. ⇨Alltagsnotfälle, Gesundheitsmarkt und IGel.

Golden Hour Der Begriff »Golden Hour« bezieht sich auf »die kritische erste Stunde« nach einem Herzinfarkt, Schlaganfall oder Trauma. Das ist die Zeit zwischen Notfallbeginn und Ankunft des RTW in der geeigneten Klinik.

Herzinfarkt Ein Herzinfarkt ist eine lebensbedrohliche Durchblutungsstörung des Herzmuskels, die zum Absterben des Gewebes führt: Meist werden Herzinfarkte durch Blutgerinnsel in den Herzkranzgefäßen verursacht. Je nach Lokalisation kann es bei Herzinfarkten (wie bei Hirninfarkten, s. u.) zu unterschiedlichen Funktionsstörungen, wie z. B. Bewusstseinsstörungen kommen. Die Inzidenz der Herzinfarkte beträgt etwa 300 jährlich pro 100.000 Einwohner, ⇨Chest-Pain-Unit (CPU), ⇨Brustschmerz.

Hirninfarkt Ein Hirninfarkt (Schlaganfall) ist eine plötzliche Störung der Blutversorgung des Gehirns aufgrund eines Gefäßverschlusses, der zum Absterben des Gewebes führt. Je nach Lokalisation kommt es zu unterschiedlichen Funktionsstörungen wie Lähmungen oder Bewusstseinsstörungen (WIdO). Von jährlich circa 270.000 Schlaganfällen in Deutschland sind zwar meistens ältere Menschen betroffen, aber 10 bis 15 Prozent der Erkrankten sind unter 55 Jahre alt (DSG). Am Stichtag 01.07.2025 betrug die Prävalenz (Krankheitshäufigkeit), bezogen auf 100.000 Einwohner 2000 – 2500. Die jährliche Inzidenz (Neuerkrankungsrate) beträgt z. B. für Trier mit 112.000 und für Koblenz mit 115.000 Einwohnern 300 – 350 akute Schlaganfälle.

Herzbericht 2024 Sektorenübergreifende Versorgungsanalyse zur Kardiologie, Herzchirurgie, zur kardiologischen Rehabilitation und Kinderherzmedizin in Deutschland.[132]

Herzkatheter bei akutem Infarkt Herzinfarktkranke werden primär mithilfe der Katheter-Technik behandelt. Bei Patienten mit akutem Koronarsyndrom und ST-Streckenhebung führt die Behandlung über einen Katheter und mit einem Stent zu einer Reduktion der Sterblichkeit. Die interventionelle Wiedereröffnung der Gefäße hat im Vergleich zur ausschließlichen Thrombolyse zu einer deutlichen Senkung der Mortalität geführt. Starb vor Jahren etwa jeder zehnte Patient mit akutem Myokardinfarkt, der das Krankenhaus lebend erreichte, so betrug die Rate akuter kardiovaskulärer Ereignisse innerhalb von 7 Tagen nach STEMI im Jahr 2020 nur noch 1 %.[133] Ein STEMI (ST-Hebungsinfarkt) ist ein Myokardinfarkt, bei dem es im EKG zu sichtbaren ST-Hebungen kommt. Sieht man keine ST-Hebungen, liegt ein NSTEMI vor. ⇨perkutane Koronarinterventionen (PCI).

Herzdruckmassage Bei einem möglichen Herz-Kreislauf-Stillstand ist eine Herzdruckmassage entscheidend: Druck mit gestreckten Armen auf die Mitte des Brustbeines, fünf bis sechs Zentimeter tief und etwa 100- bis 120-mal pro Minute. ⇨Reanimation.

Herzkatheter-Messplätze in RLP Laut Herzbericht (2024) gibt es in Rheinland-Pfalz nur 55 von insgesamt 1255 Messplätzen in Deutschland. RLP weist die geringste Dichte an Messplätzen unter allen Bundesländern auf. Die höchste Zahl an Einwohnern pro Messplatz beträgt etwa 75.000 in RLP, im Regel- und im Notfall.

Herz-Kreislauf-Stillstand Der Herz-Kreislauf-Stillstand ist meist die Folge einer Herzkrankheit, z. B. eines Herzinfarktes oder einer Herzrhythmusstörung, basierend auf einer Erkrankung der Herzkranzgefäße; kann auch durch eine akute Lungenembolie verursacht werden. Auch Erkrankungen des Gehirns (z. B. Schlaganfälle), Vergiftungen oder Unfälle führen zum Stillstand des Herzens und einem Ausfall des Blutkreislaufs. Die wichtigsten Anzeichen eines Herz-Kreislauf-Stillstandes sind akute Bewusstlosigkeit, fehlender Puls und Atemstillstand.«[134] Hauptursache des innerklinischen Herz-Kreislauf-Stillstands ist ein kardiales Geschehen, gefolgt von den respiratorischen bzw. hypoxischen Ursachen. »Traumabedingte Herz-

132 35. Herzbericht 2024

133 Herzbericht 2024, S. 49.

134 https://www.bundesgesundheitsministerium.de/service/begriffe-von-a-z/h/herz-kreislauf-stillstand.html

Kreislauf-Stillstände spielen im Krankenhaus eine untergeordnete Rolle.«[135]
⇨ROSC

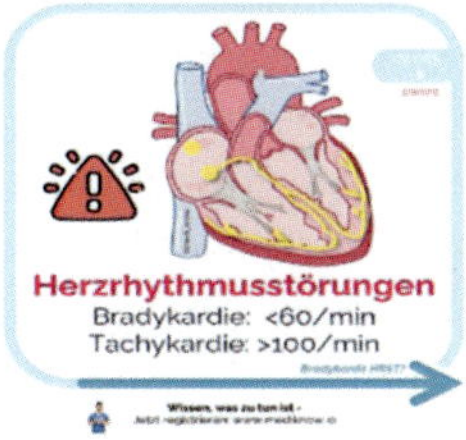

Herzrhythmusstörungen gehören zu den häufigen Herzerkrankungen. In den Morbiditäts- und Mortalitätsstatistiken des Bundes ist in den vergangenen Jahren ein Anstieg der Erkrankungshäufigkeit und der Sterblichkeit zu verzeichnen. Zugleich haben sich die medikamentösen, chirurgischen und interventionellen – inklusive der katheterbasierten – Therapiemöglichkeiten bei Herzrhythmusstörungen verbessert. Vorhofflimmern macht weiterhin den Großteil der Herzrhythmusstörungen aus. ⇨Vorhofflimmern, Herzkatheter, Sterblichkeit.

International Statistical Classification of Diseases and Related Health Problems (ICD) Das internationale System der WHO zur Verschlüsselung von medizinischen Diagnosen: z. B. ICD-Code I46.0: Herzstillstand mit erfolgreicher Wiederbelebung, ⇨OPS.

Integriertes Notfallzentrum (INZ) Eine neue Struktur in der Notfallversorgung, die die zentrale Notaufnahme (INZ) eines Krankenhauses mit einer Notdienstpraxis der KV und einer zentralen Ersteinschätzung verbindet, um Kranke schneller der richtigen Behandlungsstufe zuzuweisen (ambulant, ärztlicher Bereitschaftsdienst oder stationär im Krankenhaus) und so Überlastungen zu vermeiden. Die Kranken werden nach Dringlichkeit eingestuft, um eine Über- oder Unterversorgung zu vermeiden. Akutkranke kommen direkt in die Notaufnahme, leichter Kranke werden an die KV-Praxis verwiesen. Rettungsdienst, Bereitschaftsdienst und Krankenhaus arbeiten enger zusammen. Ziele des INZ: »Entlastung der Notaufnahmen, nahtlose Versorgung vom Notruf bis zur Behandlung.«

Individuelle Gesundheitsleistungen (IGeL) gehören nicht zum Leistungskatalog der GKV. Dies sind Leistungen, für die keine ausreichenden Belege für ihren Nutzen vorliegen oder die noch nicht einer Nutzenbewertung durch den G-BA unterzogen wurden. Die G-BA-Richtlinien sind für alle Akteure der GKV bindend. IGeL – Leistungen werden nach § 92 SGB V

135 https://www.reanimationsregister.de/

von der Leistungspflicht der GKV ausgeschlossen, wenn sie über das vom Gesetzgeber definierte Maß einer ausreichenden, zweckmäßigen und wirtschaftlichen Patientenversorgung hinausgehen (Übermaßbehandlung). Der medizinische Nutzen individueller Gesundheitsleistungen ist umstritten. Nach Ansicht der Verbraucherzentralen sind nicht alle IGeL medizinisch sinnvoll. Auch nach Ansicht der Patientenbeauftragten der Bundesregierung, Helga Kühn-Mengel, bieten Ärzte zusätzliche Maßnahmen an, deren Nutzen häufig fragwürdig sei. Der GKV-Spitzenverband kritisiert, dass es bei den IGeL vorrangig um wirtschaftliche Interessen von Ärzten und nicht um notwendige medizinische Leistungen für Kranke gehe. Inzwischen mehrt sich die generelle Kritik an den IGel-Angeboten auch im Gesundheitszentrum (GZ) übt die *Verbraucherzentrale Bundesverband (vzbv)*. Es komme immer wieder vor, dass Kassenleistungen teils »aus eigener Tasche gezahlt« werden müssen. Der Verband kritisierte, dass einige Ärztinnen und Ärzte ihren »ethischen Kompass« verlieren, sobald zusätzliches Geld locke, und forderte die Politik auf, Patienten besser zu schützen.«[136] ⇨G-BA

Klinikatlas Der Bundes-Klinik-Atlas hat Daten zu rund 1.600 Krankenhäusern in Deutschland, 137 die für unterschiedliche Suchanlässe geeignet sind. Im direkten Vergleich werden regionale Unterschiede sichtbar (z. B. Personalzahlen)

Krankenhausgesetze:
1. **Krankenhausentgeltgesetz (KHEntgG)** Das Krankenhausentgeltgesetz bildet gemeinsam mit dem Krankenhausfinanzierungsgesetz (KH) die Grundlage für die Vergütungen der von den Krankenhäusern erbrachten vollstationären und teilstationären Leistungen.
2. **Krankenhausfinanzierungsgesetz (KH)** [138] Zweck dieses Gesetzes(§ 1) ist »die wirtschaftliche Sicherung der Krankenhäuser, um eine qualitativ hochwertige, patienten- und bedarfsgerechte Versorgung der Bevölkerung mit leistungsfähigen digital ausgestatteten, qualitativ hochwertig und eigenverantwortlich wirtschaftenden Krankenhäusern zu gewährleisten und zu sozial tragbaren Pflegesätzen beizutragen.« Es sichert die wirtschaftliche Existenz von Krankenhäusern, fördert deren Qualität und trägt zur Stabilität der Pflegesätze bei. Das KH ist ein Bundesgesetz von 1972, das die finanzielle Basis für Krankenhäuser schafft, um eine bedarfsgerechte Versorgung

---

136 https://www.aend.de/article/236765?fbclid=IwY2xjawM7iPpleHRuA2FlbQIx-MQABHt6HCv94oZYZUh8IPS-ymwL18ZH38glLLF4ndOABFGxEabv6fYcwPQ8Gu630_aem_AUbvwlChGmTHsEuZEByPBQ

137 https://bundes-klinik-atlas.de/

138 https://www.gesetze-im-internet.de/khg/index.html

zu gewährleisten, indem es die Investitionskosten durch die Bundesländer und die Betriebskosten über die Krankenkassen regelt (duales Finanzierungsmodell) und die Krankenhausplanung der Länder steuert.

3. **Krankenhausgestaltungsgesetz (KHGG) NRW** [139] Zweck dieses Gesetzes ist es, eine patienten- und bedarfsgerecht gestufte wohnortnahe Versorgung der Bevölkerung durch Krankenhäuser sicherzustellen. Das Krankenhaus ist verpflichtet, [...] alle, die seine Leistungen benötigen, nach Art und Schwere der Erkrankungen zu versorgen. Notfall-patientinnen und -patienten haben Vorrang. Krankenhäuser [...]unterliegen der Rechtsaufsicht.

4. **Krankenhausplan** (Landesgesetzgebung) Der Krankenhausplan weist den Stand und die vorgesehene Entwicklung der für eine ortsnahe, bedarfsgerechte, leistungsfähige, qualitativ hochwertige und wirtschaftliche Versorgung der Bevölkerung erforderlichen Krankenhäuser und Ausbildungsstätten gemäß § 2 Nr. 1a des Krankenhausfinanzierungsgesetzes aus. Bei der Aufstellung des Krankenhausplans und seinen Einzelfestlegungen haben Krankenhäuser Vorrang, die eine zeitlich und inhaltlich umfassende Vorhaltung von Leistungen der Notfallversorgung sicherstellen.

5. **Krankenhausreformanpassungsgesetz (KHAG)** Zentrale Ziele der mit dem KHVVG am 12.11.2025 bei der 1. Lesung im Bundestag veränderten Krankenhausreform sind die Sicherung und Steigerung der Behandlungsqualität und die Gewährleistung einer flächendeckenden, effizienten medizinischen Versorgung, u. a. leichte Kürzung der Leistungsgruppen.

6. **Krankenhaustransformationsfondsverordnung (KHTFV)** Die vom Bundesrat gebilligte Verordnung KHTFV trat am 15.04.2025 in Kraft und regelt die Vergabe von Fördermitteln zur Umstrukturierung von Krankenhäusern. Die KHTFV regelt Antragsfristen und -verfahren für Fördermittel. Über die Förderanträge der Krankenhäuser entscheidet das Bundesamt für Soziale Sicherung (BAS), das den mit dem Krankenhausreformgesetz (KHVVG) eingerichteten Transformationsfonds verwaltet, ⇨Transformationsfonds und BAS.

7. **Krankenhausversorgungsverbesserungsgesetz (KHVVG)** Gesetz zur Verbesserung der Versorgungsqualität im Krankenhaus und zur Reform der Vergütungsstrukturen vom 11.12.2024, (s. Transformationsfonds). Im KHVVG wird die Vorbereitung der Krankenhäuser auf den Katastrophenfall, die die Bundesärztekammer (BÄK) fordert, noch nicht berücksichtigt.

8. **Landeskrankenhausgesetz RLP** Das Landeskrankenhausgesetz (LKG) Rheinland-Pfalz regelt die Krankenhausversorgung im Bundesland mit dem Ziel, eine qualitativ hochwertige und bedarfsgerechte Patientenversorgung sicherzustellen, die Zusammenarbeit mit der ambulanten Versorgung zu fördern und die Organisation der Krankenhäuser zu strukturieren.

---

139 https://www.aekno.de/aerzte/rechtsgrundlagen/krankenhausgestaltungsgesetz-nrw

9. **Landesrettungsdienstplan Rheinland-Pfalz (LRettDP)** Der Rettungsdienst wird als öffentliche Auftragsangelegenheit wahrgenommen (§ 4 Abs. 5). Die zuständigen Behörden sind bei der Aufgabenerfüllung neutral, selbstständig und unabhängig. Nicht sach- und fachgerechte oder gar unqualifizierte Entscheidungen können zu einem Organisationsverschulden führen. Daraus können im Rahmen der Amtshaftung finanzielle Forderungen entstehen. Der Landesrettungsdienstplan enthält die organisatorischen und planerischen Vorgaben des Landes zur Durchführung des Rettungsdienstes in Rheinland-Pfalz. Er legt die für die Durchführung der nach dem Rettungsdienstgesetz vorgegebenen Aufgaben in Form von Leitlinien und Planungszielen fest. ⇨Rettungsdienstgesetz.

Landestransparenzgesetz (LTG) Das Gesetz verpflichtet rheinland-pfälzische Landesbehörden, auf der Plattform www.tpp.rlp.de Informationen bereitzustellen: Ministerratsbeschlüsse, Geodaten, Gutachten und Studien sowie Unternehmensdaten.

Rettungsdienstgesetz (RettDG) Rheinland-Pfalz wird in Rettungsdienstbereiche eingeteilt, die das Gebiet mehrerer Landkreise und kreisfreier Städte ganz oder teilweise umfassen können. Für jeden Rettungsdienstbereich wird durch Rechtsverordnung eine Kreis- oder Stadtverwaltung einer kreisfreien Stadt bestimmt, die für die Durchführung des Rettungsdienstes zuständig ist. Die zuständige Rettungsdienstbehörde für den Rettungsdienstbereich Koblenz, zu dem der Landkreis Cochem-Zell gehört, ist die Kreisverwaltung Mayen-Koblenz (Staatsanzeiger für Rheinland-Pfalz vom 22.04.2025, Nr. 14, S. 329).

Krankenhaus-Transformationsfonds. Zum Jahresbeginn 2026 startet der Krankenhaus-Transformationsfonds. 50 Milliarden Euro stehen in den kommenden zehn Jahren bereit, um den Umbau der Klinikstrukturen zu finanzieren, 29 Milliarden davon übernimmt der Bund. ⇨Transformationsfonds und Krankenhaustransformationsfondsverordnung.

Krisenintervention (KIT) Psychosoziale Notfallbetreuung, Suizidverhütung und Notfallseelsorge.

Leitbilder Sechs »ausgewählte zeitkritische Diagnosen« ⇨Tracer-Diagnosen (6 Leitbilder).

Leitlinien Medizinische Leitlinien dienen der Qualitätsentwicklung im Gesundheitswesen. Ihr Ziel ist die Verbesserung der medizinischen Versorgung durch die Vermittlung von aktuellem Wissen, das systematisch recherchiert und kritisch bewertet wird. Die DGN-Leitlinien besagen z. B.: »Alle akuten Schlaganfallpatienten sollen auf einer Stroke Unit behandelt werden.« Die auf solchen Leitlinien basierenden Daten eignen sich zur Analyse der Notfallversorgung vor Ort. Richtungweisend sind die *Europäischen Leitlinien der Notfallmedizin und Reanimation*. Sie umfassen die Epidemiologie des Kreislaufstillstands, die Erste Hilfe, die Maßnahmen der Wiederbelebung Erwachsener, ferner Reanimation und Akutversorgung von Neugeborenen, des leblosen Kindes und alle lebensrettenden Maßnahmen bei Jugendlichen und Erwachsenen.

Leistungsgruppen (LG) Das Vorgehen zur Zuordnung von Fällen in die Leistungsgruppen umfasst drei Schritte:
1. Identifikation der Fälle mit Spezifischer LG
2. Zuordnung zu einer eindeutigen Spezifischen LG
3. Zuweisung der verbleibenden Fälle zu einer Allgemeinen LG.

Die Allgemeinen LG (Allgemeine Chirurgie, Innere Medizin usw.) werden allein auf Basis der Erfüllung von Mindestvoraussetzungen zugeordnet. Für das Leistungsspektrums der Spezifischen Leistungsgruppen muss vorab eine Anfrage des Krankenhausstandortes eingereicht werden. Das allein auf dem Fallpauschalen-System basierende Modell der Krankenhausvergütung gilt als »stark mengenorientiert«, wie es das Bundesgesundheitsministerium formuliert: »Für die Kliniken besteht ein ökonomischer Anreiz, möglichst viele Patientinnen und Patienten zu behandeln. Nach hcb-Studien gibt es daher in Rheinland-Pfalz aus gesundheitsökonomischer Sicht des Boris Augurzky ein »großes Potenzial zur Schwerpunktbildung in den Leistungsgruppen 14.2 »Endoprothetik Knie« und 25.1 »Endoprothetik Hüfte«. Die Potenziale zur Schwerpunktbildung können schneller und kostengünstiger umgesetzt werden als der Bau von Zentralkliniken, ⇨Zentralisierung.

Linksherzkatheter-Untersuchungen Bei Patienten mit akutem Koronarsyndrom und ST-Streckenhebung im EKG führt die Behandlung über einen Katheter und mit einem Stent zu einer Reduktion der Sterblichkeit. Dafür liegen vielfältige wissenschaftliche Belege vor. Keinem Patienten mit akutem Myokardinfarkt sollte diese Therapie vorenthalten werden.[140] ⇨Perkutane Koronarinterventionen (PCI).

Manchester Triage System Priorisierung der Notfallversorgung, ⇨Triage und ⇨Notaufnahme.

Marienhaus GmbH Berlin Trägergesellschaft des Krankenhauses Cochem / Mosel.

Medizinisches Versorgungszentrum (MVZ) Das MVZ bietet flexible Arbeitszeitmodelle, z. B. Arbeit in Teilzeit. Nachteile sind hoher Verwal-

140 Herzbericht S. 49.

tungsaufwand, hohe Gründungskosten und Steuerlast (Gewerbesteuer bei GmbH) und das Risiko, dass wirtschaftliche Interessen (besonders bei Investoren) das Patientenwohl überlagern könnten. Zudem kann die Arzt-Patienten-Beziehung unpersönlicher werden, da Patienten oft wechselnde Ärzte antreffen. Die im MVZ angestellten Ärztinnen und Ärzte haben weniger Entscheidungsfreiheit als in einer eigenen Praxis, oft auch Schwierigkeiten mit der Facharztweiterbildung. ⇨Gesundheitszentrum.

Mitternachtsstatistik Die Bettennutzung wird systematisch falsch berechnet, weil der Aufnahmetag und der Entlassungstag nur als 1 Tag gerechnet wird. Das drückt die Auslastung um ca. 15 %. Eine Bettennutzung von 70 % bedeutet also tatsächlich eine Auslastung von über 80 %

Monitoring Kliniker und Notärzte verstehen unter Monitoring v. a. die Überwachung der Kranken durch Messung der arteriellen Sauerstoffsättigung (Pulsoxymetrie) und der Pulsfrequenz. Auch die Meldebilder der RTW-Einsätze sollen künftig einem Monitoring unterliegen.

Mortalität ⇨Sterblichkeit bei Herzinfarkt und Schlaganfall, ⇨Verlaufsprognose.

Mortalitätssurveillance Am Robert Koch-Institut (RKI) wird mittels der Mortalitätssurveillance fortlaufend die Entwicklung der Sterblichkeit erfasst und analysiert.

Notarzteinsatzfahrzeug (NEF) Das (NEF) wird in der Notfallrettung eingesetzt, um den Notarzt mit spezielle Ausrüstung, – getrennt vom Rettungswagen – zum Einsatzort zu bringen Das NEF transportiert keine Kranken, es ist ein reiner Notarzt-Zubringer (Kompaktsystem). Kommt der Notarzt mit dem NEF und trifft den RTW am Einsatzort, spricht man vom ⇨Rendezvous-System.[141]

Notaufnahme Am Krankenhausstandort ist immer eine Notaufnahmevorzuhalten (⇨ZNA). Nach Dringlichkeit werden Notfälle farbig markiert zur Therapie eingeteilt: **Rot:** Sofort. Schwerverletzte, Bewusstlose, akuter Herzinfarkt oder Schlaganfall. **Orange:** Innerhalb von 10 min, akute Bauchschmerzen oder allergische Reaktion. **Gelb:** Innerhalb von 30 min. Kreislauf stabil Spontanatmung ausreichend. Schmerztherapie. **Grün:** Innerhalb von 2 Stunden bei leichten Beschwerden. **Blau:** Längere Wartezeit. Kein medizinischer Notfall. Hausärztliche Behandlung. ⇨Triage.

Notfall Ein medizinischer Notfall ist eine akute, unerwartete Situation, bei der unmittelbare Gefahr für Leben oder Gesundheit besteht und sofortiges

141 https://flexikon.doccheck.com/de/Notarzteinsatzfahrzeug abgerufen am 4.2.2026.

Handeln notwendig ist. Merkmale sind: Plötzliches Auftreten, zeitkritisch (Minuten entscheiden), klare medizinische Dringlichkeit, ohne schnelle Hilfe drohen schwere Schäden oder Tod. Sofort vor Ort ist Notfallhilfe (Lagerung, Reanimation, Intubation, Beatmung) und der Transport in eine dafür ausgerüstete, nahe Klinik zu leisten. Im Tag- und Nachtdienst der Notfallmedizin spielen neben schweren Verkehrs- und Betriebsunfällen, darunter Kopf- und Wirbelsäulenverletzungen nach Stürzen eine wichtige Rolle, auch alle Schockzustände, Ohnmachten und epileptische Anfälle, in erster Linie aber die akuten Gefäßkrankheiten.

Die häufigsten tödlich verlaufenden akuten Notfälle mit steigender Inzidenz bei älteren Erwachsenen stellen Herzinfarkte und Schlaganfälle dar. Ursachen sind akute Thrombosen und Thromboembolien der Gefäße, des Herzens, des Gehirns und der Lunge.

Notfallkrise Besonders auf dem Land ist die Notfallkrise durch weite Wege, langes Warten und mangelnde Erreichbarkeit der Notaufnahmen gekennzeichnet. Der Rettungsdienst kann nicht mehr jeden Notfall rechtzeitig in ein geeignetes Krankenhaus transportieren. So entsteht ein andauernder Spannungszustand, der zur lebensgefährlichen Krise wird, ⇨Versorgungsversagen.

Notfallmedizin 1.Präklinische, 2. Klinische Notfallmedizin (Notaufnahme) 3. Katastrophenmedizin.

Notfallversorgung Seit 2025 gilt die Richtlinie des G-BA, welche Mindestbedingungen ein Krankenhaus erfüllen muss, um als Teil der Notfallversorgung zu gelten.[142] Dazu zählen: Vorhalten einer chirurgischen und internistischen Fachabteilung oder einer spezialisierten Abteilung (wie Dermatologie oder Augenheilkunde) mit eigenständiger Notfallversorgung im jeweiligen Fachgebiet, jederzeit verfügbare ärztliche und pflegerische Präsenz, permanent verfügbare Labor- und Bilddiagnostik. »Erfüllt ein Standort diese Mindeststandards, kann er an der Notfallversorgung teilnehmen – ohne Anspruch auf eine Zuordnung zu Basis-, erweiterter oder umfassender Notfallversorgung.« ⇨Basisnotfallversorgung.

Notfallversorgungslücke Im Gegensatz zu den Verlautbarungen des Referenten für Krankenhausplanung des Gesundheitsministeriums in Mainz: »Die Erreichbarkeit des nächstgelegenen Krankenhauses innerhalb von 30 Minuten ist ein Richtwert, der in RLP zu rd. 98 % eingehalten werden kann«, ergibt die Bedarfsanalyse gravierende Versorgungslücken in RLP.

---

142 https://www.medconweb.de/blog/qualitaet/gba-erweitert-notfallstufensystem-nicht-teilnahme-2025/

Wenn eine Behörde oder ein Gutachter um Dienst dieser Behörde betont, dass die Notfallversorgung im Land und Landkreis wegen guter Erreichbarkeit der Standorte für 94, 96 oder 98% der Bevölkerung gewährleistet sei, geht man von falschen Voraussetzungen aus: Denn iln den Städten dauern die RTW-Fahrzeiten zu einer Zielklinik mit zertifizierter Stroke Unit oft weniger als 10 Minuten, auf dem Land aber mehr als drei- bis sechsmal so lang. Auch die Auffassung, »die 30-Minuten-Grenze im Bereich Zell wird in einigen Fällen nur geringfügig überschritten (31–33 Minuten),« ist anhand von Daten der »sciencemedia«-Studie zu widerlegen. Aufgrund der in den Regionen Cochem-Zell und Hunsrück bestehenden Notfallversorgungslücke mit fast doppelt so langen Fahrzeiten der Rettungswagen kann ein Verzicht auf die 24/7-Leistungen der Notfallversorgung, die in der Region Cochem-Zell, wie in den benachbarten Landkreisen dringend benötigt werden, prospektiv zu einer nicht mehr beherrschbaren Notlage führen.

Operationen- und Prozedurenschlüssel (OPS) Z. B. OPS1-277.0: Diagnostische Katheteruntersuchung an Herz und Kreislauf: Herzkatheteruntersuchung bei funktionell/morphologisch univentrikulärem Herzen: Ohne Duktusabhängigkeit. ⇨ ICD und PCI in der Kardiologie, Herzrhythmusstörung.

Palliativstation Für die Errichtung einer Palliativstation und den Umbau der Station für Frührehabilitation erhielt das St. Josef-Krankenhaus Zell einen Zuschuss vom Land RLP in Höhe von 1,6 Millionen Euro. Der Dernbacher Krankenhausträger steuerte etwa denselben Betrag dazu und war sich mit dem Gesundheitsministerium einig, der Erweiterungsbau sei *wirtschaftlich sinnvoll und zukunftsorientiert* (Ministerpräsidentin von RLP am 21.12.2009): Doch der Krankenhausträger hat Mitte des Jahres 2025 die Palliativstation in ein Hospiz umgewandelt.

Perkutane koronare Intervention (PCI) in der Kardiologie. Im Zeller Krankenhaus wurde z. B. die primär-perkutane Koronarintervention eingesetzt, um ein eingeengtes oder verschlossenes Herzkranzgefäß mithilfe der Katheter-Technik zu öffnen. ⇨Herzkatheter bei akutem Infarkt und Herzkatheter-Messplätze in RLP

Pilotprojekt Der Bürgerentscheid und Kreistagsbeschluss Cochem-Zell vom 23.02.2025 forderte eine objektive Bedarfsanalyse unter Einbeziehung alternativer stationärer Konzepte und Pilotprojekte (Bildung von Schwerpunkten der stationären Notfallversorgung), ⇨Bedarfsanalyse.

Prähospitalzeit 60 Minuten: 1. Reaktionsintervall (Hilfsfrist und Zugangsintervall) 2. On scene-Intervall 3. Transportintervall von 30 Minuten bis zur

Ankunft in der Notaufnahme. Für das Outcome der Akutkranken sind insbesondere bei Tracer-Diagnosen die Prähospitalzeit und die Einlieferung in eine adäquate Zielklinik ausschlaggebende Faktoren. PD-GA BaWü. Die Prähospitalzeit liegt im Median zwischen 80 und 108 Minuten und überschreitet damit die in den medizinischen Leitlinien für Diagnosen wie Herzinfarkt und Schlaganfall empfohlenen Zeiten für eine moderne invasive Behandlung bei diesen Diagnosen. Berücksichtigt man, dass der Median so definiert ist, dass 50 % aller realen Prähospitalzeiten darüber liegen, so steigt das Ausmaß der durch den Krankentransport in einer ländlichen Region mit rettungsmedizinischer Unterversorgung dramatisch an. ⇨Transportintervall,

Primärversorgungseinheit (PVE) ⇨Gesundheitszentrum (GZ).

Reanimation Eine bewusstlose Person, die selbstständig atmet, wird in die stabile Seitenlage gebracht. Die Atmung muss regelmäßig überprüft werden. Setzt die Atmung aus, muss der Patient in die Rückenlage gebracht werden und sofort eine erfolgen. Gibt es einen Defibrillator in der Nähe, so wird er den Anweisungen des Gerätes gemäß angewendet. Jeder ist verpflichtet, bei einem Notfall im Rahmen seiner Möglichkeiten zu helfen. ⇨ICD-Code 146,0143 und ⇨AED.

Regioklinik Ein »Mix aus ambulanter und stationärer Versorgung.« Für die Definition und Umsetzung fehlt ein rechtlicher Rahmen des Bundes. *Hermeskeil* ist ein Pilotmodell für die *Regio-Klinik-Initiative RLP*. Neben der *Marienhaus Regioklinik St. Josef* mit *20 Betten* (früher 140 Betten), gibt es eine psychiatrische Tagesklinik, ein MVZ und eine geriatrische Rehabilitation. Rund um die Uhr sind *1 Ärztin oder 1 Arzt* und Pflegekräfte für »Alltagsnotfälle« vor Ort. Akute Notfälle wie Herzinfarkt, Schlaganfall und Polytrauma, werden auswärts versorgt. ⇨SüV.

Rendezvous-System ⇨Notarzteinsatzfahrzeug (NEF)

Rettungsdienst Der Rettungsdienst »steht in Deutschland vor großen Herausforderungen. Das macht Überleben zu einer Frage des Standorts und damit des Zufalls:«[144] Steigende Einsatzzahlen – bei wachsendem Personalmangel, sehr gute, aber auch die alarmierend schlechte Notfallversorgung in einigen Regionen und Akutkranke, die im Gesundheitssystem auf sich allein gestellt sind. Es fehlen bundesweit einheitliche Vorgaben, was die Versorgung von Notfallpatienten, aber auch die Aus- und Fortbildung, Notrufabfragen, Datenerfassung und -auswertung betrifft. Zwischen den

---

143 https://gesund.bund.de/icd-code-suche/i46-0

144 https://www.steiger-stiftung.de/was-wir-tun/rettungsdienst/

einzelnen Bundesländern – und sogar zwischen einzelnen Regionen innerhalb eines Bundeslands – klaffen große Qualitätslücken. ⇨Björn Steiger Stiftung.

Rettungskette »Die Rettungskette setzt sich aus folgenden Gliedern zusammen: Eigen- und Fremdsicherung, Sofortmaßnahmen am Unfall- oder Notfallort, Notruf, Erste Hilfe, Rettungsdienst, Notaufnahme.«[145]

Return Of Spontaneous Circulation (ROSC) Die Rückkehr eines Spontankreislaufs nach Herz-Kreislauf-Stillstand wird abgekürzt als ROSC bezeichnet. ⇨Kreislaufstillstand, Reanimation und AED (Einsatz eines automatisierten externen Defibrillators)

Rheinisch-Westfälisches Institut für Wirtschaftsforschung (RWI) Dieser Verein (kein Hochschulinstitut) hat eine wechselvolle Geschichte. Das RWI entstand 1926 aus der »Abteilung Westen« des Berliner Instituts für Konjunkturforschung (heute DIW).
1943 »Kriegswichtige Forschung«,[146] 1996/98 RWI in Kritik wegen Steuerhinterziehung.
1996-98 Wissenschaftsrat deckt wissenschaftliche Mängel in RWI-Gutachten auf.[147]
2010 RWI in Kritik an Verbreitung der Ökostrom-Mythen von Öl-Firmen in den USA.[148]

Sepsis Blutvergiftung (Sepsis) ist ein Notfall wie Herzinfarkt und zählt zu den häufigsten Todesursachen. Mindestens 75.000 Menschen sterben jährlich in Deutschland, ⇨ Tracer-Diagnosen.

Sterblichkeit bei Herzinfarkt Die höchste Sterblichkeit durch einen akuten Myokardinfarkt findet sich in Berlin, Mecklenburg-Vorpommern, Sachsen-Anhalt, Bremen, Brandenburg und Rheinland-Pfalz,[149] ⇨Mortalität und Verlaufsprognose.

Stroke-Unit (SU) Eine Stroke-Unit ist eine spezialisierte Station, die auf die Schlaganfall-Behandlung ausgerichtet ist. Die ärztliche-pflegerische Betreuung ist intensiver als auf einer normalen Krankenhausstation. Die neurologischen Funktionen und Herz-Kreislauf-Werte werden regelmäßig über-

---

145 Landesrettungsdienstplan Rheinland-Pfalz (LRettDP) 2023.

146 T. Pierenkemper, R. Fremdling: Ins neue Jahrtausend (1989–2018). In: Dies.: Wirtschaft und Wirtschaftspolitik in Deutschland – 75 Jahre RWI, S. 387 ff.

147 Ebd., S. 379.

148 Die Lüge vom teuren Ökostrom. Warum die Stromrechnung wirklich so hoch ist. Sendung des WDR-Fernsehmagazins Monitor Nr. 613 vom 21. Oktober 2010.

149 Herzbericht, S. 37.

wacht. Parallel kann auf der Station eine Frührehabilitation erfolgen. Die DGN-Leitlinien besagen: »Alle akuten Schlaganfallpatienten sollen auf einer Stroke Unit behandelt werden. Der Vorteil der Behandlung auf einer Stroke Unit gilt für alle Schlaganfalltypen, alle Schweregrade und unabhängig vom Alter.« Auch 2–14 Tage nach einem Schlaganfall sollten Patienten [...] mit bekanntem Vorhofflimmern, bekannten Stenosen hirnversorgender Arterien, früheren kardiovaskulären Erkrankungen oder anderen schweren Begleiterkrankungen auf einer Stroke Unit behandelt werden.« Die überwiegende Mehrzahl der Hirndurchblutungsstörungen bei Verdacht auf Hirninfarkt wird sofort vor Ort stationär versorgt. Krankenwagentransporte in entfernte auswärtige Kliniken vergrößern hingegen das Risiko des irreversiblen Hirninfarkts mit schwerer Behinderung und hohem Sterblichkeitsrisiko. Schon während der Fahrt können weitere Komplikationen auftreten (Blutdruckabfall oder Blutungen nach Lyse). Patienten mit TIA-Symptomatik innerhalb der letzten 48 Stunden sollten umgehend auf einer Stroke Unit behandelt werden, ⇨Transitorisch ischämische Attacke (TIA).

Sektorenübergreifende Versorgungseinrichtungen (SüV) sind ein neuer Typ von Krankenhäusern, die ambulante, stationäre und pflegerische Leistungen wohnortnah anbieten, um die Gesundheitsversorgung besser zu integrieren und das Personal zu entlasten, indem sie die Grenzen zwischen ambulant und stationär aufheben und Innere Medizin z.B. und Geriatrie mit Kurz- und Tagespflege verbinden. Dies gilt insbesondere für Krankenhäuser im ländlichen Raum. ⇨Regioklinik.

Telenotarzt Das System Telenotarzt besteht aus der fernmündlichen Beratung des Rettungsdienstes durch einen Notarzt. Ersten Telenotarztzentralen sind Kliniken in Ludwigshafen und Trier. Damit sollen personelle und technische Ressourcen schonender eingesetzt und die Anzahl an Krankenhausaufenthalten verringert werden. Die PD-Studie stellt allerdings klar, »dass das System des Telenotarztes als zusätzliches Element in der Notfallversorgung zu verstehen ist und nicht als Ersatz für den klassischen Notarzt.« (PD-Berater 2025, S. 41). Ein Beispiel ist die Tele-Kardiologie (EKG-Übertragung mit frühzeitiger Aktivierung des Klinik-Teams). Laut KV Cochem-Zell wird der Telenotarzt an alle Rettungswagen in Rheinland-Pfalz angeschlossen. Die aufnehmende Klinik ist bei Ankunft bereits vorbereitet und der Beginn der weiteren Behandlung (z.B. im Herzkatheterlabor) schneller möglich. Das bedeutet, dass ein ggfls. längerer Fahrtweg durch die deutlich kürzere sog. Door-to-Balloon-Zeit kompensiert wird.« (Präsentation der KV Cochem-Zell.[150]).

Therapiefreies Intervall Laut Landesrettungsplan ist es das Ziel, das therapiefreie Intervall (Zeit vom Notfall bis zum Eintreffen qualifizierter medizinischer Hilfe) durch Sofort- und Erste-Hilfe-Maßnahmen zu überbrücken, ⇨First Responder.

Tracer-Diagnosen (Leitbilder) Sechs in den Eckpunkten aufgeführten, »ausgewählten zeitkritischen Diagnosen«:
- Schweres Schädel-Hirn-Trauma
- Schlaganfall
- Schwerverletzte/Polytrauma
- Sepsis
- ST-Hebungsinfarkt
- Reanimation bei plötzlichem Kreislaufstillstand

Transformation Ziel der Transformation ist die mit dem Krankenhausversorgungsverbesserungsgesetz (KHVVG) intendierte Krankenhausreform. Mittels eines Transformationsfonds soll (ab 2026) eine neue, patientenzentrierte Versorgungsstruktur erstellt werden, um *Qualität* und *Effizienz* zu steigern und die ländliche Versorgung zu sichern. Der Strukturwandel ist komplex und erfordert die Einbindung von Fachgesellschaften und eine gute Qualitätssicherung. Ohne die Akzeptanz der Bevölkerung ist Transformation nicht möglich.

Transformationsfonds Der Transformationsfonds ist Bestandteil der Krankenhausreform, die eine qualitätsorientierte, flächendeckende und effiziente Versorgungsqualität sicherstellen soll. Der Transformationsfonds (2026–2035) stellt 50 Mrd. € für Modernisierung und Umstrukturierung bereit. Konditionen: »Bei der Förderung von Vorhaben sind nur die Kosten, die den Grundsätzen der Wirtschaftlichkeit und Sparsamkeit entsprechen sowie Aspekte der Nachhaltigkeit zu berücksichtigen.« Für Rheinland-Pfalz werden für 2026 über den Transformationsfonds 229 Millionen Euro zur Verfügung gestellt. Der Landkreis Cochem-Zell erhält insgesamt 200,000 Euro zum Ausbau der Notaufnahme in Cochem. ⇨Krankenhaustransformationsfondsverordnung.

Transitorische ischämische Attacke (TIA) Nach einer transitorischen ischämischen Attacke (TIA), einem »leichten Schlaganfall«, vergrößert sich das Risiko eines neuen schweren Schlaganfalls in den ersten Tagen und

150 Ein Projekt zur »Sicherstellung der akuten Notfallversorgung« wurde am 31. 3. 2025 von der KV Cochem vorgestellt.

Wochen. Die Begriffe »Schlaganfall«, »Stroke«, oder »Apoplexie« sind eigentlich unzutreffend, weil die meisten Hirninfarkte nicht schlagartig, sondern in Ruhe bzw. aus dem Schlaf heraus Auftreten. Auch die Wortwahl »leichter« Schlaganfall (»Mini-Stroke«) ist missverständlich, da dessen hohe Rezidivrate mit Verschlimmerungstendenz verkannt werden kann. Wesentlich ist die initiale, begleitende und eine abschließende neurologische Untersuchung. Patienten mit TIA-Symptomatik innerhalb der letzten 48 Stunden sollten umgehend auf einer Stroke Unit behandelt werden. Das stationäre Monitoring auf der Stroke Unit mit Akutbehandlung im 24-Stundendienst gewährleistet den Heilungsprozess, dient der Früherkennung von Rezidiven (TIA »Mini-Stroke« oder Hirninfarkt) und der häufig begleitenden Herzkrankheiten, rettet somit täglich Menschenleben und bewahrt mittels Frührehabilitation vor bleibenden Lähmungen und Sprachstörungen, ⇨Stroke Unit.

Transportintervall 30 Minuten innerhalb der ⇨Prähospitalzeit von 60 Minuten (nach den Eckpunkten der Notfallmedizin (2025).

Triage (»Sichtung«, »Auswahl«) ist ein Verfahren zur Priorisierung der Notfalltherapie von Kranken und Verletzten, um bei begrenzten Ressourcen schnell zu entscheiden, wer zuerst behandelt werden muss – bekannt aus der Katastrophenmedizin (Massenanfall) und Standard in Notaufnahmen (z. B. durch das *Manchester Triage System*), wo Patienten nach Schwere ihres Zustands in Kategorien (oft farblich codiert) eingeteilt werden, um die Dringlichkeit festzustellen, nicht jedoch nach Ankunftszeit zu urteilen. Ziel ist es, möglichst viele Leben zu retten, indem lebensbedrohlich Erkrankte sofort versorgt werden, während weniger dringende Fälle warten müssen.

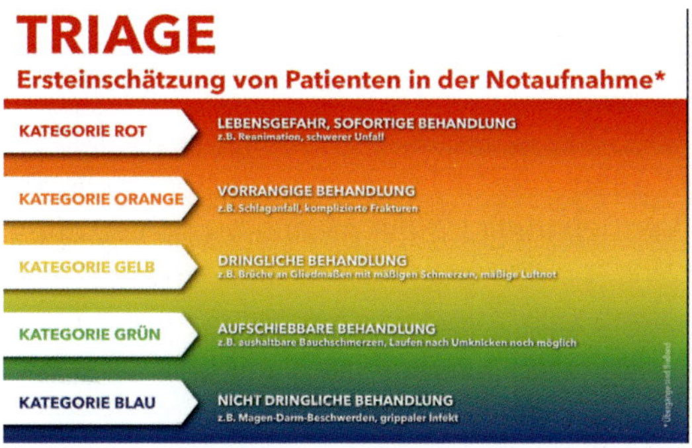

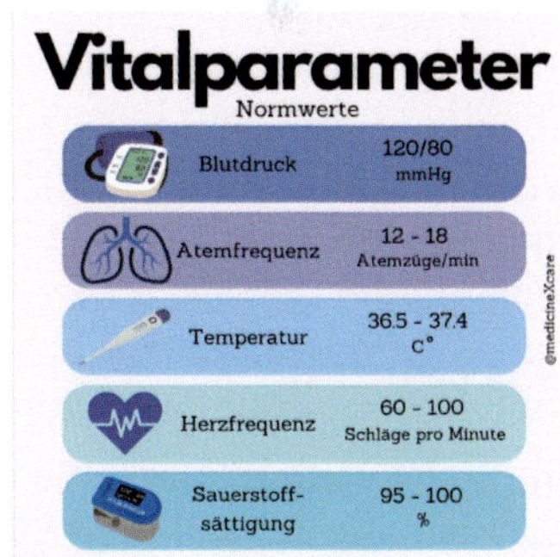

Unterversorgung wird definiert als »eine Versorgung bei individuellem, professionell und wissenschaftlich anerkanntem Bedarf, die verweigert wird, oder nicht (zumutbar) erreichbar zur Verfügung gestellt wird«. Früher wurde die »kombinierte Fehl- und Überversorgung« diskutiert, jetzt wird der Blick auf die für große Bevölkerungsteile nicht zugängliche Versorgung gerichtet.[151]

Verlaufsprognose Herzinfarkt Der langfristige Verlauf der Mortalitätsrate des akuten Herzinfarktes in Deutschland zeigt im Vergleich zum Jahr 2000 einen Rückgang um 53,4%: »Von 2011 bis 2022 findet sich eine Abnahme der Mortalitätsrate bei Männern von 25,5% und bei Frauen etwas ausgeprägter um 31,1%. Es ist wahrscheinlich, dass diese Reduktion der Mortalitätsrate auf Verbesserungen der präventiven, rehabilitativen und therapeutischen Maßnahmen beruht. Dazu gehören die Notfall-PCI und die effizientere Medikation. Zu nennen sind auch Verbesserungen der Abläufe im Bereich der Rettungskette, ferner die vermehrte Kenntnis der Risikofaktoren. Trotz der ausgeprägten Abnahme der Sterblichkeit bei Männern ist deren Prognose beim akuten Myokardinfarkt immer noch ungünstiger als die Prognose der Frauen bei dem gleichen Ereignis.«[152] ⇨Mortalität und Mortalitätssurveillance.

Versorgungsengpässe Die Schließung lokaler Krankenhäuser kann die Erreichbarkeit verschlechtern, insbesondere in ländlichen Gebieten. ⇨Notfallversorgungslücke.

Versorgungsversagen Nach Frank Klaus (2026) kennzeichnet dieser Begriff insbesondere die Notfallkrise auf dem Land: Weite Wege, langes Warten. Angesichts Chancen der aktuellen Krankenhausreform sind Fehlplanungen immer dann Dokumente gesundheitspolitischen Scheiterns, wenn weder die Krankenhausträger noch die Entscheidungsträger argumentativ für ein neues Lösungskonzept zu gewinnen sind und statt einer Bedarfsanalyse der Gesundheitssicherung im ländlichen Raum nur die rein medizinökonomisch begründeten Vorstellungen von einer Zentralisierung und Auslastung der großen Kliniken liefern.

Vollzeitäquivalente »Ärztliche Vollzeitäquivalente« sind nach HCB-Terminologie: »Arztköpfe«: Die »Mindestvorgabe« an fachärztlicher Qualifikation und -anzahl sowie die Verfügbarkeit für die medizinische Versorgung.« In der medizinischen Praxis spricht man von Ärztinnen und Ärzten im Dienst rund um die Uhr (24/7).

Vorabdelegation Durch die Vorabdelegation von Notfallsanitätern im RTW können erste notwendige Maßnahmen ergriffen werden, wenn kein (Not-)

151 https://www.monitor-versorgungsforschung.de/abstract/unterversorgung-im-deutschen-gesundheitswesen-das-unterschaetzte-problem/?cookie-state-change=1747564705102

152 Herzbericht 2024, S. 39f.

Arzt an der Einsatzstelle ist. Dies sind etwa die Gabe von Schmerzmitteln nach Verletzungen oder die Gabe von Medikamenten bei akuter Atemnot.

Vorhaltebudget Krankenhäuser erhalten ab 2027 für zugewiesene Leistungsgruppen ein festes Budget, das weitgehend unabhängig von der tatsächlichen »Fallzahl« ausgezahlt wird. Es dient der Finanzierung der Infrastruktur und des Personals, die für die Bereitstellung medizinischer Leistungen notwendig sind. Die Leistungsgruppen dienen als Basis: Das Budget orientiert sich an spezifischen Leistungsgruppen, die das Land dem Krankenhaus zuweist.

Vorhaltepauschale Dieser Begriff suggeriert oft einen fixen Betrag pro Fall oder Einheit. Da das neue System jedoch eine strukturbezogene Finanzierung (ca. 60 % der Gesamterlöse) anstrebt, die auf und den neuen Leistungsgruppen basiert, ist »Vorhaltebudget« die technisch präzisere Bezeichnung für die Gesamtsumme, die ein Krankenhaus erhält. Ziel ist eine Entökonomisierung des Systems, um den Anreiz zur Mengenausweitung (»mehr Operationen für mehr Geld«) zu senken, da die Vorhaltekosten für Leistungen fix erstattet werden.

Vorhofflimmern (VHF) (VHF, engl. Atrial Fibrillation-AF) ist die häufigste anhaltende Herzrhythmusstörung in Deutschland. In Europa liegt die Prävalenz dieser Rhythmusstörung bei über 7 % der Bevölkerung. Nach den aktuellen Leitlinien der Deutschen Gesellschaft für Kardiologie (DGK) wird zwischen 4 verschiedenen Arten des Vorhofflimmerns differenziert. Man unterscheidet paroxysmales Vorhofflimmern, welches innerhalb von 7 Tagen von selbst endet, und persistierendes Vorhofflimmern. Hier dauert die Episode mehr als 7 Tage. Als langanhaltend persistierend wird Vorhofflimmern bezeichnet, wenn es bereits ein Jahr oder länger durchgehend bestanden hat, bevor eine Entscheidung zur rhythmuserhaltenden Therapie gefallen ist. Von permanentem Vorhofflimmern wird gesprochen, sobald die Herzrhythmusstörung von Arzt und Patient akzeptiert und keine rhythmuserhaltende Therapie mehr vorgenommen wird.

Zentrale Notaufnahme (ZNA) ist immer am Krankenhausstandort vorzuhalten ⇨Integriertes Notfallzentrum (INZ).

Zentralisierung bedeutet eine Konzentration von Leistungen in spezialisierten Kliniken, um Effizienz und Qualität zu steigern, begleitet von der Ambulantisierung der Leistungen und der Einrichtung von Integrierten Notfallzentren (INZ), um Patienten besser zu leiten, erfordert jedoch einen Balanceakt zwischen Qualität/Effizienz und der Erreichbarkeit vor Ort, um die Versorgung, besonders im ländlichen Raum, sicherzustellen. Ziele der

Zentralisierung sind: Effizienzsteigerung: Bessere Auslastung spezialisierter Geräte und Personal, Abbau von Doppelstrukturen, Klinik-Fusionen.

Ziel der Krankenhausreform Nach Auffassung des rheinland-pfälzischen Ministers für Wissenschaft und Gesundheit, Clemens Hoch, ist »hochwertige Gesundheitsversorgung« für alle Menschen in Stadt und Land das Ziel der Krankenhausreform. Das Ministerium bewilligte für den Ausbau 1. des Klinikum Idar-Oberstein: 78 Millionen € (2025) + 5 Millionen € (2026); 2. der Asklepios Südpfalzklinik Kandel 32 Millionen € (2025) + 5 Millionen € (2026); 3. der Notaufnahme am Krankenhaus Cochem 200.000 € (2026).

Erklärung der Abkürzungen

ABC Beurteilen der Atemwege (Airways), Atmung (Breathing) und Kreislauf (Circulation)

ABCDE Liste, s. Glossar

BI: Bürgerinitiative

BMG: Bundeministerium für Gesundheit

CT: Computertomografie

DGN Deutsche Gesellschaft für Neurologie

DENIT: Deutschen Zentrum für Notfallmedizin und Informationstechnologie Fraunhofer-Institut

DRG: Diagnosis-Related Group

G-BA Gemeinsamer Bundesausschuss

GZ: Gesundheitszentrum

hcb: Health Care Business GmbH

ICD: International Statistical Classification of Diseases and Related Health Problems

IESE Institut für Experimentelles Software Engineering

IMC: Intermediate Care

KHK: koronare Herzkrankheit LG: Leistungsgruppe

MRT: Magnetresonanztomografie

MVHZ: Mindestvorhaltezahlen

MWG Ministerium für Wissenschaft und Gesundheit

RLP NEF: Notartreinsatzwagen

PCI Perkutane koronare Intervention

PVE Primärversorgungseinheit RTW: Rettungswagen

SU: Stroke Unit

TIA: Transitorisch ischämische Attacke
WIdO) Wissenschaftlichen Institut der AOK
ZNA Zentralen Notaufnahme

Literaturverzeichnis

1 Augurzky, B. et al.: Krankenhausreform. Deutsches Ärzteblatt 120, 44, 2023

2 Ders: Zukunft der Krankenhausstrukturen in Rheinland-Pfalz und Saarland Health Care Business GmbH 2022 – 2024

3 Bundeministerium für Gesundheit: Krankenhausversorgungsgesetz und Bundesklinik-Atlas (2025)

4 Bundesärztekammer (BÄK): Konzept der Notfallversorgung (2024)

5 Di Fabio, U.: Verfassungsrechtliche Vorgaben für die Neuordnung der deutschen Notfallrettung. Bonn 2024

6 Eckpunktepapier 2016 zur Notfallmedizinischen Versorgung der Bevölkerung in der Prähospitalphase und in der Klinik

7 Fleßa, S.: Kleinere Krankenhäuser im ländlichen Raum. Springer Gabler; 4. Auflage 2020

8 Gavin D. Perkins et al: Leitlinien des European Resuscitation Council: Notfall und Rettungsmedizin 24: 274 – 345, 2021

9 Hecht, K: Gesundheit ist mehr als Medizin. Spurbuchverlag 2020

10 Masuhr, K. F., Masuhr, F., Neumann, M: Neurologie Duale Reihe, Lehrbuch Thieme Verlag Stuttgart, 7. Auflage 2016

11 Ministerium für Wissenschaft und Gesundheit RLP: Krankenhausplan des Landes Rheinland-Pfalz (2019 – 2026)

12 Ott, A: Handbuch Stroke, Heidelberg, Unit Version 01.2020

13 PD-Die Berater der öffentlichen Hand GmbH: Die Krankenhauslandschaft RLP, Berlin 2025_

14 Ringleb P., Köhrmann M., Jansen O., et al.: Akuttherapie des ischämischen Schlaganfalls, S2e-Leitlinie, 2022 Version 1.1, in: Deutsche Gesellschaft für Neurologie (Hrsg.), Leitlinien für Diagnostik und Therapie in der Neurologie. Online: www.dgn.org/leitlinien (abgerufen am 30.05.2025)

15 Sciencemediacenter: Schlaganfallversorgung-in-Deutschland-interaktive Karten zu Stroke-Units und Fahrzeiten (2022 – 2025)

16 Versorgungsforschung (MVF) Studie vom 02.04.2025

Karl F. Masuhr

Der Wert des Menschen in der Medizin

Der Wert des Menschen ist nicht berechenbar. In Zeiten der Notfallkrise und der Defizite des Rettungswesens besteht die Gefahr, aus Nützlichkeitserwägungen das Stadt-Landgefälle der medizinischen Versorgung zu tolerieren, vor allem die Großkliniken zu fördern und kleinere Krankenhäuser zu schließen. Marktwirtschaftliche Steuerungsmechanismen können zu Benachteiligungen der Bevölkerung auf dem Land führen. Die deutsche Geschichte mahnt, ökonomische Rationalität immer durch klare wissenschaftliche, verfassungsrechtliche und ethische Leitlinien zu begrenzen.

Ein aktuelles Zahlenbeispiel soll ein ungelöstes Problem der Notfallkrise erläutern, das nicht nur das medizinische Personal und die Rettungsdienste angeht. Denn *jeder* ist verpflichtet, einem Menschen mit Kreislauf-Stillstand z. B. durch Herzdruckmassagen zu helfen. Doch der in manchen Regionen sehr geringe Anteil erfolgreicher Reanimationen von 2 – 20 % zeigt, dass nicht überall die Schutzpflicht erfüllt wird, die jedem Menschen durch das Grundgesetz verbürgt ist. Jeder ist verantwortlich, gerade auch jeder Entscheidungsträger und jeder Krankenhausträger.

Doch im öffentlichen Diskurs und im persönlichen Gespräch über die Gesundheitssicherung waren weder die Entscheidungsträger noch die Krankenhausträger argumentativ für ein neues Lösungskonzept zu gewinnen, das eine Reform der Notfallversorgung vorsah. Statt einer gemeinsamen Bedarfsanalyse der Gesundheitssicherung rekapitulierten die Verantwortlichen immer nur die ökonomisch begründeten Vorstellungen von »Zentralisierung« und »Auslastung« der Kliniken. Werden wichtige gesundheitspolitische Entscheidungen nur von Zahlen bestimmt?

In diesem Kontext kritisierte der Allgemeinarzt und Psychotherapeut *Dr. H. J. Simonis*, der früher als Internist im Klinikum Mittelmosel tätig war, dass die Leitung von Krankenhäusern meist »Volkswirtschaftlern und Gesundheitskonzernen« anvertraut werde, da diesen oft die Beziehung zur Basis (Arbeit am Patienten) und die Empathie fehle, zumal nur »Zahlen ihre Entscheidungen bestimmen.« Die Geschäftsführung habe Druck und Ängste geschürt, um die Mitarbeiter zu immer mehr Leistung anzuhalten. Lob und Anerkennung zur Steigerung der Motivation seien vernachlässigt worden.[1]

1 https://www.volksfreund.de/region/mosel-wittlich-hunsrueck/mitarbeiter-kuendigungen-am-zeller-krankenhaus-stehen-an_aid-36935293

Die Gesundheitsökonomie betrachtet den Menschen in der Regel nicht im biopolitischen, sondern im sozialstaatlichen Kontext. Ziel ist gerechte Verteilung. Begriffe wie Effizienz, Kosten-Nutzen-Analysen oder *Qualitätsadjustierte Lebensjahre (QALYs)* haben sich etabliert, um Prioritäten im Gesundheitswesen zu bestimmen. Diese ökonomischen Modelle werden angewandt, um gerecht und planbar mit knappen Ressourcen umzugehen. Dennoch wird versucht, menschliches Leben messbar zu machen. Daher stellt sich die Frage, warum und wozu gemessen wird.

Die Frage nach dem Wert des Menschen begleitete die Medizin seit ihren Anfängen – jedoch wohl nie so zerstörerisch wie in der NS-Zeit. Die NS-Logik war ökonomisch.

Obwohl auch die moderne Gesundheitsökonomie den Menschen in quantifizierende Modelle einordnet, zeigt ein genauerer Blick, dass beide Systeme auf entgegengesetzten ethischen Fundamenten stehen. In der aktuellen Notfallkrise könnte der Vergleich ein kritisches Verständnis dafür eröffnen, wie ökonomische Rationalität die Medizin bis heute prägt – und wo die Geschichte zur Mahnung wird.

Ein Beispiel dafür ist die Vorgeschichte des RWI. Das Rheinisch-westfälische Institut (RWI) ging 1943 aus der »Abteilung Westen« des IfK hervor.[2] Die institutionelle Kontinuität und methodische Prägung durch einen empirisch-ökonomischen Stil führte das RWI fort. Der RWI-Chronik ist zu entnehmen, was Historiker ermittelten: »Die empirische Wirtschaftsforschung trug zum Funktionieren des nationalsozialistischen Herrschaftssystems bei und war (…) dessen integraler Bestandteil.«[3]

Man maß den Wert eines Menschen in der NS-Zeit an seiner biologischen und ökonomischen »Nützlichkeit«. Menschen galten in Krisenzeiten als »Belastung«, als »unproduktiv« oder als »Kostenfaktor«. Entscheidungen über Leben und Tod wurden in der Sprache des Sparens, der Entlastung und der Effizienz rationalisiert. Es war eine Medizin, die den Wert des Menschen objektivierte und funktionalisierte, bis dieser Wert schließlich vollständig instrumentalisiert wurde. Der Mensch war seiner inhärenten Würde beraubt und nach ökonomischen Kriterien bewertet worden. Die Medizin wurde zur ökonomischen Selektion missbraucht, um Leben nach »Nützlichkeit« einzustufen.

---

2 »T. Pierenkemper, R. Fremdling: Ins neue Jahrtausend (1989–2018). In: Dies.: Wirtschaft und Wirtschaftspolitik in Deutschland – 75 Jahre RWI, S. 61).

3 https://www.econstor.eu/bitstream/10419/196549/1/1664868860.pdf.

In der NS-Zeit wurde der Wert des Menschen berechnet (Abbildungen 1 bis 3)

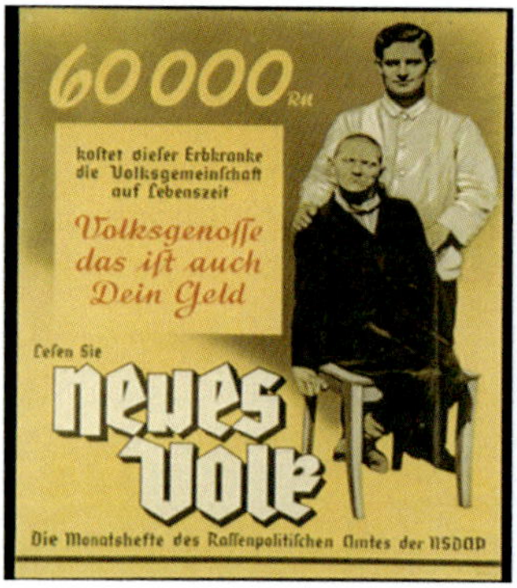

Abb. 1 NS-Plakat (1938)[4]

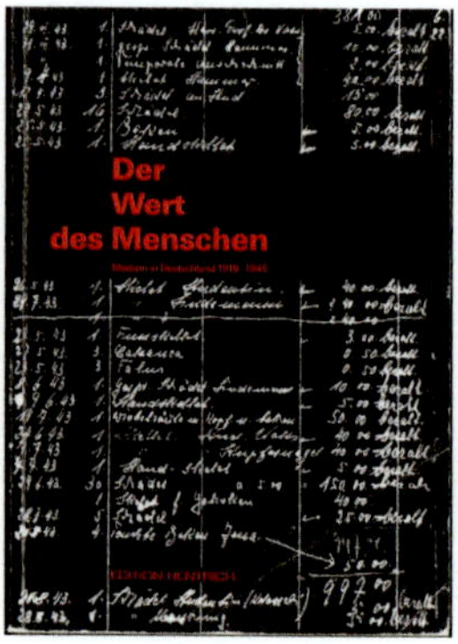

Abb. 2 Der Wert des Menschen[5]

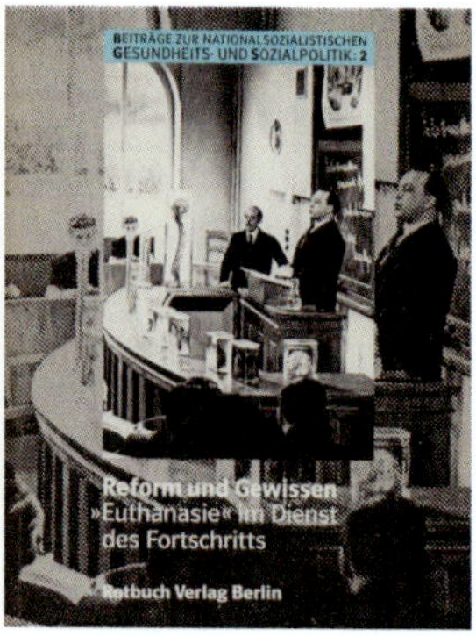

Abb. 3 Reform und Gewissen[6]

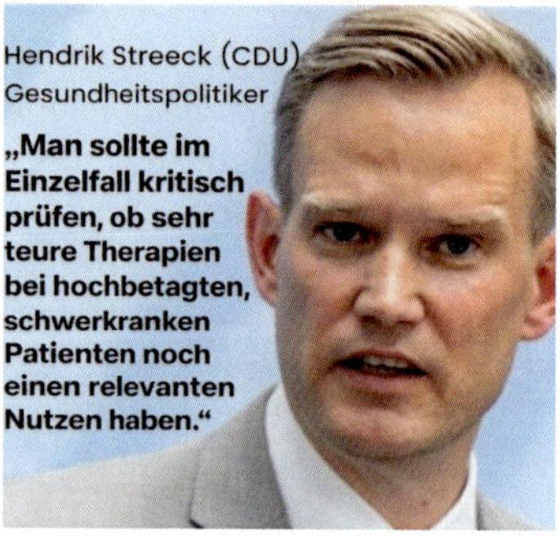

Abb. 4

In letzter Zeit warnen Ärzte vor einer Triage in der Geriatrie. Denn angesichts der ständig steigenden Lebenserwartung werden Bedenken gegen die Finanzierung »hochwertiger« Medizintechnik im höheren Lebensalter laut.[7]

4 NS-Plakat von 1938. Deutsches historisches Museum Berlin.

5 Ärztekammer Berlin, in Zusammenarbeit mit der Bundesärztekammer (Hrsg.): Der Wert des Menschen. Medizin in Deutschland 1918-1945. Katalog zur gleichnamigen Ausstellung. Edition Hentrich Berlin 1989.

6 Aly, Götz (Hrsg.) : Reform und Gewissen. Berlin 1985.

7 Vgl. Abb. 4

8 Kahlke, Winfried, Reiter-Theil, Stella (Hrsg.) Ethik in der Medizin. Stuttgart 1995.

9 https://www.wma.net/policies-post/wma-declaration-of-helsinki/

Die Transformation nach 1945: Menschenwürde als Gegenprinzip[8]

Nach 1945 führte die Auseinandersetzung mit den NS-Verbrechen zu einer grundlegenden Neuausrichtung der medizinischen Ethik: Die Unantastbarkeit der Menschenwürde gilt seither als Leitlinie. Aus dem radikalen Missbrauch des ärztlichen Standes entwickelte sich nach 1945 ein neues Fundament: *die Unverfügbarkeit des Menschen.* Internationale Kodizes wie die *Deklaration von Helsinki,*[9] die *Gründung des Weltärztebundes* und die Arbeit nationaler Ethikkommissionen sind direkte Reaktionen auf die Frage, wie sich der Missbrauch der Medizin verhindern lässt.

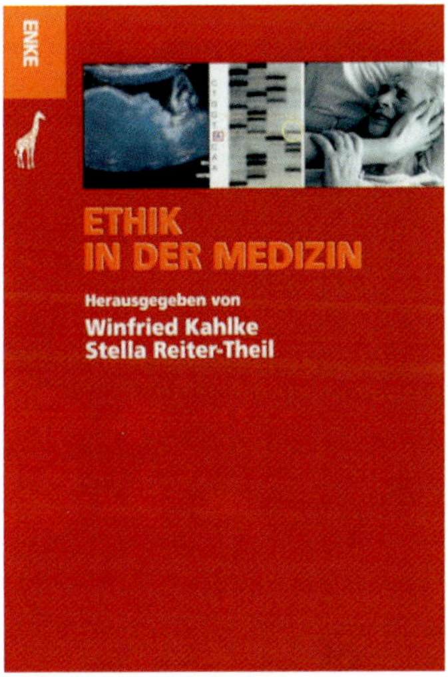

Abb. 5

Die Menschenwürde wurde explizit zur zentralen Norm – nicht nur ethisch, sondern auch rechtlich.

Doch diese normative Wende bedeutete nicht, dass die Medizin frei von ökonomischen Erwägungen wurde. Im Gegenteil: Volkswirte sprechen vom Gesundheitsmarkt, der als der größte und zugleich expansivste Wachstums- und Beschäftigungsmotor aller deutschen Branchen gilt. Mit technologischer Komplexität und steigender Lebenserwartung entstand die moderne Gesundheitsökonomie, ein System, das erneut versucht, den Wert menschlichen Lebens zu berechnen, wenn auch unter anderen Vorzeichen. Aber der Wert des Menschen ist nicht berechenbar.

Gabriele Klaus

Plädoyer für einen Bewusstseins- und Wertewandel

Die Krise der Notfallversorgung macht sichtbar, was sich im Gesundheitssystem über Jahre verschoben hat: Ökonomische Kriterien sind von einem notwendigen Ordnungsrahmen zu einem handlungsleitenden Maßstab geworden. So gesehen sind Werte Gewinne. Wo Effizienz, Auslastung und Wirtschaftlichkeit dominieren, geraten andere Werte, die für ein menschenwürdiges Leben unverzichtbar sind, zunehmend ins Hintertreffen.

Es geht bei Werten nicht um abstrakte Leitbilder. Werte haben nur dann Bedeutung, wenn sie handlungsleitend werden, also Entscheidungen prägen, Prioritäten setzen und sich im konkreten Tun niederschlagen. Andernfalls bleiben sie wohlklingende, aber wirkungslose Bekenntnisse.

Ein zukunftsfähiger Umgang mit der Gesundheitssicherung und Notfallversorgung erfordert daher mehr als neue Strukturreformen und Finanzierungsmodelle. Notwendig ist ein Bewusstseinswandel: Weg von einem rein ego- oder nutzenzentrierten Blick, hin zu einem menschzentrierten Verständnis von Verantwortung. In diesem Kontext darf Ökonomie nicht die einzige Rolle spielen. Sie steht dann neben anderen gereiften Werten wie Menschenwürde, Sicherheit, Fürsorge, Solidarität und dem Schutz des Lebens.

Dieser Wandel beginnt nicht abstrakt, sondern bei jedem Einzelnen mit der ehrlichen Frage, was wir am Ende für wertvoll und schützenswert halten. Und was das konkret für unser Handeln, also z. B. für gesundheitspolitische Entscheidungen, wirtschaftliche Strategien und ebenso für persönliches Engagement bedeutet.

Dort, wo Menschen diese Fragen wieder ernsthaft stellen, ihre Stimme erheben und Verantwortung übernehmen, entsteht die Möglichkeit zur Veränderung. Nicht durch die Abschaffung ökonomischer Logik, sondern durch ihre Einbettung in ein Werteverständnis, das dem Menschen dient. Nur so kann aus einem System, das rechnet, wieder eines werden, das trägt.